LOS SIETE PILARES *de la* SALUD

DR. DON COLBERT

CASA
CREACIÓN

Los siete pilares de la salud por Dr. Don Colbert
Publicado por Casa Creación
Una compañía de Charisma Media
600 Rinehart Road
Lake Mary, Florida 32746
www.casacreacion.com

A menos que se indique lo contrario, todos los textos
bíblicos han sido tomados de la versión Reina-Valera,
de la *Santa Biblia*, revisión 1960. Usado con permiso.

Algunos textos bíblicos han sido tomados de la
Santa Biblia, Nueva Versión Internacional (NVI),
© 1999 por la Sociedad Bíblica Internacional.
Usado con permiso.

Originally published in English under the title:
The Seven Pillars of Health
Copyright © 2007 by Don Colbert, MD
Published by Siloam, A Charisma Media Company
Lake Mary, FL 32746

Traducido por: *Belmonte Traductores*
Diseño interior por: *Grupo Nivel Uno, Inc.*

Library of Congress Control Number: 2006939907
ISBN-13: 978-1-59979-036-7

Impreso en los Estados Unidos de América

12 13 14 15 16 ❖ 13 12 11 10 9

DEDICATORIA

He tenido la oportunidad de trabajar con algunos ministerios muy conocidos en los Estados Unidos y he tenido el privilegio de hablar en muchas iglesias en los diferentes estados. Sin embargo, asistí a una reunión hace unos años del ministerio Global Pastors Network en la que el fenecido Dr. Bill Bright era uno de los oradores. Él nos informó que había más pastores que abandonaban el ministerio que pastores que entraban en el ministerio. Además, había un alto índice de depresión entre los pastores, sus esposas y sus hijos.

He tratado a muchos pastores en mi consulta médica que están literalmente quemados. Nuestros pastores y ministros del evangelio se están convirtiendo en una especie en peligro, y necesitamos que estén fuertes mentalmente, físicamente, emocionalmente y espiritualmente a fin de ayudar a dar entrada al avivamiento de los últimos tiempos.

Por tanto, dedico este libro a todos los ministros del evangelio de Jesucristo: pastores, maestros, evangelistas, profetas y apóstoles. Es mi oración que este libro y el conocimiento y la sabiduría que contiene eduquen, inspiren, motiven y capaciten a nuestros ministros para llevar a cabo su llamado, el cual, según mi opinión, es el más elevado de todos.

RECONOCIMIENTOS

Me gustaría dar las gracias a las personas de la editorial Charisma Media por ayudar a hacer de este libro un éxito: Stephen Strang, Tessie DeVore, Bert Ghezzi, Lillian McAnally, Debbie Marrie, Deborah Moss y muchos otros. También quisiera dar las gracias a Joel Kilpatrick por aportar su destreza literaria al proyecto y a Bob Zaloba por sus aportaciones.

Un agradecimiento especial a Beverly Kurts por sus largas horas, dedicación y la investigación que proporcionó; ella fue una tremenda ayuda para mí. También me gustaría expresar un agradecimiento especial a todo el personal del centro Divine Health Wellness Center por su apoyo. Gracias a Cathy Leet por su perspectiva.

Un agradecimiento especial a mi mamá, Kitty Colbert, y a mi papá, Don Colbert Sr., por ser unos padres tan maravillosos y una gran influencia en mi vida.

Finalmente, pero no menos importante, gracias a mi maravillosa esposa, Mary, que me ha ayudado a presentar este material a las iglesias durante más de una década. Ella ha sido paciente y un apoyo para mí mientras escribía este libro.

ÍNDICE

INTRODUCCIÓN

¡Bienvenido a *Los siete pilares de la salud*! Este libro le presentará los siete pilares básicos de un estilo de vida sano. Está pensado para que se convierta en su mapa de carreteras para la salud durante el resto de su vida.

Este libro es distinto a otros libros sobre salud debido a varias razones clave. En primer lugar, los escritores más populares sobre salud no son médicos. Yo lo soy. He sido médico desde el año 1984, y tengo el certificado de Medicina General desde 1987. Trato a pacientes y dirijo una próspera consulta médica en Orlando, Florida. Si acude usted a mi consulta durante la semana, me verá vistiendo la típica bata de médico con un estetoscopio alrededor de mi cuello. Estaré revisando informes de pacientes y recibiéndolos. Dedico mi vida a ayudar a las personas a que estén sanas. Vivir un estilo de vida sano no es solamente teoría e investigación para mí; es un hecho.

Debido a que mi carrera es la medicina, los consejos que doy en este libro no son sólo algo que encontré en la Internet o que saqué de otros profesionales de la medicina. No son las siete "modas" de la salud o las siete "teorías" de la salud, sino los siete *pilares* de la salud. Respaldado por la investigación médica y mis experiencias reales con problemas reales y personas reales en un periodo de más de dos décadas de práctica, estos siete pilares han contribuido a la salud y la libertad de miles de personas.

> ### El futuro de la medicina
>
> Thomas Edison dijo en una ocasión: "El médico del futuro no dará medicina, sino que interesará a sus pacientes en el cuidado del cuerpo humano, en la dieta, y en la causa y prevención de las enfermedades".

Thomas Edison dijo en una ocasión: "El médico del futuro no dará medicina, sino que interesará a sus pacientes en el cuidado del cuerpo humano, en la dieta, y en la causa y prevención de las enfermedades". Estoy totalmente de acuerdo.

Durante los últimos diez años, *Los siete pilares de la salud* ha sido la base de mi práctica como médico y de mi ministerio. He enseñado estos siete pilares a algunos de los ministerios más grandes en los Estados Unidos al igual que en decenas de iglesias. Cientos de personas me han hablado de las importantes mejoras en su salud solamente por haber asistido a seminarios de uno o dos días. Este libro incluye información de esos seminarios, además de muchas más cosas, y presenta un manual para la salud práctico, fácil de leer y positivo.

Poner el fundamento

Para poner la base para ayudarle a obtener un nivel más alto de salud, he implantado un par de herramientas de enseñanza. Al final de cada día, hay una sección a la que denomino "Elementos básicos para una vida sana". En esas secciones, están los siguientes puntos:

- *Puntos para meditar.* Este resumen destaca los principios para el material de ese día en particular. Es algo para que usted reflexione en ellos durante el día.
- *Paso de acción.* Lo que leemos lo asimilamos durante más tiempo cuando aplicamos lo que hemos aprendido. Cada día, podrá usted implantar algún pequeño cambio para ayudarle a vivir en la salud divina. Realizar pequeños cambios cada día hará más fácil la aplicación de los principios.

Lejos de ser un libro de prohibiciones que diga "no haga, no puede, no debería", *Los siete pilares de la salud* está pensado para liberarlo y ayudarlo a hacer elecciones que le darán libertad en todas las áreas de su vida. Para soportar las tormentas de la vida —enfermedades, ataques y heridas—, debe usted edificar sobre algunos preceptos fundamentales. Esos preceptos se encuentran en *Los siete pilares de la salud*, y son verdades bíblicas eternas.

Algunos escritores escriben libros que pueden dejarle sintiéndose desesperanzado y como si todo fuese tristeza y perdición para usted. Yo no le encajonaré, ni le haré sentirse culpable, ni le diré que soporte pesadas cargas. Mi propósito es sencillamente mostrarle cómo puede usted llegar a ser fuerte, sano, energético, resistente a la enfermedad, de aspecto joven, sabio, elegante y con buen aspecto en general. Las investigaciones demuestran ahora que podemos reducir nuestro riesgo de padecer enfermedades mortales, como las enfermedades de corazón, en un 80 por ciento y el cáncer, en un 60 por ciento o más con simplemente llevar un estilo de vida sano. Le daré conocimiento acerca de su cuerpo y cómo opera, de modo que no sea usted "destruido por falta de conocimiento", como dijo un antiguo profeta. No tendrá que realizar ninguna tarea más por su parte. Sencillamente intercambiará viejos hábitos por otros nuevos.

Para dar sólo un ejemplo, muchos libros sobre salud les dicen a los lectores que eviten el café como si éste fuera algún tipo de plaga. Yo no digo eso. Por el contrario, le mostraré cómo beber un sano café con cafeína cada día, si elige usted hacerlo. También le mostraré cómo dormir toda la noche, cómo manejar mejor el estrés, cómo librarse de la bruma mental y muchas más cosas. Dios nos ha dado la vida para que la disfrutemos. Yo he escrito *Los siete pilares de la salud* para que sea un manual para una vida agradable.

¿Por qué cincuenta días?

Este libro está pensado como un viaje de cincuenta días, con una anotación para cada día.

En el calendario judío, cada cincuenta años llegaba el año del Jubileo, cuando los esclavos quedaban libres de sus amos y los deudores eran librados de sus deudas. De manera similar, este libro le ayudará a ser librado de la mala salud, los malos hábitos y las enfermedades.

Durante los próximos cincuenta días, lea cada anotación diaria e incorpore esos valiosos pilares a su vida. Por favor, no intente leer de una sola sentada todo este programa, pues puede que se vea abrumado por la información. *Hágalo día a día*: digiera el material que va leyendo, tome notas, y ore y pida a Dios que le ilumine. Mi principal interés es que estos siete pilares de la salud se conviertan en su fundamento para toda la vida.

Una vez más, ¡bienvenido a *Los siete pilares de la salud*! Que este libro cambie su vida para siempre.

—Don Colbert, MD

PILAR 1

Agua

DÍA 1: El agua y usted

Mi esposa, Mary, y yo volamos a una ciudad donde yo iba a hablar en una conferencia, y una familia de la localidad fue a recogernos al aeropuerto. Para sorpresa mía, el esposo y los niños me dieron un abrazo, y algunos de los niños comenzaron a llorar. Yo no había recibido nunca antes una recepción tan cálida.

"Usted nos ayudó a volver a tener a nuestra mamá y esposa", dijeron ellos. La mamá había escuchado una enseñanza que yo había dado de mi libro *La cura bíblica para los dolores de cabeza* y había seguido las recomendaciones, una de las cuales es beber de dos a tres litros de agua filtrada al día.[1] En unas semanas, los dolores de cabeza habían desaparecido. En aquel momento habían pasado seis meses, y ella seguía libre de dolor; ahora era capaz de cuidar de su hermosa familia.

Desde su niñez, esa mujer había sufrido de migrañas que la dejaron incapaz de funcionar y cuidar de su familia. Los dolores de cabeza también estaban interfiriendo en su capacidad de ejercer como psicóloga profesional. Ella había acudido a neurólogos y médicos, y había probado decenas de tratamientos, pero ninguno de ellos había podido ayudarla. Con el tiempo, sus dolores de cabeza empeoraron, y hasta los medicamentos más fuertes no ayudaban a aliviarlos.

Esta mujer había estado ligeramente deshidratada la mayor parte de su vida, y nunca entendió que la cura para sus dolores de cabeza estaba tan cerca como un vaso de agua.

> **¿Sabía que...?**
>
> ▶ Su cuerpo es aproximadamente 70 por ciento agua.
> ▶ Sus músculos son aproximadamente 75 por ciento agua.
> ▶ Sus células cerebrales son aproximadamente 85 por ciento agua.
> ▶ Su sangre es aproximadamente 82 por ciento agua.
> ▶ Hasta sus huesos son aproximadamente 25 por ciento agua.[2]

¿Por qué agua?

Comienzo nuestro estudio de *Los siete pilares de la salud* con el agua porque es el aspecto más fundamental de la salud.

El agua es el único nutriente más importante para nuestro cuerpo. Participa en todas las funciones de nuestro cuerpo. Puede usted vivir de cinco a siete semanas sin comer, pero la persona adulta promedio no puede soportar más de cinco días sin agua.[3]

Como residente en el estado de la Florida, he atravesado varios periodos de sequía, y cuando no recibimos las cantidades adecuadas de agua de lluvia, el gobierno local raciona el consumo de agua. Podemos regar nuestros jardines solamente ciertos días y durante ciertas horas en esos días. Su cuerpo hace algo similar cuando se deshidrata: comienza a racionar el agua.

Sin embargo, ¡algunas personas dan más agua a sus plantas que la que dan a sus cuerpos! Usted es una persona valiosa; cuide de sí mismo e hidrate adecuadamente su cuerpo.

> H_2O **101**
>
> Su cuerpo pierde unos dos litros de agua al día por medio de la transpiración, la orina y la exhalación.[4]

Una cura milagrosa

Muchas personas nunca beben agua. A algunas no les gusta el sabor del agua o nunca se les ha enseñado la importancia de beberla. Quizá sus padres les daban jugos, refrescos, leche... cualquier cosa menos agua. Como resultado de ello, muchas personas pasan el día de una bebida con cafeína o azucarada a otra. Comienzan sus mañanas con café; a media mañana se beben un refresco para recibir otro estímulo, y luego beben con la comida té helado con cafeína y azucarado. Al final de la tarde, llega otra bebida basada en el café o con "diez por ciento de jugo". No tienen idea de que toda esa cafeína y azúcar están en realidad robando agua de sus cuerpos, haciéndoles más daño que bien.

En mi consulta veo a personas todo el tiempo cuyos cuerpos están sedientos de agua limpia y natural. Ellos pasan por alto el pilar de la salud más básico, y sus cuerpos y mentes pagan un precio terrible. Cuando vienen a mi consulta, con frecuencia sufren dolores de cabeza, dolor de espalda, artritis, problemas cutáneos, problemas digestivos y otras enfermedades. Normalmente han acudido a otro médico, que pudo haberles dado medicamentos que no abordaban el problema, sino que se limitaban a quitar los síntomas. Eso es similar a la luz roja intermitente de advertencia que aparece en el salpicadero de su auto informándole que debe revisar el motor. Si usted simplemente decide quitar el fusible para apagar la luz de advertencia en lugar de llevar su auto al taller, finalmente estropeará el motor de su auto. Esa es una sencilla ilustración de lo que muchos individuos hacen al tomar medicinas en lugar de abordar la "luz de advertencia" de su cuerpo que indica que están deshidratados y necesitan una ingesta adecuada de agua limpia.

Muchos estadounidenses viven en un estado de ligera deshidratación con varios síntomas irritantes, y nunca se dan cuenta de ello. Frecuentemente les digo a los pacientes que cuando tienen dolor de cabeza, no es que tengan una deficiencia de Tylenol; cuando tienen dolor en las articulaciones no es que tengan una deficiencia de Advil; cuando tienen ardor, no es que tengan una deficiencia de Pepcid, y si están deprimidos no es que tengan una deficiencia de Prozac. En cada uno de los casos, su cuerpo con frecuencia les está pidiendo agua.[5]

Mary y yo hemos perdido la cuenta de las personas que acuden a nosotros después de los seminarios y nos dicen: "Tenía este o aquel problema, pero acepté su consejo y comencé a beber agua, y se me pasó". La gente tiende a perder el exceso de peso, los problemas de artritis desaparecen, y su presión sanguínea comienza a regresar a los niveles normales.

Si eso suena a una cura milagrosa, ¡se debe a que lo es! Dios nos creó para que dependiéramos del agua para sobrevivir. Si alguna vez ha leído usted la Biblia, puede que haya visto cómo el agua es uno de los principales temas en el Antiguo Testamento. La gente siempre estaba cavando en la tierra en busca de agua, y cuando la encontraban les ponían nombres a sus pozos y los defendían con su propia vida. Así de crítico era el encontrar agua para sobrevivir en aquel entonces.

El agua es igual de importante para usted y para mí en la actualidad.

Yo trato a cada paciente que veo en mi consulta primeramente con agua. La mayoría de mis pacientes mejoran cuando sencillamente beben tanta cantidad de agua como su cuerpo pida. ¡Beber una cantidad suficiente del agua adecuada también contribuirá más a la mejora de su salud que ninguna otra cosa que pueda usted hacer!

? ? ? ? ? ? ? ? ?
Adivine

¿Qué porcentaje de agua contiene el cuerpo del varón adulto promedio?

▶ a. 40–50 por ciento
▶ b. 50–60 por ciento
▶ c. 62–65 por ciento

Respuesta: *El cuerpo del varón adulto promedio tiene un porcentaje del 62 al 65 de agua, comparado con el de las mujeres, que tienen un porcentaje de agua del 51 al 55 por ciento. Los hombres tienen más agua en sus cuerpos porque generalmente tienen más masa muscular, mientras que las mujeres tienen un porcentaje más elevado de grasa en sus cuerpos.*[6]

ELEMENTOS BÁSICOS PARA UNA VIDA SANA

PUNTOS PARA MEDITAR: *El agua es el nutriente más importante para nuestros cuerpos y es considerada una "cura milagrosa" para muchas enfermedades. Participa en todas las funciones de nuestro cuerpo. Su cuerpo pierde aproximadamente unos dos litros de agua al día mediante la transpiración, la orina y la exhalación. Si espera hasta tener sed para beber agua, entonces lo más probable es que ya esté deshidratado.*

PASO DE ACCIÓN: *En lugar de agarrar un refresco o un té, beba agua natural.*

DÍA 2: Lo que sucede cuando no se bebe agua

Uno de mis pacientes tenía terribles dolores de espalda cada vez que se levantaba de la cama en la mañana. Había visitado a otro médico y había estado tomando antiinflamatorios, pero no mejoró. El dolor y la rigidez eran peores en la mañana, así que comenzó a despertarse cada día más temprano y a permanecer levantado hasta que el dolor no fuera tan intenso. Cuando me habló acerca de su enfermedad casi pude sentir su desesperación. Él creía que yo le recetaría algún novedoso tratamiento o algún régimen farmacéutico, pero no lo hice. Le receté un vaso de agua alcalina y le dije que lo dejara en su mesilla de noche y se lo bebiera cuando se despertara en mitad de la noche. Él no estaba muy convencido de que eso fuera a resolver su problema; parecía demasiado sencillo, casi infantil, pero de todos modos lo probó; y funcionó. El dolor de espalda desapareció.

Su cuerpo estaba ligeramente deshidratado y era ácido y, en efecto, estaba "robando" agua de partes de sus articulaciones, discos, músculos y tejidos conjuntivos de la espalda a fin de "proporcionar agua" a los órganos importantes. Puede que esta sea una explicación muy simple para la compleja patofisiología que está más allá del ámbito de este libro. Sin embargo, he decidido dejarlo así de sencillo a fin de que no quede usted atascado, querido lector, en la terminología médica.

Un reconocido médico, Dr. F. Batmanghelidj, en su libro titulado: *Water for Health, for Healing, for Life* [Agua para la salud, para la sanidad, para la vida], destaca algunos de los beneficios de mantener el cuerpo correctamente hidratado:[2]

- El agua es el principal lubricante en los espacios entre articulaciones y ayuda a prevenir la artritis y el dolor de espalda.
- El agua aumenta la eficacia del sistema inmunológico.
- El agua evita que las arterias se atasquen en el corazón y el cerebro y, por tanto, ayuda a reducir el riesgo de ataque al corazón y de derrame cerebral.

> ### H₂0 101
>
> El agua desempeña un rol vital en la regulación de la temperatura del cuerpo, el transporte de nutrientes y oxígeno a las células, la expulsión de los desechos, la protección y amortiguación de las articulaciones y la protección de los órganos y tejidos.[1]

- El agua está directamente relacionada con la función cerebral: se necesita para la producción eficaz de neurotransmisores, incluyendo la serotonina; se necesita para la producción de hormonas que el cerebro fabrica, como la melatonina; puede evitar el trastorno de déficit de atención, y mejora nuestra capacidad de concentración.
- El agua ayuda a evitar la pérdida de memoria a medida que envejecemos, reduciendo el riesgo de enfermedades degenerativas como el Alzheimer, la esclerosis múltiple, el Parkinson y la enfermedad de Lou Gehrig.*
- El agua afecta nuestro aspecto, afinando nuestra piel y dándole un lustre resplandeciente; también reduce los efectos del envejecimiento.

Cuando su cuerpo carece del agua que necesita, pasa a lo que podríamos denominar función de racionar, como lo describí en el Día 1. Piense en un sistema de regadío por aspersión cuya presión esté demasiado baja para alcanzar a toda la hierba que hay en su jardín. Algunas partes permanecen verdes, pero otras comienzan a ponerse marrones y mueren. Cuando vive usted en un estado de sequía, su cuerpo se las arregla rápidamente para manejar el agua que usted le da, manteniendo los órganos vitales bien hidratados con nutrientes.[3] Yo llamo a esos órganos vitales "los primeros cinco", como los primeros cinco jugadores de un equipo de baloncesto. Son:

- el cerebro
- el corazón
- los pulmones
- el hígado
- los riñones

El cuerpo mantiene esos órganos bien hidratados con agua, para que no sufra usted graves consecuencias; pero, como resultado, los órganos no vitales pueden resentirse. En el sistema de evaluación del cuerpo, las partes como la piel, el aparato gastrointestinal y las articulaciones son menos importantes, y por eso los síntomas de deshidratación normalmente aparecen primeramente en ellos.

---

* La enfermedad de Lou Gehrig es una enfermedad neuromuscular en la que las células nerviosas, las motoneuronas que controlan el movimiento de la musculatura voluntaria, gradualmente disminuyen su funcionamiento y mueren, provocando debilidad y atrofia muscular. Estas motoneuronas se localizan en el cerebro y en la médula espinal (N. T.).

Enfermedades complicadas por la deshidratación

Su cuerpo no puede mandarle un mensaje de correo electrónico ni tiene acceso a su buzón de voz; por tanto, cuando se deshidrata, se lo hace saber de la única manera que sabe: mediante síntomas desagradables. Los siguientes son algunos de los principales signos de que está usted sufriendo de deshidratación.

> **??????????**
> ### Adivine
>
> **¿Qué alimento tiene más alto contenido en agua?**
>
> ▶ a. Sandía
> ▶ b. Lechuga
> ▶ c. Toronja
>
> *Respuesta: b. lechuga.*
> *Aunque todos los alimentos enumerados tienen un alto porcentaje de contenido en agua, media taza de lechuga alcanza el 95 por ciento.*[4]

Dolor en las articulaciones y artritis

El cartílago de las articulaciones proporciona la superficie tersa de modo que las articulaciones puedan deslizarse con facilidad durante el movimiento. El cartílago es cinco veces más liso que el hielo, y ese cartílago está formado por agua en un 80 por ciento. Si al cartílago se le roban los fluidos, las articulaciones finalmente crujirán, chasquearán y se saldrán de su lugar, al igual que una puerta sobre una bisagra oxidada. La mayor fricción hace que se degeneren con más rapidez, conduciendo finalmente a la artritis.

A medida que las personas se aproximan a la edad de cincuenta años, el dolor de espalda con frecuencia se convierte en un problema real; y no es de extrañar: tres cuartas partes del peso del cuerpo las soporta el fluido que hay en el interior de los discos. Cuando los discos de la espina dorsal carecen de agua, entonces comienzan a degenerarse y a herniarse con más rapidez. Es parecido a conducir un auto con los neumáticos bajos de aire. Los neumáticos o bien se desgastarán con más rapidez o finalmente reventarán.

Presión arterial alta

Cuando el cuerpo está ligeramente deshidratado, puede restringir el flujo sanguíneo a las áreas que no son vitales y concentrarlo, en cambio, en los órganos vitales. El resultado inmediato: la presión sanguínea puede elevarse. Imagine una manguera de jardín. Estrangule el flujo de agua con su dedo, y eso hace que la presión del agua aumente en el interior.

Pero beba el agua suficiente, y las venas estranguladas normalmente comienzan a abrirse, disminuyendo la presión sanguínea. Por supuesto, podría usted tomar medicinas para la presión sanguínea, ¿pero por qué hacerlo cuando la solución más fácil y segura es normalmente beber suficiente agua? He tenido a muchos pacientes que han bajado su presión sanguínea hasta la normalidad con una ingesta adecuada de agua. Por supuesto, la pérdida de peso, la reducción del estrés y una dieta equilibrada son también elementos importantes para disminuir la presión sanguínea.

Problemas de digestión

¿Es usted alguien que habitualmente toma Pepcid? ¿Tiene usted siempre píldoras para la acidez en su escritorio o en su bolsa? El agua es el héroe del aparato gastrointestinal. Es la base de todo fluido que su cuerpo necesita para la digestión, incluyendo la saliva, la bilis, el ácido estomacal, los jugos pancreáticos y hasta el mucus que reviste nuestro aparato digestivo. Sin el agua adecuada, todo el sistema digestivo pasa a la función de emergencia, y puede usted sentir ardor, indigestión, estreñimiento, hemorroides y hasta úlceras.

La capa mucosa que hay en su estómago es agua en un 98 por ciento. Protege contra el ácido estomacal, y contiene bicarbonato, el cual neutraliza el ácido estomacal. Cuando su cuerpo tiene la cantidad adecuada de agua, la capa mucosa es espesa, evitando que el ácido queme el revestimiento estomacal. Sin una capa mucosa espesa, puede usted experimentar ardor crónico siempre que coma.

Los medicamentos para la úlcera pueden hacer más mal que bien; tratan los síntomas a fin de que usted se sienta mejor, pero con el tiempo reducen su ácido estomacal, dejando un amplio espacio para que la *Helicobacter pylori*, o *H. Pylori*, que es la principal bacteria causante de úlcera, se extienda muchísimo.

Pero el agua mantiene las cantidades de jugos digestivos y ayuda a su cuerpo a crear todo el ácido que necesita. Ese ácido es su amigo en este caso, porque mata la bacteria *H. Pylori* que causa las úlceras, y también mejora la digestión.

Asma

Las personas asmáticas normalmente tienen elevados niveles de histamina. La histamina es un neurotransmisor que hace que los músculos en los tubos bronquiales se opriman, restringiendo así el flujo de aire. Sus tubos bronquiales necesitan una adecuada hidratación para prevenir la opresión. Estudios en animales han demostrado que la producción de histamina desciende a medida que la ingesta de agua aumenta.[5] Lo mismo sucede con las alergias, que normalmente también están relacionadas con elevados niveles de histamina.

Las personas con asma deberían disminuir *ligeramente* su ingesta de sal, siempre que no tengan una elevada presión arterial o alguna enfermedad de corazón. El Dr. Batmanghelidj explica la razón por la cual la sal es importante para los asmáticos:

> En las primeras etapas del asma, se secreta mucosidad para proteger los tejidos [pero] llega un momento [en que] esa mucosidad… queda permanentemente, evitando el paso normal del aire por las vías respiratorias. El sodio es un "rompedor de mucosidad" natural, y normalmente se secreta para hacer "desechable" la mucosidad. Por eso, la flema es salada cuando entra en contacto con la lengua. La sal es necesaria para romper la mucosidad en los pulmones y hacer que sea aguado para su expulsión desde las vías respiratorias.[6]

Si es usted asmático o tiende a tener alergias, el agua puede mejorar sus síntomas más que los más novedosos inhaladores o píldoras de las empresas farmacéuticas. Además, el agua sale también más barata. Como yo digo: "La salud sale barata; la enfermedad sale cara".

Hoy hablamos de las enfermedades adversas que la deshidratación puede causar a su cuerpo. Mañana compartiré con usted un sencillo secreto antiedad.

ELEMENTOS BÁSICOS PARA UNA VIDA SANA

PUNTOS PARA MEDITAR: *La deshidratación roba de ciertas áreas del cuerpo para mantener bien hidratados el cerebro, el corazón, los pulmones, el hígado y los riñones. Muchos síntomas de enfermedad son la primera señal de que el cuerpo necesita cantidades adecuadas de agua. Algunos de los síntomas de una inadecuada ingesta de agua pueden incluir: dolor de cabeza, dolor de espalda, dolor en las articulaciones, piel seca, alergias, ardor, estreñimiento y pérdida de memoria.*

PASO DE ACCIÓN: *Si sufre usted cualquiera de las enfermedades arriba enumeradas, identifique cuáles son, aumente gradualmente la cantidad de agua que bebe cada día, y finalmente esos síntomas pueden comenzar a disminuir.*

DÍA 3: La fuente de la juventud

Situado en San Agustín, Florida, es un hito histórico conocido como "la fuente de la juventud", un legendario manantial que, según dicen, restaura la juventud a cualquiera que beba de sus aguas. Uno de los mitos más persistentes es que el explorador español Juan Ponce de León buscaba la fuente de la juventud cuando viajó a la actual Florida en el año 1513. Cada año, muchas personas visitan ese lugar histórico y supersticiosamente beben de sus aguas con la esperanza de revertir el proceso de envejecimiento y tener un aspecto joven siempre. La ironía es que el mito es parcialmente cierto: el agua rejuvenece la piel, lo cual puede hacerle parecer años más joven.

Hace unos años, vi a la cantante Tina Turner en una entrevista en televisión, y aunque ella ya pasaba de los sesenta años, su piel tenía un aspecto fabuloso. Ella dijo que se debía a que bebía al menos dos litros de agua al día.

Cuando no bebe suficiente agua puede usted perder su buen aspecto. Yo creo que el agua es el mejor tratamiento de belleza que hay en el planeta. Mantiene la piel suave, los ojos brillantes y el cuerpo ágil. Considere lo siguiente: Quite el agua a las ciruelas y obtendrá ciruelas pasas. Quite el agua a su piel y obtendrá arrugas. En un estado de deshidratación, su piel se vuelve seca, escamosa y arrugada. La piel está diseñada para contener humedad, para ser elástica. Cuando se le priva de agua, la piel se afloja y pierde su elasticidad. ¡Ni siquiera una jarra de crema antiarrugas puede curar eso!

> **La verdad sobre la piel**
>
> La piel...
> - Es el órgano más grande del cuerpo y pesa casi tres kilos.
> - Crece con más rapidez que cualquier otro órgano.
> - Es fuerte, flexible y resistente al agua.
> - Almacena agua, grasa y vitamina D.
> - Protege al cuerpo de los gérmenes, el calor, el frío y la luz del sol.
> - Se reemplaza aproximadamente cada treinta días.

Pierda peso, siéntase estupendamente

Una adecuada hidratación tiene otros beneficios para revertir el proceso de envejecimiento. El agua también le ayudará a controlar su peso. Cuando está usted deshidratado, su cuerpo segrega aldosterona, una hormona que causa retención de agua. A medida que bebe más agua, su cuerpo libera el agua que tiene almacenada para la "función de supervivencia". Durante los primeros días en que bebe más cantidad de agua de la que su cuerpo está acostumbrado a tener, constantemente estará acudiendo al cuarto de baño. Eso puede ser muy desalentador, y puede, sin duda alguna, interferir en otras rutinas que, de otro modo, serían diarias y normales. Cobre aliento; es realmente el modo en que su cuerpo se está librando del exceso de agua y toxinas. Está usted "limpiando" su sistema.

Además unos estudios recientes demuestran que estar deshidratado puede causar el aumento de los depósitos de grasa de su cuerpo. La deshidratación puede contribuir a un metabolismo ineficaz al afectar a la temperatura corporal. Cuando está usted deshidratado, su temperatura corporal desciende ligeramente y hace que su cuerpo almacene grasa como forma de ayudar a elevar o mantener la temperatura.[1] También, como saben algunos dietéticos inteligentes, beber agua reduce el apetito al proporcionar sensación de saciedad.

Mejore su memoria

¿Se ha sentido alguna vez como si estuviera experimentando un "momento de anciano"? Ya no tiene por qué resignarse a la idea de perder su memoria. Durante algún tiempo, se sabía que no podía hacerse nada en cuanto a la pérdida de memoria; se aceptaba como parte del envejecimiento. Así fue hasta que los expertos descubrieron que los seres humanos pueden producir nuevas neuronas. Los escáneres PET (tomografía de emisión de positrones) y SPECT (tomografía computada de emisión de un sólo fotón) pueden trazar un mapa de la actividad cerebral y medir tanto la destrucción como la producción de nuevas neuronas. Esto cambió totalmente la manera en que considerábamos la pérdida de memoria. Gracias a esos maravillosos avances, hoy día sabemos que aun los cerebros dañados pueden producir nuevas células.[3] Si conocemos qué áreas del cerebro pueden producir nuevas células, entonces podemos ser capaces de mejorar la memoria.

> ### H_2O 101
>
> A medida que envejecemos, la señal de sed del cuerpo tiende a disminuir, y esa puede ser la razón por la cual algunas personas viejas no beben tanta agua como debieran. Sus reservas de agua son normalmente más bajas, y su vulnerabilidad a estar más deshidratados tiende a aumentar.[2]

Una manera de mejorar su memoria es beber mucha agua. A su cerebro le encanta el agua. El cerebro humano constituye aproximadamente una quinta parte del peso total del cuerpo, y se dice que las neuronas son aproximadamente un 85 por ciento de agua. El cerebro es la única parte del cuerpo que está activa constantemente.[4] Por tanto, para permanecer activo, debe tener agua. Sin una adecuada hidratación, esos procesos pueden reducir su velocidad. Yo creo que la deshidratación continuada puede llegar a contribuir al desarrollo de la enfermedad de Alzheimer, y creo que posteriores estudios lo confirmarán. Para mayor información sobre el uso del agua para prevenir y tratar todo tipo de enfermedades, le recomiendo encarecidamente el libro *Your Body's Many Cries for Water* [Los muchos clamores de su cuerpo por agua], del Dr. F. Batmanghelidj.

El agua aviva las células

La deshidratación celular afecta al modo en que nuestras células funcionan. La primera señal de una mala salud es un cambio de fluido desde el interior de la célula hacia el exterior de la célula. Unas dos terceras partes del fluido corporal está en el interior de las células, y el resto está en el exterior de ellas; pero las células mueren cuando no tienen la suficiente energía para mantener los latidos de las membranas, lo cual mantiene el equilibro del agua en el interior y en el exterior.

Cuando hay más agua en el exterior de las células de la que debiera haber, comprime los vasos sanguíneos y reduce la cantidad de oxígeno y nutrientes que llegan a las células. Las células sufren. Algo tan sencillo como el agua puede devolver la salud a nuestras células al mantener el equilibrio de agua en nuestro cuerpo. Esto es cada vez más importante a medida que vamos envejeciendo, porque las células pierden agua a medida que envejecemos. Aunque usted no lo crea, los niños recién nacidos son agua aproximadamente en un 80 por ciento, mientras que las personas viejas normalmente son agua en menos del 50 por ciento.[5]

Por tanto, la próxima vez que se vea tentado a probar esa innovadora y cara crema para la piel o a tomarse una píldora, pruebe a beber suficiente agua. Mantendrá su piel hidratada, elástica, atractiva y sana. Le ayudará a controlar su apetito, y mejorará su memoria. Al darle a su cuerpo el agua que necesita, mantendrá usted su juventud y su inteligencia durante más tiempo.

ELEMENTOS BÁSICOS PARA UNA VIDA SANA

PUNTOS PARA MEDITAR: *El agua es un potente nutriente para retrasar el proceso de envejecimiento y mantener su cerebro y memoria. Sus neuronas son primordialmente agua —aproximadamente en un 85 por ciento— y su cerebro está constantemente activo, aun durante las horas de sueño. Por tanto, su cerebro necesita estar bien hidratado.*

PASO DE ACCIÓN: *Aumente su ingesta de ensaladas, verduras y frutas, ya que todas ellas contienen un alto porcentaje de agua.*

DÍA 4: La crítica sobre el agua del grifo

Cuando niño, probablemente bebiera usted agua de la manguera del jardín en los días de calor o la fuente de la escuela, de una bomba en alguna granja o quizá hasta del grifo del cuarto de baño. Si es así, hacía bien en parte: tenemos que beber saludables cantidades de agua, pero necesitamos beber el tipo de agua correcto, y el agua del grifo no lo es.

Me gustaría poder decirle que toda el agua es igual, venga de donde venga, y que nuestro cuerpo filtra de manera natural cualquier "cosa mala", pero eso no es cierto. Cuando hay sustancias dañinas en nuestra agua, esas sustancias entran en nuestro cuerpo y podrían perjudicarnos. El agua del grifo ya no es saludable, y a continuación veremos por qué.

Chimeneas y plásticos

Hace solamente unas décadas, uno podía encontrar agua pura sencillamente en la tierra. Un pozo con una profundidad de quince metros daba mucha agua pura: libre de contaminantes, productos químicos y otras sustancias que son tóxicas para nuestro cuerpo. Pero hoy día, aun los pozos con una profundidad de sesenta metros puede que no den agua pura, pues han sido contaminados por el increíble aumento de los productos químicos fabricados por el hombre y que se usan en la industria, la agricultura y los productos para el consumo.

La industrialización y la tecnología han introducido nuevos, complejos, y a veces letales contaminantes en los sistemas de agua de nuestro país. Más de medio millón de productos químicos se han desarrollado desde el año 1965; la mayoría de ellos son solubles en agua, y muchos son tóxicos.[1] En 1968, Estados Unidos fabricó su producto químico número un millón, y en el mes de febrero de 2006 había 8,369,447 productos químicos disponibles comercialmente.[2] ¡Y ese número se actualiza diariamente! Un informe del gobierno identificó más de dos mil productos químicos en el agua que bebemos.[3] Pero la mayoría de las instalaciones que llevan a cabo exámenes del agua solamente pueden realizar pruebas para aproximadamente unos treinta o cuarenta productos químicos. Las plantas municipales de tratamiento de agua ni detectan ni quitan la mayoría de los productos químicos del agua. Nuestra capacidad para filtrar toxinas se está quedando lamentablemente atrás con respecto a nuestra capacidad de crear productos químicos.

Las últimas décadas nos han enseñado que es imposible separar nuestras reservas de agua del medioambiente en que vivimos. Los acuíferos subterráneos que proporcionan agua para el suministro de la ciudad podrían obtener agua de los vertederos, basureros y hasta tanques subterráneos de depósitos. Los productos químicos que bombeamos al aire desde los automóviles o fábricas finalmente se posan en la tierra. Tarde o temprano, cualquier cosa que enterremos, emitamos o lancemos se abre paso hasta llegar al agua que bebemos. Según el Environmental Defense Group (Grupo de defensa del medio ambiente), más de cuatro mil millones de libras de productos químicos tóxicos se liberan al medio ambiente cada año, y de ellos setenta y dos millones son carcinógenos.[4] Por eso, aproximadamente la mitad del agua de los Estados Unidos está contaminada, lo cual significa que más o menos una cuarta parte de la población está expuesta a lo que yo considero agua potable contaminada.

Contaminación agrícola

El otro gran infractor es la agricultura. Los pesticidas, herbicidas y fertilizantes, que se usan en cantidades masivas, pasan de las tierras de cultivo hasta posiblemente los acuíferos subterráneos, que proporcionan las reservas de agua a las ciudades. Cada año, se utilizan dos mil millones de libras de pesticidas: ¡ocho libras (casi cuatro kilos) por cada estadounidense![5] El grupo defensor del medio ambiente conocido como Environmental Working Group descubrió que solamente un vaso de agua del grifo del medio oeste tiene tres o más pesticidas en él.[6] Según ese grupo, los agricultores de la franja productora de maíz aplican 150 millones de libras de cinco herbicidas (atracine, cyanacine, simazine, aloclor y metolachlor) a sus campos de maíz y de soja cada primavera. Las lluvias llevan esos productos químicos a las reservas de agua para beber. Esos productos químicos no los eliminan las tecnologías municipales convencionales de tratamientos de agua potable. En muchas ciudades y pueblos del medio oeste, los niños reciben su dosis correspondiente a toda la vida del herbicida atracine, que es carcinógeno, en sus primeros cuatro meses de vida.[7]

La contaminación agrícola no está limitada a las áreas rurales. Algunas de las peores contaminaciones por insecticidas se han hallado en los chorros urbanos.[8] Aunque fueron prohibidos en el año 1972, bajos niveles de DDT han surgido recientemente en el sedimento de las corrientes y en los peces rtantes ciudades estadounidenses.[9]

Medicamentos y champú

Aunque usted no lo crea, los productos farmacéuticos pueden terminar en el agua potable. ¿Cómo? Después de consumir un medicamento, los seres humanos o los animales lo expulsan en sus deshechos. Las plantas de tratamiento de deshechos entonces reciclan el agua para que vuelva a ser potable. Se han encontrado antibióticos, hormonas y analgésicos en el agua potable pública.[10] Unos científicos alemanes dicen que se pueden medir decenas de medicamentos en una típica muestra de agua.[11] Se ha demostrado que los peces que viven cerca de las plantas de tratamiento de aguas contienen productos químicos fabricados por el hombre provenientes de los medicamentos más populares en la actualidad, como el Zoloft, que es un antidepresivo, y las píldoras anticonceptivas.[12]

Los productos de cuidado personal, como los cosméticos, artículos de tocador y aromas, también aportan productos químicos a las reservas de agua. Por ejemplo, se sospecha que el tolueno, un producto químico que se usa en la laca de uñas, los productos de tratamiento de uñas (como las uñas acrílicas), y los aromas, como los perfumes y las colonias, presenta riesgos para la reproducción y el desarrollo de los seres humanos, han sido asociados a la posibilidad de una reducción en la fertilidad o en el embarazo completo y sano. No es seguro su uso en los cosméticos, según la International Fragrance Association (Asociación Internacional de Fragancias de la industria de las fragancias).[13]

Los investigadores dicen que la cantidad de productos farmacéuticos y de cuidado personal que entran en el medio ambiente es casi igual a la cantidad de pesticidas.[14]

Pequeñas criaturas

Finalmente, aunque las ciudades tratan el agua para matar a la mayoría de las bacterias, normalmente no pueden matar a todos los virus y parásitos, como la ameba, la *giardia* y el *cryptosporidium*. La *giardia* es una importante causante de diarrea en los centros de día y contamina muchos de los lagos y corrientes en los Estados Unidos. Puede aparecer en las reservas de agua con más frecuencia de la que creemos. Un brote del microorganismo *cryptosporidium* en las reservas de agua de Milwaukee en el año 1993 mató a más de cien personas y enfermó a otras cuatro mil.[15] Algunos observadores creen que algunos brotes de gripe intestinal realmente pueden ser causados por tales microorganismos que están en el agua del grifo.

Ya es bastante malo tener productos químicos y microbios en el agua, pero precisamente las cosas que se le añaden al agua del grifo para "purificarla" también pueden hacerle daño. Veamos lo que la mayoría de las ciudades añaden a sus aguas para hacer que sean "saludables".

Cloro en el agua potable

Las ciudades añaden cloro al agua potable pública como medida de salud pública para matar a los microorganismos. Pero el cloro no es totalmente seguro. Puede combinarse con materiales orgánicos para formar *trihalometanos*: una sustancia que fomenta el cáncer. El cáncer de vejiga se ha relacionado con agua potable clorinada en diez de los doce estudios más confiables. Un estudio descubrió que del 14 al 16 por ciento de los cánceres de vejiga en Ontario, Canadá, pueden atribuirse al agua potable que contiene derivados de la cloración.[16]

> ### Cloro: la antivitamina
>
> El agua clorinada puede destruir los nutrientes que su cuerpo necesita: vitaminas A, B, C y E y ácidos grasos. Enfermedades crónicas de la piel, como el acné, la soriasis y el ezcema, pueden eliminarse o mejorarse simplemente cambiándose al agua potable sin cloro.

Un estudio sobre el agua potable y resultados de embarazos en Carolina del Norte informó de un aumento del 2.8 en la probabilidad de aborto entre mujeres expuestas a trihalometanos en el agua potable. El agua clorinada también se ha relacionado con defectos al nacer y espina bífida. Muchas ciudades europeas ya han abandonado la cloración a favor de la oxidación para desinfectar sus reservas públicas de agua.[17]

El agua clorinada del grifo puede hacerle daño incluso si no la bebe. Esos mismos trihalometanos pueden entrar en su cuerpo cuando se baña. Se evaporan del agua, y usted los inhala. Una ducha caliente de diez minutos puede aumentar el cloroformo que nuestro cuerpo absorbe más que si nos bebiéramos litro y medio de agua del grifo clorinada.[18]

Cuando se ducha con agua clorinada, también puede causar un cabello quebradizo y sequedad en su piel. Para evitarlo, compre un filtro de agua, el cual quitará el 95 por ciento del cloro que hay en el agua (ver Apéndice A).

Fluoruro: no tan saludable después de todo

La mayoría de las ciudades en los Estados Unidos también añade fluoruro al agua, aunque se ha demostrado que el fluoruro es una toxina. El tema del fluoruro en el agua potable pública se ha convertido en un tema candente, como debería ser. ¿Se ha preguntado alguna vez por qué su tubo de pasta de dientes dice que llame a un centro de control de venenos si su hijo se traga una cantidad mayor que un guisante? ¡Porque el fluoruro es una toxina![19] El fluoruro de sodio que se añade a la pasta de dientes se crea mediante la fundición del aluminio.[20] Hay dos tipos de fluoruro: el fluoruro de sodio que se encuentra en la pasta de dientes y el más tóxico ácido hidrofluosilícico, o silicofluoruro de sodio, que se usa más comúnmente en los sistemas de aguas en los Estados Unidos y es considerado uno de los productos químicos más corrosivos que el hombre conoce.[21]

El fluoruro ayuda a prevenir la caries, principalmente en los niños, pero también inhibe parcialmente cien enzimas diferentes en el cuerpo. Sin embargo, nueva información demuestra que el agua fluorinada no lo hace.[22] El fluoruro puede relacionarse con el osteosarcoma, una forma rara pero mortal de cáncer de huesos. Chester Douglass, presidente del departamento de política sanitaria oral y epidemiología en la Facultad de medicina dental de Harvard (HSDM), recientemente fue examinado por enviar supuestamente un testimonio escrito afirmando que no había una relación significativa entre el fluoruro y el cáncer. Sin embargo, uno de los alumnos de Douglass, Elise B. Bassin, utilizando datos de Douglass, llegó a un conjunto distinto de conclusiones: ella descubrió que el fluoruro hace que el riesgo de padecer osteosarcoma sea de cinco a siete veces mayor.[23] El resultado de la investigación sigue pendiente hasta ahora.

El fluoruro puede interferir en las funciones de las vitaminas y los minerales; también está relacionado con los depósitos de calcio y la artritis. El departamento de sanidad y servicios humanos de los Estados Unidos ha dicho que las personas con problemas cardiovasculares y de riñones, los ancianos, y las personas con deficiencias de calcio, magnesio y vitamina C "son susceptibles a los efectos tóxicos del fluoruro". El Dr. Charles Gordon Heyd, anterior presidente de la Asociación médica estadounidense, afirmó: "El fluoruro es un veneno corrosivo que producirá graves efectos a largo plazo".[24]

Mi intención es hacerle a usted consciente de los peligros más que alarmarlo. No estoy defendiendo una mala higiene dental o un boicot a la pasta de dientes. Por favor, ¡no tire su pasta de dientes con fluoruro! Simplemente asegúrese de enjuagarse bien la boca y no tragarse la pasta de dientes. Si tiene niños pequeños, *por favor* tómese tiempo para enseñarles cómo cepillarse los dientes y enjuagarse adecuadamente, y *enséñeles que no se traguen la pasta de dientes*. Los niños son más propensos a tragarla, en especial si tiene algún "sabor".

Problemas con el aluminio

Las ciudades y los pueblos también tratan el agua con aluminio para eliminar el material orgánico. El aluminio coagula el material orgánico en terrones. Es imposible entonces eliminar todo el aluminio que se ha añadido y, por tanto, quedan restos de aluminio en el agua potable. El aluminio puede ser peor para usted que el fluoruro o el cloro. Incluso se ha relacionado con la enfermedad de Alzheimer.[25]

> ### ¿Sabía que...?
>
> Si tiene tuberías de plomo, *no* beba agua caliente del grifo. El agua caliente aumenta la concentración de plomo. Limpie antes las tuberías dejando correr agua fría antes de utilizarla.[26]

Algunas personas me preguntan si el hervir el agua elimina los productos químicos. La respuesta es: no. Las bacterias dañinas pueden matarse, pero los productos químicos permanecen; no "se van con el hervido".

Su cuerpo necesita agua, pero el agua del grifo puede que no sea la mejor de las fuentes. Yo estoy fuertemente convencido de que, con el tiempo, hará que disminuya su calidad de vida. Aun si no puede permitirse un sistema de filtración que cueste doscientos dólares, puede comenzar comprando un sistema de filtración de cántaro o un sistema de filtración que se monta en el grifo, como los que fabrica la marca Brita, por tan poco dinero como veinte dólares. Puede usted encontrar una solución que esté dentro de sus posibilidades económicas. El Día 6 mira más de cerca las diferencias. El agua del grifo es buena para regar el césped, para lavar la ropa y para limpiar los baños, pero no para beber. Puede que se pregunte: "Entonces, ¿qué tipo de agua puedo beber?". Las anotaciones de mañana comparan el agua del grifo con el agua envasada.

ELEMENTOS BÁSICOS PARA UNA VIDA SANA

PUNTOS PARA MEDITAR: *Es mejor no beber agua directamente del grifo, porque el agua del grifo puede contener toxinas, metales pesados, pesticidas, residuos de productos de cuidado personal, bacterias y otros microbios. Uno de los productos químicos que se añaden a nuestra agua del grifo es el fluoruro. Generalmente, hay dos tipos de fluoruro: el tipo que se añade a la pasta de dientes (fluoruro de sodio) y el tipo que se añade al agua potable (silicofluoruro de sodio). El segundo es el más tóxico de los dos.*

PASO DE ACCIÓN: *Para comprobar el suministro de agua de su ciudad, vaya a la página web www.ewg.org y haga click en la barra denominada "resultados locales" y seleccione el nombre de su ciudad; se generará un informe sobre el sistema de aguas local que incluye cualquier producto contaminante que se encuentre en el suministro de agua.*

DÍA 5: ¿Es mejor el agua envasada?

Muchas personas ya beben agua envasada en lugar de agua del grifo, haciendo del agua envasada la segunda bebida más popular en los Estados Unidos, por detrás de los refrescos.1 La gente en la actualidad consume dos veces más agua envasada que la que consumía hace una década, y el crecimiento en la industria del agua envasada "no tiene paralelo", según la Beverage Marketing Corporation (corporación de mercadotecnia de bebidas).[2]

¿Pero es el agua envasada más saludable para usted? ¿Significa realmente esa atractiva botella con las fotografías de montañas nevadas y corrientes cristalinas que el agua que hay en su interior es pura?

El agua envasada en realidad *está menos regulada que el agua del grifo*, y puede ser igualmente tóxica. El agua envasada se considera un "alimento" y, por tanto, es regulada por la Administración de alimentos y medicinas (FDA). El agua del grifo está regulada por la Agencia de protección medioambiental (EPA).[3] El único requisito para el agua envasada en los Estados Unidos es que sea tan segura como el agua del grifo. Pero mientras que la EPA hace que las ciudades hagan pruebas diarias en el agua potable pública, la FDA solamente requiere pruebas anuales para el agua envasada.[4]

Además, las ciudades deben tener sus aguas probadas mediante etiquetas gubernamentales certificadas, pero no así los envasadores de agua. La EPA prohíbe la presencia de bacterias, lo cual indica la presencia de material fecal, pero la FDA no tiene tal regla, lo que significa que el agua envasada puede contener bacterias fecales y seguir siendo legal. Las grandes ciudades que utilizan agua de superficie tienen que hacer pruebas de *cryptosporidium* y *giardia*. Las empresas de agua envasada no.[5]

Un estudio del año 1999 de cien de las marcas más populares de agua envasada demostró que una tercera parte contenía arsénico, trihalometanos, bacterias u otros productos contaminantes. Una quinta parte contenía productos químicos hechos por el hombre, y una contenía phthalate dos veces por encima del nivel aceptable en el agua del grifo. Dos tenían altos niveles de fluoruro, y otras dos tenían bacteria de coliform.[6]

Y si cree usted que el agua envasada no tiene plomo, reconsidérelo. La FDA permite que el agua envasada contenga hasta cinco partes por mil millones de plomo, o una tercera parte de lo que se permite en el agua del grifo.[7]

De dónde procede en realidad el agua envasada

Prepárese para lo siguiente. Las aguas de marca Dasani y Aquafina, dos de las principales marcas en los Estados Unidos, son agua del grifo reprocesada proveniente de ciudades de todo el país. ¡Una de las fuentes de Aquafina es el río Detroit![8] De hecho, aproximadamente una cuarta parte del agua envasada es agua del grifo, según los cálculos del gobierno y de la industria.[9]

> ### ¿Sabía que...?
>
> En 2005, el número total de marcas de agua envasada —en todo el mundo— se acercaba a las tres mil, hablando de modo conservador, teniendo solamente Italia más de seiscientas marcas.[11]

No hay duda de que las palabras "envasada en la fuente" no tienen significado alguno. Son una estratagema de publicidad. La "fuente" del agua envasada que está en su despensa bien podría ser el grifo. Mientras cumpla con los estándares de la FDA para el agua destilada o purificada, ni siquiera tiene obligación de revelar la fuente de donde procede.[10]

Pero muchas variedades de agua envasada son muy buenas. Penta Water, una de las aguas envasadas de mayor venta en las tiendas de dietética, está considerada como el agua envasada más pura del mercado. Pasa por un riguroso proceso de purificación para eliminar cualquier posible impureza. Son necesarias unas once horas para tener una botella de Penta Water. Yo la encuentro especialmente beneficiosa para mis pacientes con fibromialgia, fatiga crónica, dolores de cabeza, artritis y enfermedades más degenerativas. Normalmente recomiendo dos botellas de medio litro de Penta Water al día, junto con uno o dos litros de agua pura de manantial.

El problema del plástico

El otro principal problema de tanta agua envasada es que viene en botellas de plástico. Los estudios continúan demostrando que algunas formas de plástico no son tan seguras como la gente cree. El plástico peor que se usa en algunas botellas de agua y envoltorios para alimentos, el cloruro de polivinilo (PVC), es un reconocido carcinógeno que emite contaminantes desde el momento en que se crea hasta mucho tiempo después de ser desechado.[12] Los estudios demuestran claramente que el PVC lixivia cloruro de vinilo y otros contaminantes, alterando así el equilibrio hormonal, causando problemas de fertilidad y dañando células, órganos y tejidos.[13]

Otro ingrediente común en algunos plásticos, el bisfenol A, se utiliza en botellas de agua recicladas. Puede cambiar el curso del desarrollo fetal y causar pérdida o aumento anormal de cromosomas, lo cual conduce a abortos naturales o a otras enfermedades como síndrome de Down. También se ha relacionado con la obesidad. Las populares botellas de agua de marca Nalgene, que son duras, con colores brillantes y reutilizables también contienen bisfenol A.[14] Estudios demostraron que los productos químicos se filtran al agua a temperatura ambiente.[15]

La mayoría de las botellas de agua están hechas de un plástico llamado PET o PETE (las siglas de *terephthalato de polietileno*). Este tipo de plástico se considera más seguro que el PVC, pero también se ha demostrado que lixivia productos químicos del plástico llamados phthalates al agua cuando se utiliza repetidamente o cuando el agua está envasada durante demasiado tiempo.[16] Los phthalates alteran la producción de ácidos grasos e interfieren en la producción de hormonas sexuales. Sin embargo, esas botellas parecen ser más seguras si el agua se bebe dentro de unos pocos meses después de la fecha del envasado (si el fabricante ha incluido una fecha de caducidad), y luego se utilizan solamente una vez y no se rellenan. De otro modo, los plásticos PET o PETE pueden causar los mismos tipos de problemas que causan otros plásticos.[17] Según un informe del año 2002 de la FDA, el gobierno no requiere que los fabricantes incluyan fechas de caducidad en el agua envasada, pero el informe decía que "el almacenaje prolongado puede dar como resultado un mal olor o gusto".[18]

Yo prefiero beber agua de botellas de cristal o de plásticos que están hechos de productos naturales, como el almidón, la celulosa y goma sin tratar. En el año 2005 una empresa envasadora de agua, Biota, introdujo el uso de la primera botella orgánica bioplástica. Sospecho que otras empresas les seguirán, porque a medida que aumente el precio del petróleo así lo hará el precio del plástico. Hasta Wal-Mart está planeando cambiar a paquetes bioplásticos en sus almacenes.[19] Es bastante fácil evitar los plásticos malos porque los fabricantes deben etiquetar la botella con el tipo de plástico del que está hecha. Ese sistema de etiquetado es fácil de seguir:

1. PET o PETE: utilizado para envasar refrescos, la mayoría del agua envasada, aceites para cocinar, jugos, aderezos de ensalada, mantequilla de cacahuete y otros alimentos
2. HDPE: jugos de leche, botellas de cuatro litros de agua y algunos alimentos envasados
3. PVC: papel adherente, papel Reynolds, usados en muchas tiendas de comestibles para carnes, aceite para cocinar marca Wesson

de dieciséis litros, agua de manantial Appalachian Mountain, algunas botellas plásticas de apretar

4. LDPE: bolsas de almacenaje de alimentos (como Glad y Ziploc)
5. PP: envases de sopas delicatessen, la mayoría de envases Rubbermaid, biberones de plástico empañado, botellas de ketchup y otras botellas de plástico opaco
6. PS: Styrofoam, algunos vasos y platos de plástico desechables, y la mayoría de cubiertos de plástico
7. "Otras" resinas, normalmente el policarbonato, que contiene bisfenol A: la mayoría de biberones de plástico, botellas de agua de dieciocho litros, vasos de plástico transparente o cubiertos de plástico transparente, cubierta interior de las latas de alimentos
8. PLA—bioplástico llamado ácido poliláctico[20]

El tema y el debate sobre qué tipos de plásticos son los más seguros continúa, y así lo harán las recomendaciones. Por ahora, los plásticos más seguros son el PET (o PETE) y los bioplásticos.

Uso y almacenaje adecuados del agua envasada

Reutilizar su botella de agua puede parecer bueno para el medioambiente, pero es terrible para su cuerpo. Los estudios demuestran peligrosos niveles de bacterias acumuladas en la botella a medida que la reutiliza. El agua en la botella puede llegar a contaminarse tanto que, si fuera agua del grifo, ¡las ciudades no la utilizarían![21] Mi recomendación: use esa botella de ocho a dieciséis onzas.

> **¿Sabía que...?**
>
> Los plásticos —incluyendo las botellas de bebé— no deberían calentarse en el microondas.

Almacene el agua envasada adecuadamente. Siempre manténgala lejos de productos de limpieza, pinturas, gasolina u otros productos químicos caseros o industriales. No la almacene en el garaje o el cobertizo, o donde le dé la luz del sol directamente. Si es posible, guárdela en el refrigerador, para retardar la proliferación de bacterias, o en un lugar oscuro y fresco en la casa.

Si va a beber agua envasada, compruebe si el fabricante es miembro de la Asociación internacional de agua envasada (IBWA), la cual garantiza que el nivel de contaminantes, si es que hay alguno, está por debajo de los estándares de la FDA. Acuda a la página web de la IBWA en www.bottledwater.org para ver qué fabricantes de agua envasada son miembros.

Compruebe también el contenido en minerales de su agua envasada. El agua de manantial o mineral también es importante. El agua ideal es el agua que tenga un alto contenido en magnesio (al menos 90 mg por litro) y un bajo contenido en sodio (menos de 10 mg por litro). Por ejemplo, unas pocas aguas que cumplen esos criterios provienen de la misma área en Carolina del Norte: Noah's California Spring Water, con la increíble cantidad de 120 mg de magnesio por litro, agua Adobe Springs con 110 mg por litro, y BlueStar Springs, también con 110 mg de magnesio por litro. Para más información, vaya a www.mgwater.com/list5.shtml, donde encontrará vínculos a esas aguas. Otra página web útil que compara muchas marcas diferentes de agua envasada es www.tldp.com/issue/190/Bottled%20Water.htm.

Hay aproximadamente tres mil marcas de aguas envasadas en todo el mundo. No es posible enumerar cada marca de agua envasada. Dos sitios web que ayudan a la hora de encontrar información sobre las diferentes aguas envasadas son www.AquaMaestro.com y www.mineralwaters.org. El Apéndice C provee una tabla que enumera las comparaciones del pH de las diversas marcas de agua envasada.

Puede que se sienta usted abrumado y sin esperanza. Tenga la seguridad de que hay esperanza en camino, ¡y que hay luz al final de este túnel!

ELEMENTOS BÁSICOS PARA UNA VIDA SANA

PUNTOS PARA MEDITAR: *Algunas aguas envasadas contienen más toxinas que el agua del grifo y no están tan reguladas como la del grifo. Si bebe usted agua envasada, compruebe si el fabricante del agua envasada es miembro de la IBWA (Asociación Intenacional de Aguas Envasadas). Siempre almacene adecuadamente su agua envasada. Manténgala lejos de productos químicos, y guárdela en el refrigerador si es posible. Si el recipiente es plástico, verifique la fecha de expiración o envase de la botella.*

PASO DE ACCIÓN: *Compre agua envasada pura, preferiblemente agua que sea alcalina y esté en recipiente de cristal en lugar de plástico. Sin embargo, Penta Water es agua extremadamente pura aunque viene en una botella de plástico.*

DÍA 6: El agua filtrada

Uno de los mejores tipos de agua para beber es el agua filtrada. Utilizar un filtro de agua en su hogar puede ser un gran paso para proporcionar salud al agua que bebe. Algunas personas utilizan filtros de jarro o filtros de carbón en los grifos, algunas utilizan sistemas de filtración en toda la casa, y otras utilizan sistemas de invertir la ósmosis debajo de la encimera y destilación. Pueden sonar misteriosos y caros, pero un buen filtro de agua probablemente cueste menos que lo que actualmente se gasta en refrescos cada mes.

Pero no todos los sistemas de filtración hacen lo mismo, cuestan lo mismo, o crean una mejor agua. Examinemos las ventajas y los inconvenientes de cada uno, y después le recomendaré el que yo creo que es el tipo más saludable de agua.

Filtros de carbón

Los filtros de carbón son los filtros "a nivel de entrada": baratos, confiables y comunes. Vienen en muchas formas, desde un modelo básico de filtro que cuesta alrededor de veinte dólares, hasta un filtro que se monta en el grifo y que cuesta un poco más, hasta el tipo que se acopla cerca de su cañería principal y filtra el agua para toda la casa.

Hay dos tipos de filtros de carbón. Uno utiliza carbón granulado; el otro utiliza un bloque de carbón sólido. El filtro de carbón sólido cuesta más, dura más y realiza una mejor función a la hora de filtrar los microorganismos. La única desventaja es que la velocidad del flujo de agua es menor que con los filtros de carbón no sólidos.

Un filtro de jarro, que utiliza carbón vegetal, elimina la mayoría del cloro y el 90 por ciento del plomo; sin embargo, no se filtran muchas de las toxinas. Debido a que es tan cómo y tan barato, para algunas personas este es el mejor filtro a utilizar, si es que la alternativa es no utilizar ningún filtro.

Pero hay desventajas en todos los filtros de carbón, pues no son totalmente eficaces para los metales pesados, y no eliminan el fluoruro, los virus, los productos farmacéuticos o los productos de cuidado personal.[1] También, si no cambia usted los filtros tal como indican las instrucciones, pueden llegar a ser más un riesgo que una ayuda. Los filtros viejos recogen la "basura" que hay en el agua y pueden, en realidad, comenzar a producir bacterias.[2]

Si escoge un filtro de carbón, eliminará algunas, pero no todas las impurezas del agua que sale de su grifo. Es una opción barata pero incompleta, según mi opinión.

El destilador de agua

Los destiladores de agua son muy eficaces a la hora de eliminar todo del agua y, desgraciadamente, hasta los minerales buenos. Los destiladores utilizan la electricidad para calentar el agua del grifo hasta el punto de ebullición, separando las impurezas del "vapor", el cual se convierte en su agua potable y limpia.[3]

¡La desventaja del agua destilada es que no quedan minerales beneficiosos en ella! Una evidencia cada vez mayor sugiere que el agua completamente libre de minerales es peor para su cuerpo que el agua con minerales disueltos en ella. El agua destilada es agua absorbente, lo cual significa que absorbe dióxido de carbono, y este puede hacer que su cuerpo sea ácido. Un destilador le llevará hasta la mitad de su objetivo. No tendrá usted nada malo en el agua, pero puede perjudicar su salud de otras maneras. Un buen destilador de agua puede eliminar los metales pesados, los pesticidas, los herbicidas, los componentes orgánicos, las bacterias y algunos virus.

Inversión de ósmosis

En términos de precio, los sistemas de inversión de ósmosis son el "nivel óptimo" de los filtros de agua. Filtran el agua mediante una membrana extremadamente fina. Es un proceso lento, y el costo oscila entre unos cientos de dólares hasta varios cientos de dólares, pero, al igual que los destiladores, eliminan virtualmente todo lo que hay en el agua: cloro, fluoruro, bacterias, parásitos, productos químicos y metales pesados como el plomo y el mercurio.[4] Los envasadores de agua utilizan comúnmente los sistemas de inversión de ósmosis para crear sus aguas. Con frecuencia añaden de nuevo minerales al final del proceso.

Al igual que el agua destilada, este sistema crea agua ácida. El agua que produce es similar al agua destilada; en un 95 por ciento está libre de minerales y es ácida y, por tanto, es agresiva; eso significa que agarra minerales de cualquier cosa con la que entre en contacto. Debido a que el agua es ácida, puede hacer que sus tejidos permanezcan ácidos.[5]

A pesar de ello, tanto el agua destilada como la resultante por inversión de ósmosis son las aguas más puras. Si utiliza usted estos filtros, asegúrese de ingerir los minerales adecuados. También es una buena idea añadir al agua una dosis alcalina. Un par de gotas en un vaso de agua de 24 cl de capacidad podrá elevar la alcalinidad hasta un nivel saludable. (Ver el Apéndice A para más información.) Usted puede comprar las gotas que alcalizan el agua en la mayoría de las tiendas de alimentos naturales.

¿Qué beber, entonces? Pasemos a mis recomendaciones.

Filtros de agua alcalina

Su cuerpo se desarrolla bien en un ambiente alcalino, ya que es capaz de desintoxicar con más eficacia que en un ambiente ácido. En un ambiente alcalino, sus tejidos eliminan las impurezas de modo más eficaz. Cuando los pacientes con cáncer entran a mi consulta para comenzar un tratamiento nutricional, sus cuerpos son casi siempre muy ácidos y tóxicos. Mi primera tarea es hacer que sus tejidos sean alcalinos con agua alcalina y alimentos alcalinos.

La alcalinidad y la acidez se miden en términos de pH. En la escala de pH de 1 a 14, un pH de 7.0 se considera neutral. Todo lo que esté por debajo de 7.0 es ácido; todo lo que esté por encima de 7.0 es alcalino. La sangre tiene un pH constante de 7.4: es alcalina. Pero la mayoría de los tejidos de los estadounidenses son muy ácidos como lo indica el pH del ácido úrico, lo cual significa que sus cuerpos son menos eficaces a la hora de eliminar toxinas. Muchos problemas de salud están asociados con ser demasiado ácido, los cuales incluyen la fatiga crónica, la fibromialgia, la artritis, la arterioesclerosis, la mayoría de cánceres, la diabetes, las enfermedades autoinmunes, la osteoporosis y prácticamente todas las enfermedades degenerativas.[6]

He tenido incontable número de pacientes con dolorosa osteoartritis que seguían distintos tratamientos con medicamentos para la artritis. A muchos de ellos se les quitó el dolor después de unos dos meses después de ajustar el pH de su orina de 7.0 a 7.5 sencillamente consumiendo cantidades adecuadas de agua alcalina y alimentos alcalinos. Como resultado, muchos pueden dejar de tomar sus medicamentos antiinflamatorios.

Al beber agua alcalina, usted comienza a devolver a sus tejidos un estado alcalino. Algunas aguas de manantial son alcalinas, pero puede usted crear agua alcalina del agua del grifo o de agua de manantial utilizando un filtro alcalino. Esos filtros se instalan en la encimera de su cocina y utilizan carbón vegetal y un proceso de electrolisis para producir dos tipos de agua: una es alcalina, la cual se bebe, y la otra es ácida, la cual puede desechar o utilizar para lavar ropa, para regar el césped o para bañarse.

Yo utilizo un filtro alcalino en mi casa y en mi oficina. Debido a que los filtros alcalinos utilizan un proceso electromagnético para separar el agua ácida del agua alcalina, el agua que ponga dentro de ellos debe ser rica en minerales y no agua destilada o agua por inversión de ósmosis.

Algunos filtros alcalinos también hacen que el agua se "agrupe" o sea "hexagonal", lo cual significa que, a nivel molecular, es más densa, más rica y más energética. Todos esos atributos son beneficiosos para la salud de muchas maneras. Ese tipo de agua se mueve con más facilidad en el interior del cuerpo y ayuda en la absorción de los nutrientes y la eliminación de los desechos. Las células la toman con más facilidad y, por tanto, es más hidratante para las células y las ayuda a desintoxicarse. Yo utilizo también este tipo de agua en mi consulta.

El Dr. Mu Shik Jhon, que realizó una extensa investigación sobre el agua hexagonal y sus muchos beneficios, dice: "El agua hexagonal se mueve más fácilmente en el interior de la matriz celular del cuerpo, ayudando en la absorción de nutrientes y la eliminación de desechos".[8] Algunos de los beneficios del agua hexagonal son:

- Mayor energía
- Rápida hidratación
- Función inmune realzada
- Mejor absorción de nutrientes
- Longevidad
- Pérdida de peso
- Mayor eficacia metabólica

Yo les he recomendado agua alcalina y hexagonal hasta a mis pacientes más jóvenes. En el año 2005, una niña de diez años y sus padres llegaron a mi oficina desde Carolina del Sur. La niña tenía artritis reumatoide juvenil muy grave, y pesaba solamente veinticuatro kilos. Sus manos estaban hinchadas como guantes de béisbol, y sus rodillas parecían pelotas de béisbol. La puse en tratamiento con agua hexagonal, alcalina, de uno a dos litros diarios. Una semana y media después, ella no tenía dolores, y su hinchazón había disminuido significativamente. También le dimos productos nutricionales, pero no hasta dos semanas después. Cuando ella llegó iba en silla de ruedas, pero en realidad era capaz de caminar sin dolores después de solo una semana y media de beber el agua hexagonal, alcalina. Sus padres estaban contentísimos. Elevamos el pH de sus tejidos. Después de un mes, sus manos casi tenían un tamaño normal. El agua hexagonal y alcalina es especialmente eficaz en el tratamiento de quienes tienen enfermedades crónicas (ver el Apéndice A).

Ciertas aguas envasadas son también alcalinas. Las marcas Evamore y Abita son solamente algunas de ellas.

Yo utilizo una variedad de filtros y de aguas de manantial porque cada una tiene sus beneficios únicos. Siempre comienzo con agua de manantial que sea alcalina porque proporciona minerales en su forma natural. Para el agua que se bebe diariamente, yo utilizo agua embotellada de la marca Mountain Valley Spring, en botella de cristal, y la trato con mi máquina Vitalizer Plus, la cual la convierte en agua hexagonal. Entonces, añado dos onzas de agua Quanta a los dos litros de agua potable. El agua Quanta es excelente para hidratar y desintoxicar (ver el Apéndice A). Cuando voy al gimnasio, me llevo una botella de agua Penta. Ahora, me doy cuenta que muy pocas personas pueden hacer lo que yo hago, pero me preguntan con frecuencia qué tipo de agua tomo. Eso es lo que usualmente practico.

Cuando hago café, utilizo un filtro alcalino, porque el café es más ácido. En casa utilizo agua de inversión de ósmosis en mi máquina de hielo, y también tengo un filtro más grande fuera de la casa que filtra toda el agua que entra en casa. Le aliento a que examine los beneficios que tiene cada filtro, a que realice su propia investigación y decida lo que va a hacer, ¡y después hágalo! En mi opinión, no hay nada más importante para su salud que el agua.

Prueba de acidez

Si le gustaría saber lo ácido que es su cuerpo, compre cintas de pH en la farmacia. Recoja su primera orina de la mañana y moje uno de los papeles en ella. Le indicará el nivel de pH de su orina con un cambio de color. El cambio de color puede emparejarse con una escala numérica. Se incluye una tarjeta en el papel del pH que relaciona un color con un número de pH. ¡Eso es similar a verificar el pH de una piscina!

La mayoría de las personas obtendrá un resultado de la prueba de pH de alrededor del 5.0, lo cual significa que su cuerpo es muy ácido. Debería estar entre 7.0 y 7.5. El que el número sea muy cercano no cuenta. Aunque cinco es solamente dos puntos menos que siete, un pH de 5.0 es realmente cien veces más ácido que un pH de 7.0. Puede que necesite usted cierto tiempo para lograr ese pH, pero sea constante. Continúe bebiendo agua alcalina y comiendo alimentos alcalinos como frutas y vegetales, y tome suplementos de los cuales hablaremos más adelante en el libro. Tenga paciencia, y sepa que al implementar cada uno de estos pilares puede lograrlo.

Por tanto, ¿cuánto debería beber y cuándo? Mañana hablaremos de eso.

ELEMENTOS BÁSICOS PARA UNA VIDA SANA

PUNTOS PARA MEDITAR: *El agua filtrada es una de las mejores aguas para su cuerpo. A la hora de escoger un filtro, recuerde que los filtros de carbón son el tipo de filtro "de entrada" y los menos caros. El agua destilada y el agua por inversión de ósmosis son las aguas más pura. Sin embargo, son también las más ácidas. Opino que los filtros de agua alcalinos son los mejores tipos de filtros porque nuestro cuerpo se desarrolla mejor en un ambiente alcalino, el cual ayuda a nuestro sistema a funcionar a un nivel óptimo.*

PASO DE ACCIÓN: *Comience a buscar un sistema de filtro para su casa. Si su presupuesto es limitado, comience con un filtro de jarra o un filtro montado en el grifo.*

DÍA 7: Cuánto y cuándo beber

Una vez, cuando mi sobrina, Kennedy, que tenía tres años de edad en ese momento, estaba de visita en nuestra casa, observé lo mucho que le gustaba beber refrescos. Por tanto, fui a la tienda y compré algunas botellas pequeñas de agua pura de manantial. Le di una y, sorprendentemente, se la bebió hasta la última gota.

¿Cuánto debería beber?

Tome su peso en libras y divídalo entre dos. El resultado es la cantidad de onzas de agua que debería beber diariamente.

_____Peso ÷ 2 = _____ onzas al día

No mucho tiempo después, ella dijo: "Mami, mami, ¡más agua!". Mi hermana estaba sorprendida. "¿Pero cómo hiciste que se bebiera esa agua? Nunca le ha gustado el agua en nuestra casa". Yo sabía que mi hermana solo le daba agua del grifo en su casa.

La respuesta es que nuestros cuerpos anhelan agua pura y limpia; pero una de las preguntas más comunes que oigo es: "¿Cuánta agua debería beber?". Voy a darle la respuesta a esa pregunta. Para determinar la cantidad de agua que su cuerpo necesita, tome su peso corporal (en libras) y divídalo por dos. Esa cantidad refleja la cantidad de onzas de agua que usted necesita cada día.

Normalmente esa cantidad supone de dos a tres litros al día. Imagine un recipiente de cuatro litros de leche, lleno en tres cuartas partes. Si es usted una persona de estatura promedio, esa cantidad es aproximadamente el agua que su cuerpo necesita *diariamente*. Si pesa usted 120 libras, necesitará sesenta onzas de agua; si pesa 220 libras, necesitará 110 onzas. La mayoría de las personas no tienen idea de que necesiten tanta cantidad.

Pero no la consumirá toda en forma líquida. Simplemente al comer mucha fruta y verduras —tal como debería hacer— obtendrá un litro al día. Alimentos como los plátanos son agua en un 70 por ciento; las manzanas, en un 80 por ciento; los tomates y las sandías son agua en más de un 90 por ciento; y la lechuga es agua en un 95 por ciento. Si come una cantidad excesiva de fécula, como panes o pasteles, necesitará más agua, porque esos alimentos añaden poca agua a su cuerpo.

Café aprobado por el Dr. Colbert

Esta es una receta para un café saludable. Utilice filtros sin blanquear marrones, café orgánico, agua alcalina y edulcorante stevia en lugar de azúcar. Si necesita ponerle crema, utilice leche desnatada orgánica o leche de arroz, y nunca utilice una taza de poliestireno, como el estireno, considerado un posible carcinógeno para los seres humanos, que tiende a migrar a los alimentos y las bebidas con más frecuencia si está caliente.[1]

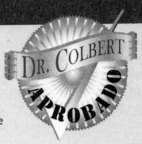

¿Es mala la cafeína?

Demasiado café, cola y té no son sustitutos del agua, pero recientes estudios también demuestran que la cafeína no es totalmente mala para usted. Previene la enfermedad de Parkinson y la cirrosis del hígado, y ayuda en la fertilidad masculina. También se ha demostrado que protege el cerebro, posiblemente de enfermedades como el Alzheimer.[2] Un estudio de Harvard demostró que el riesgo de desarrollar diabetes tipo 2 es menor entre quienes beben café regularmente.[3] El café también se relaciona con menores índices de suicidio, de cáncer de colon, de presión arterial alta en mujeres y con enfermedades de corazón.[4] El café tiene más de mil antioxidantes, lo que supone más antioxidantes que los que tiene el té verde. Es la principal fuente de antioxidantes en la dieta estadounidense.[5]

Las personas que beben café descafeinado también muestran un menor riesgo de padecer diabetes, aunque con la mitad de los beneficios de quienes beben café con cafeína.[6]

La clave, como con cualquier otra cosa, es la moderación. Una o dos tazas al día no le hará daño, y los estudios demuestran que probablemente le ayude; pero de tres a cuatro tazas puede que sea demasiado. Puede usted beber té frío durante todo el día y seguir estando ligeramente deshidratado, porque la cafeína es un diurético, lo cual significa que quita (o elimina) agua del cuerpo. Algunos individuos con arritmias de corazón, mastopatía fibroquística y migrañas probablemente deberían evitar todas las bebidas que contengan cafeína.[7]

Si no le gusta el café —y aun si le gusta—, debería beber té verde orgánico, bebida que ha sido una de las favoritas en Japón durante más de

mil años. Su actividad antioxidante es doscientas veces más potente que
la de la vitamina E y quinientas veces más potente que la de la vitamina
C. Esto disminuye el riesgo de cáncer. Beba de dos a tres tazas de té verde
orgánico al día. Si no le gusta el té verde, trate de tomar té regular. El hecho
es que el té puede ser beneficioso para su salud mental. Un estudio sobre la
depresión que realizó un grupo de investigadores finlandeses hallaron que
quienes no toman té tenían la tasa más alta de depresión. [8]

El clima importa

Si vive usted en un clima más cálido o más seco necesitará más agua.
Recientemente tuve un paciente que trabajaba al aire libre en el mantenimiento de céspedes en Florida. Él sudaba tanto que al escurrir su camiseta
se podrían llenar dos o tres tazas de sudor. Bebía de cuatro a cinco litros
de agua al día para mantener al día las necesidades de agua de su cuerpo.
La mayoría de nosotros perdemos aproximadamente medio litro de agua
por medio de la transpiración. Nuestros cuerpos también pierden agua
por medio de la exhalación (aproximadamente medio litro al día), y por
medio de la orina y la deposición (aproximadamente de medio a un litro al
día).[9] Dos medios litros hacen un litro; por tanto, nuestros cuerpos pierden
aproximadamente de litro y medio a dos litros al día. Sin embargo, esa no
es la razón de una sudoración excesiva.

Cuándo beber agua

La mayoría de las personas esperan a beber hasta tener sed o cuando
tienen la boca reseca. A esas alturas lo más probable es que ya esté ligeramente deshidratado. Una boca reseca es una de las últimas señales de
deshidratación.

Otras personas solamente beben durante las comidas: otro error. Cuando se bebe demasiado con una comida, quita el ácido clorhídrico, los jugos
digestivos y las enzimas que hay en su estómago e intestinos, lo cual retrasa
la digestión. Los fluidos, y las bebidas frías en particular, apagan el proceso
digestivo de modo muy similar a echar agua sobre una fogata.

Puede beber algo de agua con las comidas. Yo normalmente bebo
agua envasada a temperatura ambiente con una rodaja de limón o lima
exprimida o un té sin endulzar. Pero no se sobrepase. Las comidas no son

---

[8] Fuente: J. Hintikka, et., al., "Daily Tea Drinking Is Associated With a Low Level of Depressive Symptoms in the Finnish General Population," European Journal of Epidemiology 20, no. 4 (2005): 359-63.

el momento de obtener todos sus fluidos. Cíñase a beber de unos doce a veinticinco centilitros con una comida.

El siguiente es un horario típico para un sano consumo de agua:

Comience con un vaso de unos ocho a dieciséis onzas una hora antes del desayuno. Si normalmente toma jugo, café o té con el desayuno, no los elimine. El punto de este pilar de la salud no es quitarle la diversión a la vida. No querrá usted sentirse como un esclavo del agua, pero sí limite el café a una o dos tazas al día si puede. El té verde orgánico y el té negro orgánico tienen solamente una pequeña cantidad de cafeína: 30 y 50 mg por ocho onzas respectivamente. Por tanto, puede tomar unos cuantos vasos de té al día, aunque no debería hacerlo a avanzada hora de la tarde, porque puede interferir con el sueño.

Un par de horas después del desayuno, beba otro vaso de agua de ocho a dieciséis onzas. Cuando se acerque la hora del almuerzo, repita el calendario del desayuno. Si su objetivo es perder peso, beba más agua antes de las comidas para obtener un sentimiento de "estar lleno", lo cual disminuye su apetito.

> ### ¿Cuándo es un buen momento para beber agua?
>
> Las siguientes son algunas reglas generales sobre cuándo beber agua:
> - Beba de quince a treinta minutos antes de las comidas o dos horas después.
> - Beba solamente de unos doce a veinticinco centilitros de agua a temperatura ambiente en las comidas.
> - No beba mucha agua después de las 7:00 de la tarde, porque puede interferir en su sueño.

Dos horas después del almuerzo, beba otro vaso de agua de ocho a dieciséis onzas. Luego, treinta minutos antes de su cena, beba su siguiente vaso. Si la cena es la principal comida del día, trate de beber de dieciséis a veinticuatro onzas (o si el almuerzo es su principal comida, beba de dieciséis a veinticuatro onzas antes). Le pronostico que no comerá tanto.

Finalmente, dos horas después de la cena beba otro vaso de ocho onzas antes de irse a la cama, a menos que tenga hernia de hiato, reflujo gastroesofágico o próstata hipertrofiada. En esos casos, no beba nada más después de la cena.

¿Es posible beber demasiada agua? Sí. Existe una enfermedad siquiátrica denominada *polidipsia sicogénica*, la cual es beber cantidades excesivas de agua. Puede causar que los niveles de potasio y de electrolitos disminuyan peligrosamente.

El agua es el primer pilar y el más importante sobre el cual construir una vida sana. El siguiente pilar más importante es un buen descanso en la noche, lo cual presentaremos mañana.

Permita que termine está sección con una bendición que recomiendo y que puede ayudarle a bendecir su agua. Jesús bendecía los alimentos y le daba gracias a Dios Padre por ellos cuando estuvo en la tierra. Nosotros también deberíamos dar gracias a Dios por todo lo que comemos y bendecirlo de antemano.

Gracias por mi agua limpia y sanadora. Marcos 16:18 dice que si bebo alguna cosa mortífera no me hará daño. Por fe te doy gracias por limpiar esta agua de cualquier producto químico, bacteria, virus, parásito, etc., y por protegerme de modo sobrenatural de cualquier daño. Bendigo el agua según Éxodo 23:25, que dice que Dios bendecirá mi agua y quitará la enfermedad de en medio de mí.

Bebo esta agua con acción de gracias. Debido a que Dios me ama y desea que yo esté sano, recibo esta agua con gratitud y alegría a medida que llega hasta cada célula de mi cuerpo. Cuando bebo esta agua, mis células, tejidos y órganos son limpiados, fortalecidos y renovados como las águilas. Con valentía confieso que por sus llagas he sido sanado de _____ (mencione la enfermedad). *Me veo a mí mismo sano, y mantengo esta visión delante de mis ojos. Por el poder del nombre de Jesús, amén.*

ELEMENTOS BÁSICOS PARA UNA VIDA SANA

PUNTOS PARA MEDITAR: *No espere a tener sed para beber agua. Si espera a tener sed, habrá esperado demasiado tiempo. Posiblemente estará ya deshidratado. Beba al menos dos litros de agua limpia al día. Beba treinta minutos antes de las comidas o dos horas después. Intente no beber excesivas cantidades de agua después de las 7:00 de la tarde, pues podría interferir en su sueño.*

PASO DE ACCIÓN: *Use la fórmula de la página 34 para calcular qué cantidad debería beber basándose en su peso (en libras).*

PILAR 2

Sueño y descanso

DÍA 8: Reparar su cuerpo con sueño

Cada noche cuando el parque temático Walt Disney World cierra sus puertas y las multitudes regresan a sus casas, comienzan las horas más importantes del día de Disney. Las grandes luces se encienden, y grandes grupos de trabajadores reparan y limpian cada atracción, cada pasarela y cada mostrador. Cuando las puertas se abren a la mañana siguiente, los parques están completamente renovados; la basura del día anterior ya no está, y las montañas rusas vuelven a estar en condiciones óptimas.

Una cosa similar sucede cada noche en su cuerpo. Durante esas preciosas horas, su cuerpo se cierra y se repara a sí mismo. Su sistema inmunitario se recarga; sus principales órganos son restaurados; las células viejas son sustituidas por otras nuevas; su mente se relaja y ordena sus pensamientos, creando un estado mental sano.

Por eso este segundo pilar de la salud es el maravilloso, enriquecedor y restaurador sueño y descanso.

Al borde del colapso

¿Y si Walt Disney World permaneciese abierto toda la noche o permitiera entrar a la gente a las 3:00 de la madrugada, acortando así el tiempo para las reparaciones? El parque finalmente sería inseguro, antihigiénico y poco atractivo. Terminaría siendo una ruinosa sombra de sí mismo, inclinándose hacia el desastre financiero y, lo que es peor, causando heridas o muertes en las atracciones que no tuvieran un adecuado mantenimiento.

La falta de sueño es igualmente desastrosa para usted como individuo. Un buen descanso en la noche es gratis; un mal descanso en la noche es costoso, porque causa un grave efecto en su salud.

Pero al igual que muchos estadounidenses

> **¿Sabía que...?**
>
> Dormir lo suficiente le ayudará a aprender nuevas destrezas físicas. Los estudios han demostrado que el sueño construye la memoria de procedimiento. Lo que practica durante el día lo sigue aprendiendo mientras duerme.[1]

viven en un estado de deshidratación no reconocido, se calcula que de cincuenta a setenta millones también viven al borde del colapso mental y físico debido a la falta de sueño.[2] Los investigadores descubrieron que solamente en un año se recetaron aproximadamente cuarenta y dos millones de píldoras para dormir a estadounidenses adultos y niños.[3] Un estimado de sesenta millones de estadounidenses padecen de insomnio y otros desórdenes de sueño. Más de la mitad de los adultos estadounidenses padece de insomnio por lo menos un par de veces a la semana. Como resultado, más de cincuenta por ciento de la población estadounidense experimentará somnolencia durante el día.[4]

Lo mismo sucede en mi consulta. La principal queja que oigo de los pacientes que acuden a mi consulta es: "Estoy cansado". Se hunden en su silla, mirándome bajo el peso de la fatiga. ¡Yo temo despedir de mi consulta a algunos de ellos porque no parecen lo bastante despiertos para conducir de regreso a su casa!

Vivimos en un mundo donde ya no importan el día y la noche. Gracias a la tecnología moderna, podemos trabajar y jugar las veinticuatro horas del día; pero ese no es el modo en que nuestros cuerpos y mentes fueron diseñados para funcionar.

> ### Seguridad en el transporte y la falta de sueño
>
> Cuando el Exxon Valdez encalló en el año 1989, causando 1.85 mil millones de dólares en daños al medioambiente, el tercer oficial estaba al timón y había dormido solamente seis horas en las anteriores veinticuatro.[5] El accidente del vuelo coreano 801 en el año 1997 mató a doscientas veintiocho personas. El grabador de voz de la cabina captó al piloto diciendo las palabras:
> "… mucho… sueño" cuando se disponía para las maniobras de aterrizaje. La fatiga del piloto se consideró uno de los principales factores de esa tragedia.[6]

Dios nos dio una promesa de un descanso profundo y restaurador. El Salmo 127:2 (NVI) dice: "Dios concede el sueño a sus amados". A quienes están cansados, Él dice: "Vengan a mí todos ustedes que están cansados y agobiados, y yo les daré descanso" (Mateo 11:28, NVI).

El sueño y el descanso son tan importantes debido a lo que hacen por su salud.

1. *El sueño regula la liberación de importantes hormonas.* Cuando usted duerme, se secreta la hormona del crecimiento; eso hace que los niños crezcan, y regula la masa muscular y ayuda a controlar la grasa en los adultos. Cuando no duerme usted lo suficiente, la función de esa hormona se interrumpe. Quizá la falta de sueño sea, en parte, la culpable del hecho de que dos terceras partes

---

[4] Fuente: National Sleep Foundation, "2000 Omnibus Sleep in America Poll." 1522 K Street, NW, Suite 500, Washington, DC 2005.

de los estadounidenses tengan sobrepeso y obesidad. La leptina —otra hormona— se segrega durante el sueño y tiene una influencia directa sobre el apetito y el control del peso. Le dice al cuerpo cuándo está "lleno". Una persona que no tenga la cantidad suficiente de esta hormona reguladora con frecuencia tiene un apetito desenfrenado.

2. *El sueño retrasa el proceso de envejecimiento.* El término "descanso de belleza" es literalmente cierto. El sueño retrasa el proceso de envejecimiento, y algunos dicen que es uno de los "secretos" más importantes para prevenir las arrugas. Cuán bien duerma una persona es uno de los principales indicadores del tiempo que vivirá esa persona.

3. *El sueño estimula el sistema inmunológico.* Las personas que duermen nueve horas cada noche en lugar de siete tienen una actividad de "células asesinas" superior a la normal. Las células asesinas naturales destruyen virus, bacterias y células cancerígenas.

4. *El sueño mejora la función cerebral.* Un estudio demuestra que la falta de sueño durante periodos cortos puede disminuir la actividad cerebral relacionada con la vigilancia y la función cognitiva.[7]

5. *El sueño reduce los niveles de cortisol.* El estrés excesivo eleva los niveles de cortisol, lo cual interrumpe el equilibrio neurotransmisor en el cerebro, haciendo que sea usted más irritable y propenso a la depresión y la ansiedad y el insomnio. Los altos niveles de cortisol se asocian a muchas enfermedades, pero la cura está tan cerca como lo está su almohada. Una cantidad suficiente de sueño ayuda a reducir los niveles de cortisol.

Un buen sueño es uno de los mejores "principios de salud" que están a su disposición y, sin embargo, relativamente pocas personas duermen una cantidad adecuada de horas. Como sociedad, los estadounidenses están faltos de sueño crónicamente. La mitad sufren de insomnio al menos varias veces a la semana. Uno de cada seis afirma que el insomnio es un problema importante para él o ella. Por no dormir lo suficiente, degradan y hasta destruyen su salud.[8]

Qué sucede cuando no se duerme

La investigación médica es clara con respecto a lo que sucede cuando uno no duerme lo suficiente.

1. *Aumenta el riesgo de desarrollar diabetes tipo 2.* Un estudio publicado por la revista médica Lancet revelaba que hasta en individuos jóvenes y sanos, un déficit de sueño de tres a cuatro horas afecta al procesamiento de carbohidratos, conduciendo a algunas personas a un estado de pre-diabetes.[9]

> ### Mito del sueño: ¿HECHO o FICCIÓN?
>
> Uno puede "engañar" en cuanto a las horas de sueño que duerme.
>
> ❏ Hecho
>
> ❏ Ficción
>
> **Respuesta:** *Ficción. Los expertos en sueño dicen que la mayoría de los adultos necesitan entre siete y nueve horas de sueño cada noche para un óptimo rendimiento, salud y seguridad. Cuando no dormimos las horas adecuadas, acumulamos una deuda de sueño que puede ser difícil de "recuperar" si se vuelve demasiado grande. La resultante falta de sueño se ha relacionado con problemas de salud como la obesidad, la alta presión arterial, un humor y conducta negativos, una menor productividad y problemas de seguridad en el hogar, en el trabajo y en la carretera.[15]*

2. *Uno se vuelve torpe y "borracho de sueño".* La falta de sueño retarda su tiempo de reacción, acorta su capacidad de concentración y daña su memoria, su proceso de toma de decisiones y su coordinación. Las personas que pasan hasta diecinueve horas sin dormir obtienen peores resultados en pruebas de rendimiento y vigilancia que las personas con un nivel de alcohol en sangre de 0.08, nivel en que se está legalmente borracho.[10]

3. *Uno pone en riesgo su trabajo.* Según la Comisión Nacional de Trastornos del Sueño en los Institutos Nacionales de Salud en Bethesda, Maryland, la falta de sueño tiene un coste estimado de 150 mil millones de dólares al año en mayor estrés y menor productividad en el trabajo.[11]

Una tercera parte de los trabajadores adultos estadounidenses o bien faltaron al trabajo o bien cometieron errores en el trabajo en los tres últimos meses debido a la falta de sueño.[12] Nadie bebe mientras trabaja, pero muchas personas van al trabajo después de acudir a espectáculos hasta la madrugada o después de dormir poco, funcionando así como si estuvieran bebidos.

4. *Pone en peligro su vida y las vidas de otras personas.* La falta de sueño es responsable de al menos 100,000 accidentes y 1,500 muertes al año, según un informe del año 2002 de la National Highway Traffic Safety Administration [Administración de Seguridad del Tráfico en Autopistas Nacionales]. La mitad de los

estadounidenses admiten conducir mientras están somnolientos. Los estudios demuestran gran aumento en el número de accidentes causados por personas que se quedan dormidas al volante en mitad de la noche y menos aumentos en mitad de la tarde.[13]

5. *Se reduce el impulso sexual.* La falta de sueño eleva los niveles de cortisol, el cual bloquea la respuesta normal de los testículos a la testosterona y disminuye la producción de precursores hormonales de la testosterona. Esta es una de las razones por que los jóvenes que están en los campamentos militares en general tienen un menor impulso sexual, se crea o no.[14]

6. *Se da la invitación a las enfermedades.* Muchas enfermedades físicas están relacionadas con el insomnio, entre las cuales se incluyen: fatiga crónica, fibromialgia, síndrome de dolor crónico, enfermedades autoinmunes, hipertensión, obesidad, depresión y otras formas de enfermedad mental. Los adultos con enfermedades diagnosticadas como presión arterial alta, artritis, ardor de estómago y depresión dicen que rara vez duermen bien por la noche, demostrando una relación entre la falta de sueño y la enfermedad. Las personas con esas enfermedades tienen casi el doble de probabilidad de experimentar frecuente somnolencia durante el día que quienes no tienen esas enfermedades.[15]

7. *Uno pone en riesgo su matrimonio.* Los estudios demuestran mayores índices de divorcio entre personas que no duermen las horas suficientes.[16]

Dormir las cantidades adecuadas de horas es beneficioso para usted, y beneficia también a quienes le rodean. Las anotaciones para el próximo día le mostrarán las causas del insomnio, y después aprenderemos qué pasos puede usted dar para llegar a poder dormir bien cada noche.

ELEMENTOS BÁSICOS PARA UNA VIDA SANA

PUNTOS PARA MEDITAR: *Dormir bien en la noche restaura, repara y rejuvenece su cuerpo. El sueño es importante porque es vital para su sistema inmunológico y para su salud en general. El sueño también retrasa el proceso de envejecimiento. La falta de adecuado sueño aumenta el riesgo de desarrollar diabetes tipo 2 al igual que muchas otras enfermedades.*

PASO DE ACCIÓN: *Asegúrese de dormir al menos de siete a nueve horas esta noche.*

DÍA 9: Causas del insomnio

Una vez me produje una lesión en el hombro mientras levantaba pesas. Durante el día el dolor era molesto, pero podía pasarlo por alto. En la noche, el dolor llegó a ser mayor, porque cada vez que intentaba dormir finalmente me apoyaba sobre ese hombro y me despertaba. Así seguí durante meses, y me convertí en un insomne sin quererlo hasta que el hombro se curó. ¡Me sentía como un zombi andante!

Muchos de ustedes saben exactamente cómo me sentía yo. Todo el mundo quiere dormir bien, pero muchos de nosotros no podemos hacerlo, por razones que van desde situaciones problemáticas en la vida y problemas físicos hasta malos hábitos de alimentación. Si tiene usted dificultades para dormir, no está solo, y este pilar de la salud le ayudará a obtener las horas de sueño que necesita regularmente.

En primer lugar, veamos si alguno de los siguientes ladrones de sueño puede aplicarse a usted.

¿Sabía que...?

Los tres principales factores que roban el sueño a las mujeres son:

► El estrés relacionado con el trabajo o la familia
► Enfermedades como una alergia o un resfriado
► Colchones o almohadas incómodas1

¿Qué le está robando una buena noche de sueño?

Estrés y ansiedad. Con mucho, la principal causa de insomnio es el estrés. Las personas se quedan despiertas tratando de solucionar sus problemas, lamentándose por el pasado y preocupándose por el futuro.

Enfermedades físicas dolorosas. Artritis, dolor de espalda crónico, dolores de cabeza, enfermedad degenerativa de discos vertebrales, bursitis, tendinitis y virtualmente cualquier otra enfermedad dolorosa puede robarle el sueño a una persona de otra manera sana.

Cafeína. Muchas personas condenan su sueño por consumir cafeína en el café, en refrescos, en chocolate y en medicamentos para el dolor de cabeza que se obtienen sin receta, como el Excedrin. La cafeína aumenta las hormonas del estrés: adrenalina y cortisol. La cafeína puede permanecer en el cuerpo hasta veinte horas. Más del 80 por ciento de los estadounidenses consume cafeína regularmente, y el estadounidense promedio bebe

BEBIDAS QUE CONTIENEN CAFEÍNA[2]	
Cantidad y sustancia	Cantidad de cafeína
8 oz. (24 cl) de café preparado	135 mg
8 oz. (24 cl) de café instantáneo	95 mg
Café de Starbucks, grande 16 oz. (47 cl)	550 mg
12 oz. (35 cl) de Coca Cola	34.5 mg
12 oz. (35 cl) de Mountain Dew	55.5 mg
8 oz. (24 cl) de té negro	50 mg
8 oz. (24 cl) de té verde	30 mg
2 cápsulas de Excedrin	130 mg

unas tres tazas de café al día. Para algunas personas, esas es la receta para las noches en vela.

Cigarrillos y alcohol. La nicotina y el alcohol pueden interferir en el sueño. Algunas personas creen que el alcohol hace que uno se quede dormido pero, de hecho, el alcohol puede interrumpir las etapas del sueño, haciendo que tenga un sueño más ligero y que se despierte sintiéndose menos renovado. La nicotina de los cigarrillos es un estimulante que hace que se libere adrenalina, lo cual con frecuencia causa insomnio.

Medicinas. Los descongestionantes, los supresores de apetito, las medicinas para el asma (como la teofilina), la prednisona, las medicinas para la tiroides, la terapia hormonal sustitutiva, algunos analgésicos, algunas medicinas para la presión arterial alta y ciertos antidepresivos pueden causar insomnio.

Alimentos que causan insomnio. Muchas personas comen demasiado azúcar y alimentos muy procesados antes de acostarse, manteniendo su cita nocturna con un bol de helado, un pedazo de pastel o una bolsa de palomitas. Esos carbohidratos estimulan una excesiva liberación de insulina del páncreas. El resultado es una "subida de azúcar" de energía. Pero más tarde, normalmente en mitad de la noche, el azúcar en sangre llega a su "punto bajo", lo cual desencadena que las glándulas de la adrenalina produzcan más adrenalina y cortisol. De repente, usted se despierta y vuelve a tener hambre.

Las dietas bajas en carbohidratos. Estas dietas también pueden crear una reacción de poco azúcar en sangre, haciendo que se despierte en mitad de la noche. Aun cuando llene su estómago de alimentos saludables antes de irse a dormir, puede afectar a la calidad de su sueño. Cuando come demasiadas proteínas o come demasiado tarde, generalmente necesitará más horas de sueño, y es especialmente cierto cuando come demasiada carne. Por eso los animales, como los leones y los tigres, normalmente necesitan hasta veinte horas al día de sueño. Sus cuerpos tienen que digerir y asimilar todas las proteínas que hay en sus estómagos.

Ejercicio. Las personas que hacen ejercicio en las tres horas antes de irse a dormir elevan sus niveles de hormonas del estrés, lo cual puede interferir en el sueño.

Un colchón o almohada en mal estado. ¿Hay algo más frustrante que un colchón que esté demasiado hundido o que sea demasiado duro, o una almohada demasiado alta?

Un cónyuge que ronca. Mi vecina vino a visitarme un día y me dijo: "¡Por favor, dele algo a mi esposo para que deje de roncar! Ni siquiera puedo dormir en la misma cama con él. Ronca tanto que nuestros hijos que están en los otros cuartos se despiertan asustados en mitad de la noche". Muchas personas se sienten así de desesperadas. Un cónyuge que ronca destruye el sueño de muchas personas. Compartiré mis remedios para no roncar en una sección posterior.

Sofocos o calambres menstruales. Las mujeres de más de cincuenta años conocen la molestia de mantenerse despiertas debido a los sofocos y los sudores nocturnos. Otras mujeres tienen unos calambres tan fuertes que se convierten en insomnes cada mes cuando llega su periodo menstrual.

> ### Es un hecho
>
> Las personas que roncan hacen que sus cónyuges pierdan un promedio de cuarenta y nueve minutos de sueño cada noche.[3]

Inflamación de próstata. Algunos hombres de más de cincuenta años de edad se encuentran en un ir y venir al cuarto de baño cuando deberían estar dormidos.

Niños recién nacidos. A pesar de lo bienvenidos que son, los bebés pueden destruir las pautas del sueño. Las madres que dan el pecho a sus bebés saben cómo una activa rutina nocturna puede hacer sentirse su cerebro y cuerpo.

Ambiente. Los vecinos ruidosos y sus perros, las habitaciones demasiado calientes o demasiado frías, luces brillantes que traspasan la ventana de su dormitorio, o camiones, aviones o motocicletas que pasan pueden interrumpir los patrones del sueño.

Cada uno de esos ladrones del sueño es responsable de incontables horas de sueño perdido, productividad perdida, creatividad perdida y salud mental perdida. Hoy, identificamos los principales factores que le roban el sueño. Mañana, hablaremos acerca de cuántas horas de sueño necesita a medida que comencemos a construir patrones de sueño sobre este pilar de la salud.

ELEMENTOS BÁSICOS PARA UNA VIDA SANA

PUNTOS PARA MEDITAR: *El insomnio afecta a muchas personas, robándoles el sueño y, a la larga, la buena salud. Algunas causas de insomnio son el estrés, la ansiedad, la depresión, el dolor crónico, la cafeína y las medicinas. Tenga cuidado de no comer alimentos azucarados o muy procesados antes de irse a dormir, porque pueden causar bajo nivel de azúcar en sangre, lo cual hace difícil que pueda usted dormir.*

PASO DE ACCIÓN: *Descubra qué factores afectan a su sueño (estrés, dolor, cafeína, un cónyuge que ronca, un mal colchón o una mala almohada, un ambiente ruidoso, un dormitorio demasiado caluroso, etc.).*

DÍA 10: Qué cantidad de sueño realmente necesita

Cuando el presidente Clinton se presentó por primera vez como candidato a la presidencia, declaró que pasó sin dormir las últimas cuarenta y ocho horas de su campaña, debido a su pasión por convertirse en presidente.[1] Pero después, tras una serie de escándalos, Clinton cambió de idea con respecto a las horas de sueño. Dijo que cada error importante que había cometido en su vida fue debido a que estaba demasiado cansado. De hecho, la anterior consejera de la Casa Blanca, Beth Nolan, culpó a la falta de sueño de uno de los escándalos de la era Clinton. Ella le dijo al Congreso que había estado durmiendo dos horas la mayoría de las noches de aquella semana, al igual que el Presidente. "Si hubiera trabajado después de haber dormido más, y el Presidente hubiera trabajado después de haber dormido más... se habrían hecho más llamadas", dijo ella.[2]

La generación del Red Bull

Muchas personas en la vida cotidiana alardean de necesitar solamente cuatro o cinco horas de sueño en la noche. Normalmente son las mismas personas que toman bebidas energéticas, como Red Bull, y píldoras energéticas en el desayuno. Cualquiera que piense que le está sacando todo el jugo a la vida con solamente unas pocas horas de sueño se engaña a sí mismo. Por el contrario, significa que ha aprendido a funcionar a un nivel mucho más bajo de capacidad mental y física, sostenido artificialmente y temporalmente por las glándulas suprarrenales y la bebidas con cafeína que le gustan.

> **El Dr. Colbert dice...**
>
> ¡Duerma de siete a nueve horas cada noche!

La evidencia sugiere que un descanso y sueño inadecuados pueden acortar la vida de ocho a diez años, lo cual significa que usted puede ganarle al reloj ahora, pero que el reloj le ganará a usted más adelante.[3]

Un conocido ministro que es un buen amigo mío me dijo: "Antes de escuchar tu enseñanza sobre el sueño, yo pensaba que podía vivir con seis horas de sueño al día. Ahora me levanto temprano, miro mi reloj y pienso: *Umm, tengo que quedarme aquí tumbado otras dos horas.* Pero me siento más renovado, y mi mente tiene más claridad".

Muchos pacientes acuden a mi consulta quejándose de fatiga, y me dicen que duermen cada noche seis o siete horas. Yo les doy la analogía del teléfono móvil. Su teléfono no durará tanto tiempo si no lo recarga totalmente. Esas personas, al igual que sus aparatos, se quedan sin energía en mitad del día.

La mayoría de los adultos necesitan de siete a nueve horas de sueño sin interrupción cada noche. Los niños necesitan más: unas catorce horas al día.[4] Un niño de cinco años necesita doce horas al día. Para la mayoría de las personas, ocho horas es perfecto. Si duerme menos de eso se sentirá somnoliento en algún punto durante el día; si duerme más de eso, podrá sentirse extrañamente lento.

¿Duerme usted lo suficiente?

¿Cómo sabe si está durmiendo lo suficiente? La siguiente es una prueba rápida:

1. ¿Necesita despertador para despertarse en la mañana?
2. ¿Se siente somnoliento mientras conduce distancias cortas o mientras espera en los semáforos?
3. ¿Se queda sin energía en mitad del día?
4. ¿Se siente irritable y agitado? (¡Pida a su cónyuge que responda!)
5. ¿Tiene el sueño ligero y se despierta fácilmente con cualquier ruido?
6. ¿Es incapaz de sacar de su mente preocupaciones persistentes?

Si respondió "sí" a alguna de las preguntas, probablemente esté falto de sueño. Si aún no está seguro, intente sentarse en una silla cómoda en una habitación a media luz durante cinco minutos. Si no puede hacerlo sin quedarse dormido, es una señal de que necesita usted más horas de sueño.

Las etapas del sueño

Lo que importa no es solamente la duración del sueño, sino también la profundidad del sueño y el número de ciclos por los que usted pasa. Un sueño normal se produce en ciclos, y la mayoría de las personas experimentan de cinco a seis ciclos de sueño durante una noche normal. Cada ciclo dura de sesenta a noventa minutos y tiene dos partes. La primera parte se divide en cuatro etapas, siendo las etapas tres y cuatro la parte más descansada del sueño.[5]

La segunda parte del ciclo es la fase de movimiento rápido de los ojos (REM), que es cuando se sueña. Normalmente, durante el primer ciclo de noventa minutos se pasan solamente unos cuantos minutos en sueño REM;

pero con cada ciclo sucesivo de noventa minutos, se pasa menos tiempo en la primera parte del ciclo y más tiempo en la segunda, de modo que antes de despertarse en la mañana, el sueño REM ocupa una parte importante del ciclo.[7]

¿Sabía que...?

Al dormir menos, aumentan sus probabilidades de sufrir un ataque al corazón, un derrame, diabetes, aumento de peso y envejecimiento prematuro.[6]

Aunque un 25 por ciento de sus sueños se producen en el sueño no-REM, es más probable que tenga un vívido recuerdo de sus sueños si se despierta durante la etapa REM.

El dormir y los sueños juegan un importante papel en su salud mental. El sueño REM es responsable de la consolidación de la memoria. Durante las horas de sueño nuestros cerebros toman diferentes recuerdos y examinan cuán bien encajan o no encajan. Los sueños sirven para sacar misteriosas imágenes del alma inconsciente a la conciencia, donde podemos tenerlos delante de nosotros, examinarlos, diseccionarlos y obtener significado de ellos. Esas imágenes a menudo reflejan asuntos que tenemos que abordar a fin de estar totalmente sanos. Hay muchos ejemplos bíblicos del modo en que Dios utilizó sueños para que personas fueran conscientes de importantes asuntos en su mundo y para ayudarlos a preparar soluciones para desafíos futuros. Hoy día los sueños pueden tener el mismo propósito para nosotros. Nos conectan con nuestra inteligencia interior, nuestro verdadero yo, nuestra alma. Son imágenes que tienen la capacidad de producir bienestar y sanidad.

¿Cómo obtiene la cantidad correcta de sueño? Mañana planificaremos su noche de sueño perfecta pero, por ahora, que tenga felices sueños.

Sueño interrumpido

Las personas de mediana edad y ancianas tienden a pasar menos tiempo en el sueño más profundo que las personas más jóvenes. Los ancianos generalmente secretan menos cantidades de ciertos productos químicos que regulan el ciclo del sueño. Tanto la producción de melatonina como de la hormona del crecimiento disminuye con la edad. Para las personas ancianas, el sueño se vuelve más ligero, fragmentado y variable en duración. Los ancianos se despiertan con más frecuencia que los adultos jóvenes.[8]

ELEMENTOS BÁSICOS PARA UNA VIDA SANA

PUNTOS PARA MEDITAR: *Como nación, nos hemos hecho demasiado dependientes de las bebidas energéticas y los medicamentos para mantenernos despiertos por más tiempo. Necesitamos entender que cuando le robamos al cuerpo el sueño que necesita, finalmente podemos sufrir las consecuencias en nuestra salud. Hay etapas en nuestro ciclo de sueño, siendo las etapas tres y cuatro la parte más descansada del sueño. Los sueños son importantes para restaurar la mente.*

PASO DE ACCIÓN: *Durante los próximos siete días tome nota de su patrón de sueño utilizando el diario de sueño de la página siguiente.*

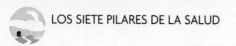

MI DIARIO DE SUEÑO

Escriba la hora en que se acostó, la hora en que se levantó, cuántas horas durmió y cómo se sintió al despertarse. En la columna de notas escriba cualquier cosa que podría ayudarle a descubrir un patrón de buen o mal sueño, como por ejemplo lo que comió, cualquier dolor físico, etc.

Día	Hora de acostarme	Hora de despertarme	Núm. de horas dormidas	Me sentí…	Notas
SAB.					
VIE.					
JUE.					
MIE.					
MAR.					
LUN.					
DOM.					

DÍA 11: Cómo planear su noche perfecta de sueño

Hemos visto lo que puede robarle una buena noche de sueño. También hemos aprendido que dormir la cantidad adecuada de horas es vital para un rendimiento óptimo diariamente. Ahora veamos cómo es su noche de sueño ideal y la preparación para el sueño, comenzando en la tarde.

Prepararse para la noche

La preparación para dormir en la noche comienza durante el día. Realice algún tipo de ejercicio aeróbico, como un paseo enérgico, a mediodía o al principio de la tarde. El ejercicio diario es una de las mejores maneras de mejorar la calidad de su sueño porque le ayuda a quedarse dormido con más rapidez y a dormir más tiempo. Las personas que hacen ejercicio pasan una mayor cantidad de tiempo en las etapas tres y cuatro del sueño, que son las etapas más restauradoras y reparadoras del sueño.

Pero no se sobrepase y acelere su cuerpo con ejercicio en las tres horas antes de irse a la cama, pues acalora su cuerpo y eleva las hormonas del estrés. No hace mucho tiempo me di una sauna demasiado cerca de la hora de acostarme, y tenía tanto calor que no pude dormir bien. ¡Qué error!

Cene de manera no muy abundante, pero sana, cuatro horas *antes* de irse a la cama. Puede comer un ligero aperitivo en la noche, aún mejor es un aperitivo que esté correctamente equilibrado con proteínas, carbohidratos y grasas, pues le ayudará a estabilizar el nivel de azúcar en sangre a lo largo de las horas de la noche. Algunas personas pueden tomar cafeína; otras no. Si está usted en la segunda categoría, entonces deje de beber o de comer productos con cafeína desde el mediodía.

Cuando se pone el sol, su cuerpo se relajará de manera natural. Está usted diseñado hormonalmente para estar en sincronismo con los ciclos de la naturaleza. Cuando la luz pierde intensidad, la hormona melatonina es segregada a su flujo sanguíneo, haciendo que tenga usted sueño. La cantidad de melatonina que su cuerpo produce se ve afectada por la cantidad de luz que llega a sus ojos. Por eso está usted más despierto y energético en los días soleados y más aletargado en los días nublados; también por eso algunas personas pueden trabajar toda la noche ante una computadora o pantalla de televisión, porque están dando luz a sus ojos.

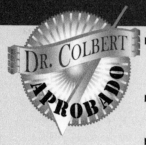

Aperitivos en la noche aprobados por el Dr. Colbert

▶ Una pieza de fruta, como una manzana pequeña, una toronja, unos cien gramos de bayas o kiwi con un puñado de frutos secos (nueces, almendras o pacanas)

▶ Una ración de galletas integrales y bajas en grasa o un pedazo de pan integral con una cucharadita de mantequilla de maní orgánica o dos onzas de pavo

▶ Media taza de leche desnatada orgánica o queso cottage bajo en grasa, o un yogurt sin azúcar (si no es sensible a los lácteos) y añada frutas

▶ Un pequeño tazón de cereales integrales (una media taza) con leche desnatada orgánica

Siga la señal de su cuerpo. Apague las luces. La luz trastorna nuestra respuesta hormonal en la noche. Yo les digo a los pacientes que compren reguladores de intensidad de luz a fin de que puedan amortiguar la luz. Si tiene usted dinero y tiempo, vaya a que le den un masaje al final de la tarde. Si no tiene el dinero pero tiene usted un cónyuge, intercambien masajes entre los dos. Si no tiene usted cónyuge, compre una máquina de masajes de mano en una tienda.

Acorrale sus pensamientos

No vea una película de mucha acción, ni aún el programa nocturno de noticias locales, los cuales tienden a reproducir nuevas historias violentas. Vea algo que calme, ponga su música tranquila favorita, o quizá vea un programa de televisión o una película divertida, ya que la risa le ayuda a relajarse. Tome una ducha o un baño caliente, añadiendo al agua sales o aceite de lavanda (la sal Epsom tiene magnesio, el cual relaja el cuerpo). Haga que participen todos sus sentidos. Regule las luces, escuche música y relájese.

En el otoño, yo rompo todas esas reglas una vez a la semana debido a una tradición deportiva que no puedo abandonar: el fútbol las noches de los lunes. Sin arrepentirme, veo el partido y me emociono mucho, y mi sueño se ve trastocado esa noche, en especial cuando el partido tiene prórroga. Para mí vale la pena, y normalmente me recupero bien porque duermo adecuadamente las otras seis noches de la semana. Pero como médico, no recomiendo engancharse a hábitos que interfieran en el sueño.

A medida que transcurre la tarde y su mente piensa en los eventos del día, no permita que la ansiedad le haga descarrillar de su objetivo. Cambie el canal de la "preocupación" y vaya al canal de "apreciación y alabanza". Haga una lista de cosas por las cuales está agradecido, y luego medite en ellas.

Una mujer a la que traté había pasado por un divorcio y había desarrollado un grave problema de sueño. Se despertaba a las 2:00 o las 3:00 de la madrugada, y se quedaba en la cama y recalentaba en su mente la relación fallida: cada detalle, lo que ella hizo, lo que él hizo, lo que ella debería y no debería haber hecho. No era capaz de entender por qué él la había abandonado. Ella quería tener un sentimiento de paz, pero su mente no le dejaba dormir.

> ### ¿Sabía que...?
>
> Antes de que Thomas Edison inventara la bombilla en el año 1879, los estadounidenses dormían un promedio de diez horas diarias.[1]

Mary y yo tuvimos que enseñar a aquella mujer divorciada cómo cambiar sus pensamientos. Yo le di una receta: leer la Biblia. Le hice escribir promesas de la Biblia y ponerlas al lado de su cama. Antes de irse a dormir, ella las leía y ponía los problemas en manos de Dios. Le hice memorizar versículos de la Biblia, a fin de que cuando se despertara no tuviera que encender la luz —lo cual estimularía su mente— sino que pudiera citar la Biblia de memoria. En lugar de enfocarse en sus problemas, le hice acorralar sus pensamientos y enfocarse en la Palabra de Dios, que es la respuesta. Le hice meditar en 1 Corintios 13:4-8, que es el camino del amor. Le daré más consejos sobre cómo manejar el estrés y la ansiedad en el Pilar 7: "Cómo manejar el estrés".

Cuándo irse a la cama

Según mi opinión, dormir antes de la medianoche es mejor que dormir después de la medianoche. Si no puede usted soportar la idea de irse a la cama tan "temprano", recuerde que su salud misma está en juego. Entre un noventa a un noventa y cinco por ciento de sus 60 a 100 trillones de células son sustituidas cada año, y gran parte de ese proceso se produce cuando se duerme temprano en la noche. No solamente eso, sino que mientras usted duerme su cuerpo se rejuvenece.[2] El sueño y el agua son los dos mejores secretos contra la ansiedad que he descubierto. Si valora usted su aspecto y la duración de su vida, irse a la cama a las 10:00 de la noche no será difícil. Para muchos pacientes con enfermedades crónicas, la recomendación más importante que podría darles es que se vayan a la cama a las nueve de la

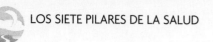

noche y duerman por lo menos ocho horas. Dios nos diseñó para que durmiésemos cuando estuviese oscuro y nos despertásemos cuando saliera el sol.

ELEMENTOS BÁSICOS PARA UNA VIDA SANA

PUNTOS PARA MEDITAR: *Mantener un ritual al irse a la cama es esencial para una buena noche de sueño para niños y adultos. Hacer ejercicio es una manera de mejorar la calidad de su sueño; sin embargo, hacer ejercicio en las tres horas anteriores al sueño puede interferir en el sueño, porque el ejercicio eleva los niveles de hormonas del estrés. Coma un ligero aperitivo en la noche. (Vea la lista sugerida en la página 56). Acorrale sus pensamientos, y tómese tiempo para relajarse.*

PASO DE ACCIÓN: *Haga una lista de apreciación, y recítela cuando tenga problemas para quedarse dormido. (Vea la lista de apreciación de la página siguiente).*

Lista de apreciación

1. Antes de levantarse en la mañana, comience cada día diciendo: "Hoy es el mejor día del resto de mi vida. Escojo ser feliz y disfrutar de este día".

2. Haga una lista de cosas por las cuales esté agradecido. Incluya:

   a. Su ser físico: vista, oído, gusto, olfato, capacidad de tocar, capacidad de caminar. Sea agradecido por tener el uso de sus dedos, sus manos, sus brazos, sus piernas, etc.

   b. Comodidades actuales: un auto, agua caliente, aire acondicionado/ calefacción, una computadora, teléfono, etc.

   c. Las necesidades diarias: alimentos, un trabajo, agua, vivienda, etc.

   d. Personas: cónyuge, hijos, familiares, compañeros de trabajo, etc. (¡incluso sus mascotas!).

   e. Naturaleza: flores, tiempo, aire puro, o cualquier cosa en la naturaleza que le haga estar agradecido de estar vivo.

3. Repase la lista diariamente.

4. Recítela en voz alta con frecuencia.

5. Actualice la lista periódicamente.

ESTOY AGRADECIDO POR:

DÍA 12: Su dormitorio: ¿unidad de almacenamiento o refugio para dormir?

Cuando entra usted en su dormitorio debería parecer un atractivo lugar de descanso, y no una unidad de almacenamiento. Algunas mujeres usan sus dormitorios para todos sus proyectos, rodeando la cama de montones de revistas, objetos de costura, mantas a medio terminar, libros y fotografías familiares que esperan ser metidas en el álbum. Luego cubren la cama con la colada que hicieron anteriormente y la ropa que pensaron ponerse aquella mañana. Esa escena causa estrés producido por el desorden. Si se pregunta por qué usted y su esposo comienzan a discutir en cuanto entran en su dormitorio, quizá se deba al desorden que asalta sus ojos.

Los hombres son iguales. Algunos hombres transforman su dormitorio en su oficina en casa o su sala de videojuegos. Visiblemente en el rincón hay un escritorio para computadora, una zumbante CPU, montones de recibos e importantes documentos. No es de extrañar que cuando entra usted en el cuarto, su mente se vea en conflicto: "¿Es aquí donde duermo, donde trabajo o donde juego?". Todo ese estrés llega a usted precisamente en el momento inadecuado.

Haga de su dormitorio un refugio para dormir y relajarse. Tenga algunas reglas: nada de comidas, nada de computadoras, nada de luces llamativas en el reloj, y ningún televisor, si puede soportarlo. Nada de estudio, ningún proyecto de costura, ningún montón de ropa lavada esperando a ser doblada y guardada, ningún montón de cosas que amontonó allí cuando la vecina le hizo una visita. La lectura por placer es aceptable, y la televisión es tolerable, siempre que les ayude a usted y su cónyuge a llegar a un estado mental de somnolencia. Su dormitorio debería decir una sola cosa: ¡dormir!

Preparar el escenario para dormir

Su cama debería ser más cómoda que su sofá. Después de todo, no pasa usted ocho horas al día en el sofá, pero sí que lo hace sobre su colchón. Una de las mejores inversiones que puede usted hacer para su salud es un colchón del que disfrute plenamente y en el que desee tumbarse. Lo mismo se aplica a su almohada. Trate esas dos cosas como una fuente secreta de felicidad, que anticipa usted cada día.

Un colchón que sea demasiado firme no permite adecuadamente la correcta alineación de la espina dorsal. Un colchón que sea demasiado blando hará que la espalda se curve y puede causar dolor de espalda. Cuando compre un colchón, no se limite a tumbarse de espalda; túmbese también de lado y boca abajo. Tumbado de espalda, deslice su mano, con la palma hacia abajo, entre el colchón y la parte baja de su espalda. Si puede meter su mano entera entre su espalda y el colchón, éste es demasiado duro. Si mientras está tumbado boca arriba sobre la cama la base de la espina dorsal está por debajo de sus talones, el colchón es demasiado blando.

Si su almohada es demasiado dura, demasiado blanda, demasiado larga o demasiado corta, la calidad de su sueño puede sufrir. Elija la almohada adecuada para usted. Una almohada debería ser lo bastante blanda para adecuarse a los contornos de su cabeza y su cuello, pero también lo bastante gruesa para mantener la cabeza y el cuello en una posición neutral.

El cuarto debería estar tan oscuro como pueda usted conseguir razonablemente. No tenga lamparillas, y no permite que las luces exteriores de las farolas pasen por la ventana. Cierre las cortinas, o ponga una persiana si lo necesita. Si normalmente le despiertan las sirenas, las alarmas de autos, los claxon, el ruido de las motocicletas, de los aviones, los coyotes —cualquier emisor de ruidos que haya en su zona durante la noche— invierta en ventanas de doble acristalamiento o quizá un buen par de tapones para los oídos. O puede comprar un generador de sonido que haga sonidos de cataratas o de lluvia. Si tiene tendencia a recibir llamadas que no desea, active el bloqueo de llamadas en su teléfono o manténgalo descolgado.

> **Mito del sueño:**
> **¿HECHO o FICCIÓN?**
>
> Un estudio de la Clínica Mayo en el año 1999 sobre trastornos del sueño descubrió que cuando un cónyuge ronca, la otra persona se despierta veinte veces por hora, aunque solo sea por un instante. Es un hecho.[1]

Anteriormente mencioné que algunas personas se despiertan porque su nivel de azúcar en sangre desciende. Coma algunos de los aperitivos mencionados en las notas del día anterior, pues eso equilibrará su nivel de azúcar en sangre para la noche.

El dormitorio debería estar a temperatura cómoda, normalmente entre 70 y 75 grados Fahrenheit (21 y 24 grados Celsius). A algunas personas les gusta tener abiertas las ventanas, en especial si viven en las montañas o en la playa, y dejar que entre aire fresco mientras se acurrucan debajo de cálidas mantas. A otras personas les gusta una temperatura ambiental más cálida,

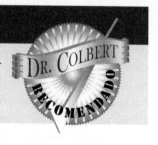

Recomendado por el Dr. Colbert

El tipo de colchón que tengo y que ha ayudado a muchos de mis pacientes con dolor de espalda crónico es un colchón con un relieve acojinado que alivia la tensión.

y otras prefieren el sentimiento de un ventilador de techo, el cual mejora el flujo de aire. Descubra lo que mejor funcione para usted y para su cónyuge, y quédese con ello.

¿Sabía que...?

Existe un procedimiento relativamente nuevo que utiliza ondas de radio para ayudar a encoger la úvula y el velo del paladar. La Food and Drug Administration de los Estados Unidos ha aprobado un tratamiento para los ronquidos que usa ondas de radio para encoger el tejido en los conductos de aire y eliminar los ronquidos. El procedimiento se denomina *reducción volumétrica de tejido del paladar por radiofrecuencia*. El tratamiento por radiofrecuencia implica perforar la lengua, la garganta o el velo del paladar con una aguja especial (electrodo) conectada a un generador de radiofrecuencia. El tejido interno entonces se calienta de 158 a 176 grados en un procedimiento que dura aproximadamente media hora. Los tejidos internos se encogen, pero los tejidos externos, que pueden contener cosas como las papilas gustativas, quedan intactos. Pueden necesitarse varios tratamientos.[2]

La maldición de un cónyuge que ronca

Muchos de mis pacientes se quejan del problema de ronquido de su cónyuge. Para ellos es una molestia, pero los ronquidos pueden en realidad ser un signo de apnea de sueño. Si su cónyuge ronca, asegúrese de que se haga una revisión médica.

¿Por qué roncan las personas? Con frecuencia tienen diferencias anatómicas, como un conducto nasal obstruido, una elongación de la úvula (el tejido blando que cuelga en la parte de atrás de la garganta), o un velo del paladar combado. Unas anginas o vegetaciones grandes también pueden causar el ronquido, al igual que puede hacerlo un mal tono muscular en la lengua y la garganta. La mayoría de las personas que roncan tienden a tener sobrepeso. Normalmente tienen un mayor contorno alrededor de su cuello y un mal tono muscular de su lengua y su garganta. Simplemente perder peso y hacer ejercicio puede ser la mejor cura para los ronquidos. Una pérdida de peso de solamente cuatro a seis kilos puede marcar una gran diferencia.

También se puede ayudar a no roncar si la persona evita el uso de alcohol, relajantes musculares, tranquilizantes o medicamentos para dormir, pues todos ellos tienden a relajar los músculos de la garganta y pueden empeorar los ronquidos. Las personas que roncan y que tienen congestión nasal podrían probar un producto como las tiras Breathe Right.

Cambiar de posición mientras se duerme también puede ayudar. Las personas que duermen de lado o boca abajo roncan menos. También hay aparatos dentales y "alarmas de ronquido" que pueden ayudar. Mientras tanto, si es usted la persona que sufre los ronquidos, use tapones o un generador de sonido que produzca sonidos uniformes, o haga que su cónyuge pruebe un spray antironquidos como Snore Eze.

Debería usted dormir profundamente y despertarse al amanecer.

Algo que a mí me gusta hacer es meditar en 1 Corintios 13:4-8, Salmo 23. Y traigo a la memoria Isaías 26:3, que dice: "Tú guardarás en perfecta paz a aquel cuyo pensamiento en ti persevera, porque en ti ha confiado".

Cada una de estas sugerencias para su rutina del sueño aumentará la probabilidad de que duerma usted profundamente toda la noche.

ELEMENTOS BÁSICOS PARA UNA VIDA SANA

PUNTOS PARA MEDITAR: *Su dormitorio es un lugar para retirarse, relajarse, revivir y rejuvenecer. Para un ambiente que conduzca más al sueño, intente lo siguiente: mantenga la habitación oscura, filtre los ruidos, tenga un buen colchón y una buena almohada, y asegúrese de que la temperatura del cuarto sea cómoda. Leer por placer o ver la televisión es aceptable, siempre que le ayuden (y también a su cónyuge) a relajarse y a no añadir estrés.*

PASO DE ACCIÓN: *Elimine la luz que traspase la ventana de su dormitorio, y mantenga el cuarto oscuro. Instale cortinas opacas o persianas verticales.*

DÍA 13: Ayudas para dormir

Yo tuve un importante problema para dormir hace unos años cuando mi hijo se mostraba rebelde y atravesábamos por presiones económicas. Me tumbaba en la cama en la noche y me preguntaba: *¿Y si sucede esto? ¿Y si sucede aquello?* Hice una combinación de cosas: tomé 5-HTP y L-theanina, medité en la Palabra de Dios y confié en Él. "Tú guardarás en completa paz" se hizo muy real para mí. Comía también un pequeño aperitivo en la noche a fin de que mi nivel de azúcar en sangre no descendiera demasiado.

Diez millones de personas toman medicamentos recetados para dormir,[1] pero la mejor ayuda para poder dormir es la Palabra de Dios. No quiero decir que la Palabra de Dios sea tan aburrida que hace caer dormido; por el contrario, pone todas las cosas en perspectiva y ofrece perfecta paz. Ninguna otra cosa puede hacer nada parecido. Se ahorrarían miles de millones de dólares si las personas dejaran de tomar tanto medicamentos para dormir con o sin receta médica y simplemente meditar en la Palabra de Dios.

Ayudas para dormir aceptables

En general, los medicamentos para dormir deben evitarse. La mayoría de ellos son adictivos e interrumpen los ciclos naturales del sueño; pero a veces las ayudas para dormir naturales pueden darnos el pequeño empujón que necesitamos en momentos de crisis o mientras viajamos y esperamos a que nuestros cuerpos se ajusten a una nueva zona horaria. Algunas ayudas para dormir naturales han demostrado ser beneficiosas para quedarse dormido con más rapidez y para lograr un estado de sueño más reparador.

Valeriana

La valeriana es una hierba que se ha utilizado durante siglos en Europa para dormir. Varios estudios clínicos han demostrado la capacidad de la valeriana para aliviar el insomnio. En un estudio (en que ni analizadores ni sujetos conocían las características) a veinte pacientes con insomnio, estos recibieron una combinación de valeriana (160 mg) y de *Melissa officinalis* (bálsamo de limón, 80 mg), o benzodiazepine (triazolam, 0.125 mg), o un placebo. El grupo que recibió la valeriana y la *Melissa officinalis* tuvo una respuesta comparable al del medicamento para dormir, pero no sufrió

Aprobado por el Dr. Colbert

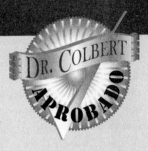

Si tiene problemas para quedarse dormido, pruebe a beber una taza de té Celestial Seasonings Sleepytime Extra Wellness Tea o Yogi Bedtime Tea una o dos horas antes de irse a dormir. Todas son hierbas naturales y sin cafeína. El Sleepytime Tea contiene camomila, tilia estella y 25 mg de valeriana. El Yogi Bedtime Tea contiene hoja de skullcap orgánico. Sin embargo, no se lo dé a beber a niños. Si está usted embarazada, si amamanta o toma medicamentos, consulte con su médico antes de beber la infusión.

somnolencia durante el día.[2] En general, los estudios clínicos con extracto de valeriana sugieren que el ligero efecto inductor al sueño de la valeriana disminuye el tiempo que se necesita para quedarse dormido y mejora la calidad del sueño.[3]

La valeriana puede combinarse con otras hierbas, como el bálsamo de limón y la flor de la pasión, para potenciar su efecto. Se puede tomar como tintura, infusión o extracto fluido pero, sin embargo, el sabor no es nada agradable. Por tanto, recomiendo un extracto de valeriana en cápsulas de 150 a 300 mg tomadas una hora antes de irse a dormir. (Ver el Apéndice A: Productos recomendados para ayudar a dormir.)

5-HTP

El cuerpo fabrica serotonina del aminoácido esencial L-tryptophan. Este aminoácido se convierte en 5-hydroxytryptophan (5-HTP). Los individuos que crónicamente están estresados, ansiosos y deprimidos normalmente están bajos de serotonina. Esos mismos individuos normalmente sufren de insomnio. Un suplemento con 5-HTP es muy eficaz a la hora de elevar los niveles de serotonina, lo cual ayuda a aliviar algunos de esos síntomas y también a mejorar el sueño. La dosis normal de 5-HTP es de 150 a 300 mg tomados con la cena o antes de irse a dormir. Si está tomando antidepresivos recetados, *consulte a su médico antes* de comenzar a tomar suplementos de 5-HTP. No confunda el 5-HTP con L-tryptophan. En 1989 el FDA (organismo de atención al consumidor) retiró del mercado nacionalmente todos los suplementos alimenticios sin receta que contenían 100 mg o más de L-tryptophan.[4] En marzo de 1990, el FDA prohibió por completo la venta al público de L-tryptophan, pero ahora está de nuevo en el mercado como medicamento con receta, y no como un suplemento alimentario sin receta.[5]

Hay una prueba de laboratorio bastante nueva que es capaz de comprobar los niveles de neurotransmisores. Esto es particularmente importante para pacientes con insomnio para ver qué neurotransmisores están desequilibrados. Al aplicar esa terapia, utilizo luego la terapia con aminoácidos para restablecer los neurotransmisores.

Calcio y magnesio

Para quienes sufren de insomnio, una ingesta inadecuada de calcio y magnesio puede hacer que se despierten después de unas pocas horas y no puedan volver a dormirse.[6]

El calcio es importante en muchos procesos del cuerpo, como la contracción de los músculos, la liberación de neurotransmisores que pueden apoyar el sueño, y la regulación del latido del corazón. Bajos niveles de magnesio pueden conducir a síntomas de fatiga, confusión mental, irritabilidad, debilidad, problemas de corazón, problemas en la conducción nerviosa y en la contracción muscular, calambres musculares, *insomnio* y predisposición al estrés. Grandes cantidades solamente de calcio pueden disminuir la absorción del magnesio; sin embargo, el calcio y el magnesio trabajan juntos para proporcionar una contracción y relajación normal de los músculos.[7]

Existen suplementos de calcio y magnesio en forma de polvo y que puede usted añadir a una taza de té. Se pueden conseguir en la mayoría de las tiendas de alimentos naturales.

Tomar calcio y magnesio antes de irse a dormir puede ayudarle a dormir mejor.[8]

L-theanine

El L-theanine es otro aminoácido que comúnmente se encuentra de modo natural en la planta de té verde (*Camelia sinensis*), y se cree que contribuye al sabor único del té verde. Los estudios han demostrado que además de sus propiedades para añadir sabor, el L-theanine también tiene un efecto relajante. El L-theanine no contiene cafeína, y en realidad ayuda a prevenir los efectos secundarios de la cafeína.[9]

Se ha demostrado que el L-theanina disminuye el estrés, fomenta la relajación, clama el nerviosismo y disminuye la inquietud, posiblemente mediante sus efectos sobre la serotonina, dopamina y otros neurotransmisores.[10]

Se cree que después de ser absorbido en el intestino grueso, el L-theanina estimula la generación de ondas alfa en el cerebro. Las ondas alfa se relacionan con un estado de calma y relajación. El L-theanina reduce el estrés, fomenta la relajación sin producir somnolencia, alivia el nerviosismo debido al exceso de trabajo y la fatiga diarios, y reduce la irritabilidad nerviosa.[11]

Yo lo he utilizado mucho y con un importante éxito en el tratamiento a niños hiperactivos o con trastorno de déficit de atención y a adultos estresados. También he descubierto que ayuda a muchas personas que sufren insomnio. Es capaz de cruzar la barrera sangre-cerebro en el cerebro y apoyar la actividad de ciertos neurotransmisores en el cerebro. También trabaja para ayudarle a relajarse en la noche, pero sin embargo no causa somnolencia durante el día. Yo normalmente recomiendo de 100 a 200 mg de L-theanina antes de irse a la cama. (Ver Apéndice A.)

Melatonina

La melatonina es una hormona fabricada a partir de serotonina y secretada por la glándula pineal, que es una glándula del tamaño de un guisante que está en la base del cerebro. A medida que la persona envejece, a veces la glándula pineal se calcifica, afectando a los niveles de melatonina.

El suplemento con melatonina solamente le ayudará a quedarse dormido si los niveles de melatonina son bajos. Si se da melatonina a pacientes con insomnio que tienen niveles normales de melatonina, esta no producirá un efecto sedante. Sin embargo, los bajos niveles de melatonina son una causa común de insomnio en las personas ancianas. (Ver Apéndice A.)

Aunque la luz (o la falta de ella) afecta a la producción de melatonina, hay también otros factores que pueden jugar un papel en su producción. Comience con 1 mg, tomado dos horas antes (o menos) de irse a la cama. Hágalo solo ocasionalmente, y no se lo dé a niños.[12]

Cuando yo viajo mucho, en especial cruzando zonas horarias, puede que necesite ayuda para dormir. Me pongo debajo de la lengua 1 o 2 mg de melatonina, y funciona estupendamente para mí. Los suplementos con melatonina están disponibles sin receta.

> **¿Sabía que...?**
>
> La luz retarda la producción de melatonina, razón por la cual está usted más alerta y energético en los días soleados y más letárgico en los días nublados.

Yo he ayudado a muchos pacientes a lograr dormir con 5-HTP, calcio, magnesio, melatonina, valeriana, L-theanina o una infusión antes de irse a dormir. A veces, la combinación de esos suplementos naturales funcionará aún mejor.

Pero las ayudas para dormir con receta nunca deben ser una solución a largo plazo. Deberían utilizarse solamente durante dos semanas o menos. Nunca han sido aprobadas para un uso *perpetuo* en largos periodos de tiempo. Desgraciadamente, algunas personas se vuelven adictas a las píldoras para dormir y son incapaces de dormir bien sin ellas. Me di cuenta que la causa principal de insomnio es el estrés. Sin embargo, aprender a lidiar con el estrés le ayudará dormir. Aprenderemos más sobre cómo lidiar con el estrés eficazmente en un pilar más adelante. Por el momento, estas ayudas naturales harán que muchos logren una buena noche de sueño.

Si está usted tomando medicamentos, *siempre* consulte con su médico antes de tomar estos o cualquier otro suplemento natural.

ELEMENTOS BÁSICOS PARA UNA VIDA SANA

PUNTOS PARA MEDITAR: *Algunas personas confían en los medicamentos para dormir, ya sean sin receta o con ella, lo cual puede volverse adictivo e interrumpir su ciclo natural del sueño. Sin embargo, la naturaleza ha proporcionado ayudas para dormir sin añadir los efectos secundarios de los medicamentos con receta. Aunque esas ayudas para dormir, como la valeriana, el 5-HTP, el calcio, la melatonina, el magnesio, el L-theanina y otras infusiones, son productos naturales, consulte siempre con su médico antes de tomarlas, en especial si está usted embarazada, amamantando o tomando medicamentos con receta. Algunos suplementos pueden interferir con ciertos medicamentos.*

PASO DE ACCIÓN: *Si ha llegado a depender de las ayudas para dormir sin receta, sustitúyalas por uno o más de los suplementos naturales enumerados anteriormente.*

DÍA 14: Aprenda a descansar

Hace unos años, Mary y yo dimos un seminario para un importante ministerio. Antes de que ese ministro oyera nuestro mensaje sobre el sueño y el descanso, trabajaba mucho siete días a la semana sin descanso, pero su salud caía en picado. Los miembros de su personal sufrían físicamente porque muchos trabajaban seis días a la semana y rara vez tomaban un descanso. Pero cuando oyó sobre la importancia del sueño y el descanso, vino sobre él convicción como si fuera una bala. Él sabía que era culpable de no descansar nunca; de inmediato ordenó un día libre para cada uno de sus empleados, y para él mismo. Su salud se recuperó, y su ministerio es mucho mayor que antes.

El estar siempre ocupado se cobra un alto precio. Muchas personas pierden su salud, sus matrimonios y sus relaciones a medida que se esfuerzan por lograr más cosas; pero al abandonar el descanso violamos uno de los principios más básicos de Dios: el descanso del día de reposo.

El descanso del día de reposo era la regla de Dios para la nación de Israel. Les dijo que descansaran un día a la semana, sin excepciones. De hecho, hay más espacio en la Biblia asignado al día de reposo que cualquier otro de los diez mandamientos (ver Éxodo 20). Dios sabía de qué son capaces nuestros cuerpos y mentes y lo que necesitan para trabajar adecuadamente. Al dar esta regla, Él estaba siendo misericordioso y sabio. Un día de reposo hace lo que hace el sueño: permite que el cuerpo y la mente se relajen, se despejen y se recuperen; ayuda a mantener nuestra fuerza, nuestra energía y nuestra juventud. Hasta nos humilla al recordarnos que, al final, Dios es la fuente de nuestra fuerza. Y nos ayuda a redescubrir nuestro lado que disfruta de la diversión.

Pero muchos estadounidenses creen que un día de descanso está tan anticuado como los alimentos no permitidos por la ley judía, lo cual surge de la ética de trabajo puritana. Creemos que es "honorable" que trabajemos

> **¿Sabía que...?**
>
> Más de la mitad de los estadounidenses adultos duermen una siesta al menos una vez por semana; una tercera parte lo hace al menos dos veces por semana. El promedio de tiempo de siesta dura cincuenta minutos para quienes la duermen dos o más veces por semana.[1]

duro y por mucho tiempo, aun si eso nos está matando; sin embargo, hay sabiduría en tomar un día o dos a la semana para descansar.

> Seis días se trabajará, mas el día séptimo es día de reposo consagrado a Jehová.
>
> —ÉXODO 31:15

Sin ser legalistas, debemos reconocer la sabiduría sana de este principio. Si no aprendemos a descansar de trabajar, sufriremos por ello. Comience a tomar un día de la semana para descansar.

Siestas con poder

Cuando yo era un joven estudiante de intercambio en México, todo el mundo dormía una "siesta" durante el día. Se cerraban los comercios; la gente cerraba sus tiendas y descansaba (o dormía siestas). Era completamente distinto al estilo de vida sin descanso de los Estados Unidos. A mí me pareció fascinante; y saludable.

Recientemente estuve en California en la playa al mediodía, y vi a un grupo de hombres hispanos que habían estado toda la mañana trabajando en el mantenimiento de céspedes durmiendo profundamente sobre la arena. Ellos eran sabios. Estaban rejuveneciendo sus cuerpos con una siesta.

Los investigadores del Loughborough University's Sleep Research Laboratory (Laboratorio de Investigación del Sueño de la Universidad de Loughborough) han descubierto que las personas están diseñadas para dormir dos veces al día: la principal en la noche y una siesta en la tarde.[2] Se ha sabido que hombres muy exitosos solían dormir la siesta regularmente: Winston Churchill, John F. Kennedy, Ronald Reagan, Napoleón, Albert Einstein, Thomas Edison, and George W. Bush.[3]

Las siestas restablecen la atención y mejoran en rendimiento. Un estudio de la NASA sobre pilotos militares y astronautas somnolientos descubrió que una siesta de cuarenta minutos mejoraba el rendimiento en un 34 por ciento y la atención en un cien por ciento.[4] ¡Eso es mejora! Las siestas también pueden prolongar la atención unas cuantas horas más adelante en el día.

Consejos del Dr. Colbert para quienes duermen siestas poderosas

▶ Desconectar los teléfonos.
▶ Oscurecer el cuarto todo lo posible.
▶ Ponerse en una posición cómoda en un sofá o un sillón.
▶ Trate de dormir la siesta temprano en la tarde o a media tarde.

Las siestas no son parte de la cultura estadounidense, pero deberían serlo. Debiera ser normal cerrar la puerta y dormir una siesta de diez a treinta minutos cuando nos sintamos más bajos en la tarde. Dormir una siesta es mejor que hacer un mal trabajo por eludir el sueño.

Con un sueño y un descanso adecuados, usted volverá a descubrir el placer de la vida. Su cuerpo y su alma se sentirán avivados. Restablecerá su salud a medida que edifique sobre este pilar de la salud. Para más información sobre este tema, por favor refiérase a mi libro *The Bible Cure for Sleep Disorders [La cura bíblica para los trastornos del sueño]*.[5]

ELEMENTOS BÁSICOS PARA UNA VIDA SANA

PUNTOS PARA MEDITAR: *Uno de los principios más básicos es tener un día de descanso. Tómese tiempo para descansar.*

PASO DE ACCIÓN: *Tome un día de esta semana para no hacer otra cosa sino descansar. Para muchos, el descanso podría significarles salir a almorzar o cenar, ver una buena película o pasar tiempo con la familia y amistades. Sin embargo, el descanso no significa cocinar, limpiar la casa o trabajar en el patio.*

PILAR 3

Alimentos vivos

DÍA 15: Alimentos vivos y alimentos muertos

Imagine que tiene dos estantes en su despensa, uno que dice "alimentos muertos" y el otro "alimentos vivos".

En el estante de "alimentos muertos" hay una pequeña etiqueta que dice: "Estos alimentos le harán propenso a la enfermedad, causarán enfermedades degenerativas como la diabetes, enfermedades cardiovasculares y artritis, y le harán tener sobrepeso. También le causarán fatiga y le harán propenso a desarrollar hipertensión y un alto nivel de colesterol".

Pero la etiqueta de los "alimentos vivos" dice: "Estos alimentos protegerán su cuerpo del cáncer, de enfermedades de corazón, de todas las enfermedades degenerativas y de la obesidad, y aguzarán su mente, le darán energía y le avivarán".

La elección es suya. Como estadounidense promedio, usted puede que consuma hoy casi dos kilos y medio de alimentos cada día.[1] A lo largo de su vida, eso supone unas setenta toneladas de alimentos que pasan por su aparato intestinal y son asimilados por su cuerpo.

¿De qué estante va usted a escoger alimentos?

Esos estantes no son imaginarios; son reales. En su despensa, refrigerador y congelador ahora mismo hay alimentos que conducen a la vida y a la muerte. Probablemente estén todos ellos mezclados, alimentos vivos cerca de alimentos muertos; mantequilla de cacahuete procesada cerca de aceite de oliva extra virgen, harina de avena cerca de una bolsa de patatas fritas tamaño extra gigante.

> **Vivir más tiempo, ¿pero mejor?**
>
> La esperanza de vida en los Estados Unidos aumentó hasta 77.6 años en 2003, según un informe del Centro Nacional de Estadística para la Salud en CDC. Pero la mitad de los residentes en los Estados Unidos con edades comprendidas entre 55 y 64 años tienen una presión arterial alta, y dos de cada cinco son obesos.[2]

Al pasar al tercer pilar de la salud —los alimentos vivos— quiero que comprenda que todo lo que pone usted en su boca tiene el potencial de producir vida o muerte. El alimento es parte de la recompensa del hombre; pero comer los alimentos inadecuados traerá maldiciones de mala salud. ¿Está usted en guerra con su salud debido a los alimentos que come? ¿O está usted disfrutando de la hermosa danza del hambre y la saciedad que se centra alrededor del regalo divino de los alimentos vivos?

Quiero dejar claro desde el principio que a medida que se investigue más sobre los alimentos y el cuerpo humano, descubriremos que algunos alimentos pueden ser más saludables de lo que pensábamos (como el café y el chocolate negro); y otros alimentos que una vez consideramos saludables como la margarina, son muy perjudiciales a la salud. En una ocasión oí a un orador decir que después de diez años, casi la mitad del conocimiento médico que hemos aprendido resultará ser falso. El problema es que no sabemos qué mitad es. Siempre habrá confusión con respecto a los alimentos y sus beneficios sobre la salud, pero en este pilar obtendrá usted la investigación y los consejos más actualizados sobre cómo comer para vivir. Un principio siempre prevalecerá: los alimentos vivos como las frutas, los vegetales y los granos enteros siempre serán más saludables para usted que los alimentos procesados.

"¿Por qué importa lo que coma?"

Todos los alimentos *no* son creados iguales. De hecho, algunos alimentos no deberían etiquetarse como "alimentos" sino como "producto consumible" o "comestible, pero sin nutrientes".

Los alimentos vivos fueron creados para nuestro consumo. Existen en un estado fresco o casi fresco. Los alimentos vivos incluyen: frutas, verduras, granos, semillas y frutos secos. Están hermosamente empaquetados en envoltorios divinamente creados denominados pieles y cáscaras. Los alimentos vivos tienen aspecto robusto, sano y vivo. No se ha añadido ningún producto químico; no han sido descoloridos ni químicamente alterados. Los alimentos vivos se arrancan, se cosechan y se exprimen, no se procesan, se empaquetan y se ponen en un estante. Los alimentos vivos son *reconocibles* como alimento.

Los alimentos muertos son todo lo contrario. Son alimentos vivos que han caído en manos de seres humanos y han sido alterados de toda manera imaginable, haciendo que duren el mayor tiempo posible a temperatura ambiente y sean tan adictivos como sea posible para el consumidor. Eso normalmente significa que el fabricante añade considerables cantidades de azúcar, que se denomina "dextrosa", "sirope de maíz", "fructosa", "glucosa" y cualquier otro alimento en general que termina en "-osa". También significa que se

---

Lista del Dr. Colbert de las peores grasas a consumir

1. Grasas hidrogenadas y parcialmente hidrogenadas y ácidos grasos trans
2. Excesivas grasas saturadas
3. Excesivas grasas poliinsaturadas

añaden grasas creadas por el hombre y que implican tomar varios aceites y calentarlos a temperaturas peligrosamente altas a fin de que los nutrientes mueran y vuelvan a renacer como algo completamente diferente: una sustancia mortífera y residual que es tóxica para nuestro cuerpo. Esa sustancia residual —que se denomina grasa "hidrogenada" o "parcialmente hidrogenada"— es un ingrediente común en la dieta estadounidense y está presente en la mayoría de alimentos procesados, desde las galletas saladas y los pasteles hasta las hamburguesas.

La vida produce vida. La muerte produce muerte. Cuando come usted alimentos vivos, las enzimas en su estado prístino interactúan con sus enzimas digestivas. Los otros ingredientes naturales que Dios puso en ellos —vitaminas, minerales, fitonutrientes, antioxidante, fibra y otros— entran en el sistema de su cuerpo en su estado natural. Esos alimentos vivos fueron creados para nuestros sistemas digestivos, nuestro flujo sanguíneo y nuestros órganos.

Los alimentos muertos entran en nuestro cuerpo como si fueran extraños intrusos. Los productos químicos, entre los cuales se incluyen conservantes, aditivos alimentarios, agentes decolorantes y muchos otros, ponen al hígado bajo presión. Las grasas tóxicas fabricadas por el hombre comienzan a formarse en las membranas de nuestras células y se incorporan a nuestro cuerpo o se almacenan como grasas. Comienzan a formar placa en nuestras arterias. La grasa también contiene compuestos llamados leptinas. Cuando el intestino delgado detecta las leptinas, envía un mensaje al cerebro diciendo: "Estoy satisfecho, estoy lleno, deja de comer". Sin embargo, se necesitan unos veinte minutos desde el momento en que comenzamos a comer para que la comida llegue a nuestro intestino delgado y la leptina pueda mandar la señal al cerebro para que deje de comer, y la mayoría de los estadounidenses pueden ingerir una gran cantidad de alimentos en veinte minutos. Su cerebro, al sentir que aún no tiene la nutrición que necesita, envía señales de hambre. Usted vuelve a comer: más cantidad de los mismos alimentos muertos. Su cuerpo hace todo lo que puede para quedarse con las diminutas partes beneficiosas de los alimentos, pero al final está usted mal nutrido, lleno de los alimentos incorrectos, y con sobrepeso. En otras palabras, está usted enredado en la trampa de la *dieta estándar estadounidense*, lo cual es una "TRISTE" y tóxica situación.

Si usted dice: "Todas las personas que me rodean comen alimentos 'malos' y todos parecen estar bien", considere que quizá todas las personas que le rodean no están sanas, y están en proceso de llegar a tener sobrepeso y ser propensos a la enfermedad. Si quiere usted ser una persona sana, vibrante y energética, en lugar de pasar de buffets donde puede comer todo lo que quiera a restaurantes de comida rápida, tómese en serio su dieta. Ahora es el momento de edificar su vida sobre este maravilloso pilar de la salud: los alimentos vivos.

ELEMENTOS BÁSICOS PARA UNA VIDA SANA

PUNTOS PARA MEDITAR: *No vivir más en la dieta "TRISTE". Es momento de comenzar a escoger alimentos vivos en lugar de alimentos muertos. Recuerde que desde el momento en que comenzamos a comer hasta el momento en que la comida llega a nuestro intestino delgado se necesitan veinte minutos para que la leptina envíe al cerebro la señal de dejar de comer.*

PASO DE ACCIÓN: *Tome nota de lo que comió hoy. Compare los alimentos vivos con los alimentos muertos. Cuando coma, mastique bien los alimento, baje el tenedor cuando msatique y coma despacio. Dé a su cerebro tiempo para enviar la señal de "dejar" de comer.*

DÍA 16: Su cuerpo es un templo

Hace años un amigo mío tomó prestada mi pequeña camioneta Ford Ranger. Cuando la devolvió, todo el fondo había cedido. "Fui a una exposición de mármoles en el centro de convenciones y me regalaron muchas muestras", me dijo. Pero el peso era demasiado para mi pequeña camioneta; estropeó los amortiguadores y me costó algún dinero sustituirlos. Mi amigo era totalmente inconsciente de que hubiera algo mal en la camioneta.

Millones de personas hacen a sus cuerpos lo que mi amigo le hizo a mi pobre camioneta. Cargan sus cuerpos de peso extra, más del que sus cuerpos fueron diseñados para soportar, y luego se preguntan por qué sus rodillas y sus caderas se desgastan y están desarrollando artritis, problemas de tobillos, espolones, dolor de espalda, juanetes, discos degenerados y otros problemas. Esa es la manera que tiene su cuerpo de decir: "¡Deja de poner sobre mí tanto peso!".

> ## Un país de diabéticos
>
> Un nuevo estudio revela que más de uno de tres estadounidenses padecen de prediabetes o diabetes. La incidencia de diabetes se estimó que era de un 9.3 por ciento en la población y de prediabetes un 26 por ciento.[1]

¿Por qué los estadounidenses no pueden perder peso y mantenerse? Hay algunas razones básicas.

Los malos alimentos son un hábito. Algunas personas que fueron educadas con un modo de cocinar regional/étnico, como los alimentos sureños, habitualmente comen alimentos fritos, salsas, grasa, galletas, pastel de manzana, tartas, sémola empapada en mantequilla, y otros alimentos peores. Mi madre me educó con alimentos sureños, y después de freír el beicon ella echaba en una taza el aceite sobrante y lo añadía a las judías verdes, los frijoles con mantequilla y muchas de las verduras que comíamos.

Los malos alimentos son cómodos. Hasta donde yo sé, no hay una cadena de comida rápida y sana en los Estados Unidos.

Los malos alimentos son un círculo vicioso. Las personas caen en el círculo de comer azúcar, y el círculo se perpetúa. Cuando come usted una rosquilla o un pedazo de pastel, o cuando bebe un café como postre, por ejemplo, obtiene una carga de azúcar, pero varias horas después se produce el efecto latigazo. Su nivel de azúcar en sangre desciende, y usted anhela otra carga.

El arreglo más rápido es algo dulce o con fécula, y así continúa el círculo.

Las hormonas hacen que los alimentos malos parezcan buenos. Cuando las mujeres están embarazadas, o tienen su periodo menstrual, o están atravesando la menopausia, generalmente desean dulces, almidones y chocolate. *Los alimentos malos proporcionan consuelo.* Un estrés excesivo causa altos niveles de cortisol, lo cual produce el deseo. Cuando las personas se estresan, agarran alimentos consoladores: cosas dulces, cremosas, con fécula y saladas. Nadie agarra brócoli o zanahorias cuando quiere consuelo.

Los alimentos con fécula y azucarados elevan la serotonina, que es uno de los químicos del cerebro que dan sensación de bienestar. El chocolate eleva los niveles de dopamina, otro químico que produce bienestar. En general, cuando las personas están deprimidas, ansiosas o simplemente con un bajo nivel de serotonina o dopamina, quieren alimentos que produzcan esos químicos que causan bienestar.

Deseos de comer

La película del año 2004 *Super Size Me* relataba cómo un hombre pasaba a una dieta totalmente de McDonald's. En solo treinta días pasó de pesar 84 kilos a pesar 95, su colesterol se elevó hasta 65 puntos, y su grasa corporal saltó de un 11 a un 18 por ciento. Y eso sin incluir que sufría de cambios de humor, alta presión arterial y síntomas de adicción. El suyo fue un experimento, pero muchas personas tratan sus cuerpos de ese modo por elección propia.

¿Sabía que...?

La gente que restringe sus calorías vive más tiempo. Más de dos mil estudios apoyan el hecho de que una dieta baja en calorías y con una nutrición óptima puede alargar la vida entre un 30 y un 50 por ciento.[2]

La razón principal por la cual muchos estadounidenses son obesos es simplemente la glotonería, y los cristianos no son una excepción. Piense en lo siguiente: ¿Con qué frecuencia los actos de la iglesia giran en torno a la comida? ¿Cuántas iglesias ofrecen café y donuts para elevar el número de asistentes a un estudio bíblico o un servicio? Un estudio de la universidad Purdue descubrió que las personas religiosas tienen más probabilidad de tener sobrepeso que las personas no religiosas.

Comparando estados con estados, descubrieron que el porcentaje de obesidad era más alto en los estados en que la afiliación religiosa prevalecía más.[3] ¡Piénselo! Los cristianos a menudo creen que porque no fuman, no beben o no van a fiestas, ¡pueden comer todo lo que quieran! Luego cosechan lo que han sembrado en forma de obesidad, enfermedades de corazón, cáncer, hipertensión, diabetes tipo 2, alto colesterol, apnea del sueño y pérdida de calidad de vida.

El diccionario Webster define *glotonería* como: "un exceso en el comer o el beber". La Biblia lo equipara con la borrachera:

No te juntes con los que beben mucho vino, ni con los que se hartan de carne, pues borrachos y glotones, por su indolencia, acaban harapientos y en la pobreza.

—PROVERBIOS 23:20–21, NVI

La palabra *glotón* en este pasaje se define como los que "se hartan de carne". Esto describe a muchos hombres en particular. Si quiere usted experimentar la dura realidad de la falta de moderación de algunas personas, simplemente vaya a un buffet y observe cómo llenan sus platos de carne, patatas y macarrones con queso. Muchos comerán como si fuera la primera vez en que ven comida. Los alimentos no están en la raíz del problema del exceso de comida; en realidad es algo mucho más profundo que eso.

La conexión entre mente, cuerpo y espíritu

La glotonería, o el comer en exceso, es en primer lugar un problema espiritual y emocional, y en segundo lugar un problema de dieta. La glotonería es simplemente una falta de moderación. Puede que no nos guste pensar en nuestros problemas de peso como glotonería, porque afrontar nuestros problemas emocionales puede ser doloroso. Muchas veces las personas que batallan con un problema de peso experimentan aborrecimiento de sí mismas, soledad, una baja autoestima, depresión, culpa y vergüenza, en especial las dos últimas. En todos mis años de práctica he tratado a numerosos pacientes con un problema de peso, y casi siempre la raíz es emocional. En el momento en que lo estropean al comer algo que no debieran, se sienten culpables y avergonzados, y tienen ganas de tirar la toalla. En mi consulta médica, sé que necesitamos tratar el cuerpo, la mente (emociones) y el espíritu del paciente. Les damos pasajes bíblicos para que los confiesen diariamente en voz alta y mediten en ellos a fin de que comiencen a cambiar su manera de pensar de un estado negativo a otro positivo. La Palabra les da esperanza.

Yo hago con ellos una terapia de perdón, la cual les capacita para perdonarse a sí mismos y también a otros. Cuando se perdonan a sí mismos y comienzan a amarse, respetarse y aceptarse a sí mismos, eso rompe el círculo vicioso de sentimientos y emociones negativas. Luego abordamos lo físico realizando cambios en el estilo de vida: comer alimentos vivos y hacer ejercicio.

Nuestros cuerpos físicos son preciosos y fuimos creados como un lugar de morada para su Creador.* Sin embargo, muchas personas contaminan sus templos al comer demasiados alimentos y comer los alimentos incorrectos.

Debemos estar dispuestos a comenzar a querernos y a perdonarnos a nosotros mismos. Al hacerlo, podemos comenzar a ejercer autocontrol sobre nuestra naturaleza física. Nadie va a refrenar su apetito por usted. A usted se le ha dado el *poder* de moderarse teniendo la capacidad de controlar sus deseos. *Usted es quien elige.*

Hasta ahora puede que se haya sentido sin esperanza o que haya dicho: "¿Por qué he probado de todo?". Usted lo dijo: *usted probó.* La buena noticia es que *usted no está solo.* Comience a edificar sobre este pilar de la salud practicando la templanza, la moderación y el control sobre el pedazo cuando se trata de alimentos. Entonces, cuando haga usted cambios positivos en su dieta, tendrán un efecto real y duradero sobre su salud.

Cuando comience su programa de pérdida de peso, calcule su índice de masa corporal (BMI) utilizando el esquema de la siguiente página. ¿En qué categoría se sitúa usted?

ELEMENTOS BÁSICOS PARA UNA VIDA SANA

PUNTOS PARA MEDITAR: *Hay muchas razones por las cuales los estadounidenses no pueden perder peso y mantenerse; sin embargo, la principal razón es que los alimentos muertos dan consuelo. Las emociones normalmente están en la raíz de un problema de obesidad; sin embargo, usted puede ejercer autocontrol y moderarse para no acudir a la comida para obtener consuelo. Necesita aprender cómo perdonarse a sí mismo y no cargar su mente con culpa y vergüenza.*

PASO DE ACCIÓN: *Lea el acuerdo para perder peso que aparece abajo y fírmelo.*

---

* Ver 1 Corintios 3:16; 6:20

ACUERDO PARA PERDER PESO

Repita este acuerdo, en voz alta y con convicción, tres veces al día antes de las comidas.

Ya no utilizaré solamente mi voluntad para controlar mi modo de comer; por el contrario, utilizaré el poder de Dios infundido en mi voluntad por medio del Espíritu Santo. Crucificaré mi carne diariamente y daré a mi cuerpo lo que necesita y no lo que quiere. Hoy hago el pacto de no tener los alimentos como mi consolador, sino que el Espíritu Santo será mi Consolador.

Desde este día en adelante, me niego a contaminar mi cuerpo comiendo comida basura, azúcar, alimentos fritos y cualquier otro alimento que no sea sano.

Hago el pacto de hacer ejercicio al menos cada dos días porque comprendo que no puedo perder peso y mantenerme sin hacer ejercicio.

CONFIESO:

- Quiero perder peso y mantenerme.
- Merezco perder peso y mantenerme.
- Perder peso es bueno para mí.
- Perder peso es bueno para otros.
- Es seguro para mí perder peso y mantenerme.
- Con la ayuda del Espíritu Santo, perderé peso y me mantendré.

_____

FIRMA

TABLA DE ÍNDICE DE MASA CORPORAL PARA ADULTOS[1]

BMI	Normal						Sobrepeso					Obeso									
Altura (pulgadas)	19	20	21	22	23	24	25	26	27	28	29	30	31	32	33	34	35	36	37	38	39
									Peso corporal (libras)												
58	91	96	100	105	110	115	119	124	129	134	138	143	148	153	158	162	167	172	177	181	186
59	94	99	104	109	114	119	124	128	133	138	143	148	153	158	163	168	173	178	183	188	193
60	97	102	107	112	118	123	128	133	138	143	148	153	158	163	168	174	179	184	189	194	199
61	100	106	111	116	122	127	132	137	143	148	153	158	164	169	174	180	185	190	195	201	206
62	104	109	115	120	126	131	136	142	147	153	158	164	169	175	180	186	191	196	202	207	213
63	107	113	118	124	130	135	141	146	152	158	163	169	175	180	186	191	197	203	208	214	220
64	110	116	122	128	134	140	145	151	157	163	169	174	180	186	192	197	204	209	215	221	227
65	114	120	126	132	138	144	150	156	162	168	174	180	186	192	198	204	210	216	222	228	234
66	118	124	130	136	142	148	155	161	167	173	179	186	192	198	204	210	216	223	229	235	241
67	121	127	134	140	146	153	159	166	172	178	185	191	198	204	211	217	223	230	236	242	249
68	125	131	138	144	151	158	164	171	177	184	190	197	203	210	216	223	230	236	243	249	256
69	128	135	142	149	155	162	169	176	182	189	196	203	209	216	223	230	236	243	250	257	263
70	132	139	146	153	160	167	174	181	188	195	202	209	216	222	229	236	243	250	257	264	271
71	136	143	150	157	165	172	179	186	193	200	208	215	222	229	236	243	250	257	265	272	279
72	140	147	154	162	169	177	184	191	199	206	213	221	228	235	242	250	258	265	272	279	287
73	144	151	159	166	174	182	189	197	204	212	219	227	235	242	250	257	265	272	280	288	295
74	148	155	163	171	179	186	194	202	210	218	225	233	241	249	256	264	272	280	287	295	303
75	152	160	168	176	184	192	200	208	216	224	232	240	248	256	264	272	279	287	295	303	311
76	156	164	172	180	189	197	205	213	221	230	238	246	254	262	271	279	287	295	304	312	320

BMI	Obesidad Extrema														
Altura (pulgadas)	40	41	42	43	44	45	46	47	48	49	50	51	52	53	54
							Peso corporal (libras)								
58	191	196	201	205	210	215	220	224	229	234	239	244	248	253	258
59	198	203	208	212	217	222	227	232	237	242	247	252	257	262	267
60	204	209	215	220	225	230	235	240	245	250	255	261	266	271	276
61	211	217	222	227	232	238	243	248	254	259	264	269	275	280	285
62	218	224	229	235	240	246	251	256	262	267	273	278	284	289	295
63	225	231	237	242	248	254	259	265	270	278	282	287	293	299	304
64	232	238	244	250	256	262	267	273	279	285	291	296	302	308	314
65	240	246	252	258	264	270	276	282	288	294	300	306	312	318	324
66	247	253	260	266	272	278	284	291	297	303	309	315	322	328	334
67	255	261	268	274	280	287	293	299	306	312	319	325	331	338	344
68	262	269	276	282	289	295	302	308	315	322	328	335	341	348	354
69	270	277	284	291	297	304	311	318	324	331	338	345	351	358	365
70	278	285	292	299	306	313	320	327	334	341	348	355	362	369	376
71	286	293	301	308	315	322	329	338	343	351	358	365	372	379	386
72	294	302	309	316	324	331	338	346	353	361	368	375	383	390	397
73	302	310	318	325	333	340	348	355	363	371	378	386	393	401	408
74	311	319	326	334	342	350	358	365	373	381	389	396	404	412	420
75	319	327	335	343	351	359	367	375	383	391	399	407	415	423	431
76	328	336	344	353	361	369	377	385	394	402	410	418	426	435	443

DÍA 17: Lo que la Biblia dice sobre los alimentos

Los pacientes a menudo me preguntan si Dios quiso que los seres humanos fueran vegetarianos. La respuesta es sí y no. Originalmente, el vegetarianismo fue su diseño para toda la humanidad:

> También les dijo: «Yo les doy de la tierra todas las plantas que producen semilla y todos los árboles que dan fruto con semilla; todo esto les servirá de alimento. Y doy la hierba verde como alimento a todas las fieras de la tierra, a todas las aves del cielo y a todos los seres vivientes que se arrastran por la tierra». Y así sucedió.
>
> —GÉNESIS 1:29–30

Ese plan cambió cuando el Señor le dijo a Noé: "Todo lo que se mueve y tiene vida, al igual que las verduras, les servirá de alimento. Yo les doy todo esto" (Génesis 9:3). La única excepción fue esta: "Pero no deberán comer carne con su vida, es decir, con su sangre" (versículo 4). Eso abrió todo el mundo de las criaturas vivientes como un smorgasbord para que el hombre disfrutara del comer.

Pero en Levítico 11 y Deuteronomio 14 el Señor dio instrucciones por medio de Moisés sobre cómo comer de manera sana. Él dijo qué animales, aves y peces comer; por ejemplo, solamente estaba permitido comer animales que rumiaran hierba y tuvieran pezuña hendida, como las vacas, ovejas y cabras. Esas normas, tal como sabemos ahora, tienen una base científica para la salud.

El plan de Dios para la Iglesia

Los judíos vivieron durante siglos bajo esas normas, y sus cuerpos eran fuertes y resistentes a las enfermedades. La Biblia dice que no hubo ninguno débil entre los dos millones de judíos en el desierto (Salmo 105:37). ¡Su fenomenal política de seguro sanitario estaba basada solamente en la dieta!

Jesús también vivió conforme a esas mismas normas, sin comer nunca cerdo, marisco, bagre u otros alimentos restringidos. Él, sin duda alguna, no era vegetariano, pero como observante de la Ley él siguió las leyes alimentarias. Pero después de su muerte y resurrección, las normas alimentarias cambiaron radicalmente, y nosotros ya no estamos bajo la ley sino bajo la gracia.

Prueba rápida

Ponga los siguientes tres alimentos para llevar en orden de popularidad entre los hombres en los Estados Unidos:

- ► Sándwiches de pollo
- ► Mariscos
- ► Hamburguesas

Respuesta (comenzando con el más popular): hamburguesas, sándwiches de pollo, marisco[1]

Todo lo que Dios ha creado es bueno, y nada es despreciable si se recibe con acción de gracias, porque la palabra de Dios y la oración lo santifican.

—1 Timoteo 4:4–5, nvi

Los apóstoles y ancianos también dieron sus recomendaciones (Hechos 15:28-29) acerca de no comer alimentos que hubieran sido sacrificados a ídolos, o comer sangre o la carne de animales que hubieran sido estrangulados. Pero en ningún lugar dijeron que había que seguir las normas alimentarias de Levítico 11 o Deuteronomio 14.

Como cristiano, es usted libre para comer cualquier cosa que quiera. Su dieta no le apartará del cielo, pero si continuamente come alimentos que no son sanos, llegará allí mucho antes. Como escribió Pablo: todas las cosas son permisibles, pero no todas las cosas son beneficiosas (ver 1 Corintios 6:12). Debemos escoger una dieta que sea buena para nosotros. Los cristianos deben ser "epístolas vivas". Los no cristianos deberían mirarnos y ver visiblemente una diferencia, no solamente en nuestra actitud sino también en nuestro aspecto mismo, el cual comienza con lo que comemos.

Regresar a lo fundamental

Si Dios es el mismo ayer, hoy y siempre, como dice Hebreos 13:8, entonces, ¿cuál es la dieta más sabia para que la sigamos? Yo creo que el plan inicial de Dios del vegetarianismo, su primer y mejor plan para la humanidad, debería tener mucho peso entre nosotros. No promuevo un vegetarianismo estricto, ni tampoco Dios lo hace; después de todo, Él le dijo a Pedro que se levantara, matara y comiera (ver Hechos 10:13); pero sí que observo que las personas vegetarianas viven más tiempo y tienen menor incidencia de enfermedades de corazón y de cáncer. Un estudio demostró que los vegetarianos de menos de setenta y cinco años de edad tenían un 45 por ciento menos de probabilidad de sufrir un ataque al corazón que quienes comen carne.[2] Un estudio muy importante realizado por los Adventistas del Séptimo Día, quienes consumen poco o nada de carne, mostró un aumento de longevidad de 7.28 años en hombres y 4.42 años en mujeres.[3]

La Biblia misma proporciona un ejemplo de la vida real de los beneficios del vegetarianismo. En el libro de Daniel, Daniel y los otros muchachos hebreos que servían en el palacio del rey en Babilonia debían ser educados y alimentados durante tres años con la rica y exquisita comida y vino del propio rey; pero Daniel no quería contaminarse al comer esos alimentos y beber vino porque, si lo hacía, estaría quebrantando las leyes sobre salud de Levítico 11 y Deuteronomio 14. A él y a otros tres hebreos se les permitió rechazar la comida del rey y comer las verduras y granos que ellos eligieran y beber agua durante diez días. Después de diez días, ellos tenían un aspecto mejor y más sano que todos los demás jóvenes. Tres años después Daniel y aquellos tres hebreos estuvieron delante del rey Nabucodonosor y eran diez veces más sabios que todos los magos y encantadores del reino.

Ese es un testimonio bastante bueno en cuanto a comer verduras, granos y beber agua.

Por favor, no malentienda lo que estoy diciendo; no estoy defendiendo el dejar de comer carne por completo. Cuando las personas comiencen a ordenarle que se abstenga de ciertas carnes, comprenda que toda criatura de Dios es buena, y puede usted comerla siempre que la bendiga:

> El Espíritu dice claramente que, en los últimos tiempos, algunos abandonarán la fe... Prohíben el matrimonio y no permiten comer ciertos alimentos que Dios ha creado para que los creyentes, conocedores de la verdad, los coman con acción de gracias. *Todo* lo que Dios ha creado es bueno, y nada es despreciable si se recibe con acción de gracias.
>
> —1 Timoteo 4:1, 3–4, énfasis añadido

La clave aquí es practicar la moderación, en especial a la hora de comer carnes. Comer los alimentos correctos hace que esté físicamente sano y sea sabio. Coma los alimentos incorrectos, y estará por debajo de su potencial.

¿Cuáles son esos alimentos incorrectos, o "alimentos muertos", como yo los denomino? Visitaremos el lado oscuro de ese mundo de los alimentos próximamente, y veremos los alimentos con los que deberíamos tener precaución y moderación.

ELEMENTOS BÁSICOS PARA UNA VIDA SANA

PUNTOS PARA MEDITAR: *Hágase esta pregunta: ¿Qué comería Jesús? El diseño inicial de Dios fue que el hombre fuera vegetariano; sin embargo, ya no estamos bajo la ley sino bajo la gracia. Toda criatura de Dios es buena siempre que se reciba con acción de gracias.*

PASO DE ACCIÓN: *Comenzando hoy, regrese a lo fundamental. Aumente su ingesta de frutas, verduras y frutos secos. Escoja panes integrales en lugar de panes blancos.*

Sea paciente conmigo conforme lea el segmento de hoy. Me he percatado que estoy dándole mucha información hoy, pero es una de vital importancia para que entienda. Si tan sólo usted pudiera tomar un concepto de la lectura de hoy, quiero que entienda que los alimentos que necesitamos evitar no son los "alimentos impuros" enumerados en Levítico y Deuteronomio. Los alimentos que necesitamos evitar son los creados por el hombre como los alimentos procesados, las comidas rápidas, excesos de azúcar y grasa tóxicas. Esos alimentos son los que verdaderamente matan de la dieta estadounidense.

Entró en mi consulta una mujer que pesaba casi 135 kilos. Era la primera vez que la veía. Tenía su espalda ligeramente encorvada por la osteoporosis, y sufría de artritis y una mala respiración tan severa que tenía que moverse muy despacio. Yo la examiné, le realicé unas pruebas de laboratorio, unos rayos X del pecho y un electrocardiograma (EKG), y vi que tenía angina de pecho, enfermedad cardiaca, alta presión arterial, artritis, diabetes tipo 2 y otros problemas relacionados con la obesidad. Su colesterol sobrepasaba los 300.

—Como los cuatro grupos básicos de alimentos—me dijo ella—; no entiendo por qué he engordado 23 kilos el año pasado.

Yo le pregunté qué comía concretamente.

—Bien, ayuno cada mañana—comenzó ella—; no desayuno. Luego para almorzar como mis cuatro grupos: un cuarto de libra de carne con queso, lechuga y tomate en un bollo. Algunas veces también me como un sándwich de mermelada hecho con mermelada en conserva; así como mi fruta.

Para la cena soy una mujer a quien le gusta la carne y las patatas. Mis verduras las suplo con las patatas, y me encantan los filetes en forma de T. Eso cubre mis necesidades del grupo de las carnes. Siempre incluyo pan para comer grano, y le pongo mucha mantequilla para cubrir mis necesidades del grupo de los lácteos. Y me gusta beber un vaso grande de jugo de naranja o de uva para cubrir mis necesidades del grupo de las frutas.

Yo me quedé tan sorprendido que casi no pude hablar. No es de extrañar que ella fuera tan obesa y tuviera multitud de problemas médicos.

Muchas personas como aquella mujer han visitado mi consulta. Quienes escogen alimentos "que dan vida" han vivido vidas largas y sanas.

La plaga de los alimentos procesados

El primer día de este pilar describí los alimentos muertos como aquellos que han sido procesados hasta quedar irreconocibles, a los que han quitado la vida y han añadido productos químicos fabricados por el hombre para prolongar su duración. Me gusta llamarlos "alimentos Franken". Su primera regla general es esta: limitar su ingesta de alimentos procesados (pan blanco, arroz blanco instantáneo, galletas saladas, patatas fritas, etc.). Esos alimentos enriquecen a la empresa que los fabrica, pero normalmente estriñen su cuerpo. Si los alimentos procesados se fabricaran de un modo más sano, yo sería su primer defensor, pero sin excepción son altos en harinas empobrecidas, azúcar, sal, aditivos alimentarios y usualmente grasas tóxicas. El proceso de "creación" que produce esos "alimentos Franken" les quita valiosas vitaminas, minerales, fibra, enzimas, fitonutrientes y antioxidantes. La mayoría de alimentos procesados tienen un alto índice glicérico y elevan el azúcar en la sangre, haciendo que se engorde y preparando el escenario para la mayoría de enfermedades degenerativas. Quitan la fibra y el germen de trigo, los cuales son ricos en nutrientes, y los venden a las tiendas de alimentos naturales. La mayoría contiene pocos nutrientes, si es que hay alguno, y en realidad consume sus enzimas digestivas.

Con los alimentos muertos y procesados obtiene usted lo peor y pierde lo mejor. Y, sin embargo, las empresas de alimentos contratan a las mentes y los químicos más brillantes para hacer que sus alimentos sean tan adictivos como sea posible, a fin de que usted no pueda comer solamente un poco de ellos. Ellos saben cómo crearlos atractivos para la vista, el gusto, las texturas, los sentimientos y los olores que resultan irresistibles para las personas. Sus cinco sentidos llegan a estar tan unidos a esos alimentos que ellos se convierten en consoladores y amigos suyos. Las empresas de alimentos también contratan a empresarios muy brillantes para que empaqueten y promuevan sus productos de manera que resulte atractiva para usted y sus niños, al incluirles juguetes a los cereales y personajes caricaturescos a los empaques de cartón.

Pero es momento de que usted saque de una patada los alimentos muertos de su vida. Las siguientes son las principales razones por las cuales necesita usted eliminarlos o reducirlos de manera dramática.

MSG

Un ingrediente común en los alimentos procesados al igual que uno de los más peligrosos —y el mejor disfrazado— es el *glutamato monosódico* (MSG, por sus siglas en inglés). El MSG es la sal sódica de un aminoácido, el ácido glutámico, y se parece al azúcar o la sal. El MSG no altera el gusto de los alimentos del modo en que lo hacen la sal y otros aderezos; por el contrario, "resalta" el gusto al incrementar la sensibilidad de sus papilas gustativas. En otras palabras, engaña a su cerebro para que crea que el alimento sabe bien estimulando sus papilas gustativas. Muchos fabricantes de alimentos añaden MSG para estimular el apetito; quieren que usted se haga adicto a sus productos de por vida.

El glutamato, o ácido glutámico, se presenta en forma conjunta y en forma libre. Ambas formas se encuentran en los alimentos naturales ricos en proteínas, como la mayoría de carnes, la mayoría de productos lácteos, las algas, los champiñones, los tomates, los productos fermentados de soja, los extractos de levadura, las proteínas hidrolizadas, los frutos secos y las legumbres. Solamente la forma "libre" puede resaltar el sabor del alimento. El ácido glutámico libre es metabolizado como MSG en el cuerpo.

La mayoría de nuestra ingesta de MSG se encuentra en los alimentos procesados que consumimos, como las sopas, salsas, aderezos para ensaladas, productos con caldo, salsa de soja, salsa Worcerstershire, leche en polvo, carnes procesadas, platos congelados, helado, y la lista continúa. No solamente está oculto en la mayoría de alimentos procesados que se compran en los supermercados, sino que también está en muchos de los alimentos procesados de los restaurantes, como productos de pollo frito, salchichas, huevos revueltos y filetes de pollo al grill.

Como dije anteriormente, el MSG es uno de los aditivos alimentarios mejor disfrazados que hay en el mercado. Los fabricantes de alimentos están siendo cada vez más creativos con sus etiquetados de MSG. Ahora llega bajo el disfraz de nombres como proteína vegetal (o planta) hidrolizada, levadura autolizada, extracto de levadura, proteína de soja aislada, sabores naturales, sabores artificiales y proteína de planta autolizada, por nombrar solamente unos cuantos.

¿Por qué tanto jaleo con el MSG? Hemos sabido de algunos de los síntomas cuando se consume en grandes cantidades, pero hay nuevas enfermedades relacionadas con el MSG: la obesidad y la exitotoxicidad (hablaré del problema de la excitotoxicidad más adelante en la sección titulada "el aspartame desenmascarado").

Los estudios confirman que el MSG consumido por animales de laboratorio causa lesiones cerebrales del hipotálamo. Los neurocientíficos generalmente están de acuerdo en que el ácido glutámico (presente en el MSG) es neurotóxico y mata neuronas excitándolas hasta que mueren. Las más jóvenes son más susceptibles.

El MSG podría dañar el hipotálamo, que controla el apetito. Un hipotálamo dañado puede conducir a un apetito desbocado. El MSG también hace que el páncreas produzca más insulina. El azúcar en la sangre a menudo desciende debido a la insulina excesiva, y normalmente hace que usted sienta hambre. Por eso, muchas personas tienen hambre más o menos una hora después de haber comido alimentos que contienen MSG.

El FDA ahora requiere que el ingrediente "glutamato de monosodio" sea enumerado en las etiquetas de los alimentos. Sin embargo, las etiquetas pueden engañar. El MSG también se encuentra en al menos otros treinta y nueve ingredientes etiquetados.

Alimentos y bebidas altos en azúcar

El azúcar refinado es un producto fabricado por el hombre, contrariamente a los azúcares naturales que se encuentran en los alimentos vivos. ¿Por qué es tan dañino el azúcar?

Reacciones adversas causadas por el MSG

La siguiente es una muestra de algunas de las reacciones que las personas sensibles al MSG pueden experimentar la hora siguiente a la ingesta de 3 gr de ácido glutámico libre en un estómago vacío:[1]

▶ Calambres estomacales
▶ Náuseas/vómitos
▶ Diarrea
▶ Migrañas*
▶ Palpitaciones de corazón
▶ Latidos rápidos
▶ Extremo aumento o descenso de la presión arterial
▶ Respiración difícil
▶ Dolor o rigidez en el pecho*
▶ Hinchazón facial*
▶ Entumecimiento/ardor en la boca y alrededor de ella*
▶ Orina frecuente
▶ Depresión
▶ Ansiedad/ataques de pánico
▶ Mareos/pérdida de equilibrio/ vértigo
▶ Dolor/rigidez en articulaciones
▶ Dolor parecido a la gripe
▶ Visión borrosa

* El síndrome del restaurante chino se diagnostica normalmente cuando las personas experimentan esos síntomas después de comer comida china. Aunque no se ha demostrado, el MSG ha estado implicado como la causa de esa enfermedad.[2]

FUENTES OCULTAS DE MSG		
Estos ingredientes SIEMPRE contienen MSG:		
Glutamato	Sustituto de carne	Extracto de levadura
Ácido glutámico	Proteína hidrolizada	Alimento con levadura
Glutamato de monosodio	Caseinato de calcio	Levadura autolizada
Glutamato de monopotasio	Caseinato de sodio	Gelatina
Estos ingredientes A MENUDO contienen MSG **o crean MSG durante su procesamiento:**		
Condimentos y aromatizantes	Sazones	Condimentos y aromatizantes naturales
Salsa de soja	Proteína de soja aislada	Proteína de soja
Caldo	Caldo	Caldo
Extracto de malta	Aromatizante de malta	Malta de cebada
Proteína de suero	Carrageenan	Maltodextrina
Pectina	Enzimas	Proteasa
Fécula de trigo	Ácido cítrico	Leche en polvo
Ingredientes reforzados con proteínas	Ingredientes con enzimas modificadas	Ingredientes ultrapasteurizados

El azúcar puede hacerle engordar

Una mujer llegó a mi consulta quejándose de haber engordado a pesar de su dieta restrictiva y baja en grasas. Yo vi que mascaba chicle para mantener fresco su aliento en la consulta. Sin darse cuenta, estaba consumiendo mucho azúcar, lo cual le decía a su páncreas que segregara insulina: una señal que le dice al cuerpo que almacene grasa.

Cuando usted come demasiado azúcar, su cuerpo entra en modo de almacenaje de grasa. Por eso la mayoría de los diabéticos ganan peso cuando comienzan a tomar insulina, con frecuencia bastantes kilos. El azúcar crea un círculo de demanda de más azúcar, lo cual eleva los niveles de insulina. La insulina es una potente hormona que indica al cuerpo que almacene grasa.

El azúcar perjudica a su sistema inmunitario

El azúcar perjudica temporalmente a sus células T, las cuales le protegen de los virus, y también perjudica temporalmente las células B, las cuales producen anticuerpos. Perjudica a los glóbulos blancos de la sangre llamados fagocitos, los cuales le protegen de las bacterias. Comer 100 gr de carbohidratos simples (como galletas, un pedazo grande de pastel o unos cuantos donuts) puede reducir la capacidad de los glóbulos blancos para tragarse y destruir microorganismos en un 50 por ciento durante unas horas. Como resultado, es usted más propenso a las infecciones bacterianas y víricas. Además, el azúcar realmente alimenta las células cancerígenas.

> **¿Sabía que...?**
>
> Una lata de 340 gr de gaseosa contiene de ocho a diez cucharaditas de azúcar.[3]

El azúcar está relacionado con trastornos de conducta

Hay un fuerte vínculo entre la ingesta excesiva de azúcar y el síndrome de déficit de atención e hiperactividad. Muchos niños se han convertido en "azucarólicos". Algunas autoridades hasta han relacionado el azúcar y la hipoglucemia (bajo azúcar en sangre) con la conducta violenta.[4] Creen que cuando los individuos "bajan" de una "subida" de azúcar, se vuelven gruñones, irritables y a veces violentos.

El azúcar conduce a la osteoporosis

El azúcar crea un ambiente ácido en sus tejidos, lo cual hace que su cuerpo desee alimentos alcalinos. Si no toma usted suficiente calcio en su dieta, su cuerpo puede sacarlo de sus huesos y sus dientes para reequilibrar su pH, y puede usted desarrollar pérdida de masa ósea y finalmente osteoporosis.

El azúcar agrava los problemas con la levadura

A la levadura le encanta el azúcar. Todo el mundo tiene levadura en sus intestinos, pero después de tomar antibióticos y luego consumir mucho azúcar, puede usted desarrollar crecimiento excesivo de levadura en el aparato intestinal, y su abdomen puede hincharse como un panecillo.

Las infecciones por levadura en las mujeres normalmente empeoran cuando comen mucho azúcar. Para más información sobre este tema, refiérase a mi libro *The Bible Cure for Candida and Yeast Infections* [*La cura bíblica para las infecciones por cándida y levadura*].[5]

El azúcar conduce a la diabetes tipo 2 y eleva el colesterol

El azúcar excesivo puede conducir a la diabetes tipo 2 y un colesterol y triglicéridos elevados. La mayoría de las personas comprenden cómo el exceso de azúcar puede conducir a la diabetes al elevar los niveles de insulina; finalmente, las células se hacen resistentes a la insulina, lo cual conduce a la diabetes tipo 2. Pero los niveles elevados de insulina también desencadenan que el hígado produzca más colesterol y triglicéridos. El azúcar puede conducir a desequilibrios minerales en el cuerpo, llevando a deficiencias de cromo. El cromo es un mineral importante para mantener el control de azúcar en sangre.

El azúcar acelera el proceso de envejecimiento

En la década del setenta, los investigadores descubrieron complejos aminoácidos de glucosa que se forman en la superficie del colágeno y la elastina en los vasos sanguíneos y el músculo del corazón. Denominaron a esos complejos "productos finales de glicación avanzada". Esas moléculas interactúan con las proteínas cercanas y se convierten en destructivos radicales libres, conduciendo a acelerar el envejecimiento y la enfermedad. Cuando interactúan con colágeno y elastina, aparecen arrugas y manchas a medida que el envejecimiento de la piel se acelera.

Esos complejos se forman en el interior del cuerpo mediante el metabolismo normal y la edad, y externamente al cocinar azúcares con grasas o proteínas. Consumir esos complejos formados externamente se ha demostrado que contribuye a la aterosclerosis, asma, artritis, enfermedades cardiacas, derrame y enfermedades relacionadas con la diabetes, como la nefropatía, la retinopatía y la neuropatía. Las moléculas también se han encontrado en el tejido cerebral y han estado implicadas en cuanto a causar daño a las proteínas que juegan su papel en la enfermedad de Alzheimer.

El azúcar es adictivo

Cuando le indico a un paciente que siga una dieta baja en carbohidratos, tratándolo de crecimiento excesivo de levadura, con frecuencia pasa por el síndrome de abstinencia de azúcar, volviéndose intolerablemente irritable y malhumorado. Un esposo me llamó por teléfono y me dijo: "Dr. Colbert, tiene que hacer algo. ¡Nunca he visto a mi esposa así!".

El azúcar es altamente adictivo. A muchas personas les resulta casi imposible dejar de comerlo. De hecho, comer mucho azúcar puede eliminar el zinc en su cuerpo, lo cual puede apagar su sentido del gusto.[6] Los fabricantes saben que cuando su percepción del gusto es alterada, usted necesita más azúcar para que le produzca la misma satisfacción del gusto. Se convierte en un círculo vicioso.

Fuentes de azúcar

En la década del ochenta, el estadounidense promedio comía seis cucharadas de azúcar al día. Diez años después, ese mismo consumidor promedio comía dieciséis cucharadas de azúcar. Imagine comerse dieciséis cucharadas (o cuarenta y ocho cucharaditas) de azúcar tal cual cada día. En cuanto a 2005, ¡el estadounidense promedio consume sesenta y ocho kilos de azúcar cada año![7]

Pero antes de señalar con el dedo y culpar a los refrescos —los cuales merecen algo de culpa, ya que contienen unas diez cucharaditas de azúcar por lata—, considere que los fabricantes añaden sigilosamente azúcar a productos que usted no consideraría "azucarados" para hacerlos más adictivos. Compruebe las etiquetas de los productos básicos que hay en su refrigerador y en su despensa; comience con el ketchup, el pan, las salsas, los aderezos para ensalada, la mostazas, los cereales para el desayuno y las galletas saladas; y verá que el azúcar ocupa un importante lugar en la lista de ingredientes. Puede denominarse "sirope de maíz", "dextrosa", "glucosa" u otra palabra que termine en "-osa" para que la palabra azúcar quede fuera de la lista, pero el hecho permanece: puede que esté usted evitando barritas de caramelo pero comiendo la misma cantidad de azúcar en lugares inesperados.

¿Es malo todo el azúcar? No. Nuestros cuerpos, y nuestros cerebros en particular, lo necesitan para funcionar; pero no necesitamos tanta cantidad como come la mayoría de las personas, y especialmente no en forma fabricada por el hombre. El azúcar en su estado natural está siempre combinado con fibras, lo cual previene una liberación de insulina excesiva y azúcar en la sangre. Todas las frutas contienen fructosa o azúcar de frutas y una abundancia en fibras. No obstante, el hombre ha separado la fruta de la fibra y ha creado alimentos adictivos.

> ### ¿Tomar o no tomar gaseosas bajas en calorías?
>
> Muchas personas piensan que las gaseosas bajas en calorías ayudan a bajar de peso, pero un estudio demuestra lo contrario. Un estudio investigativo que recopiló datos por ocho años, demuestra que el riesgo de estar sobrepeso por tomar de una a dos latas de gaseosas al día es de 32.8 por ciento, pero el riesgo aumenta a 54.5 por ciento si se toma de una a dos latas de gaseosas bajas en calorías.[9] ¡Así es! Escucharon correctamente.

El aspartame desenmascarado

El aspartame se hace con tres componentes: ácido aspártico, fenilalanina y metanol. El metanol también es conocido como "alcohol de la madera", y supone un 10 por ciento de lo que se libera del aspartame cuando esta sustancia se descompone en el aparato digestivo de los seres humanos. Cuando una bebida que contiene aspartame es expuesta al calor, libera metanol.

En el cuerpo, el metanol se convierte en formaldehído —sí, líquido embalsamador— y ácido fórmico. El metanol y el formaldehído en elevadas cantidades pueden causar ceguera, daños oculares o daños neurológicos.

Cuando se descompone en el aparato digestivo, el 40 por ciento de lo que se produce del aspartame es ácido aspártico, que es conocido en círculos científicos y médicos como un aminoácido excitatorio o excitotoxina. Una excitotoxina es una sustancia que sobreestimula o excita las células nerviosas y puede causar daño permanente al sistema nervioso. El ácido aspártico se ha relacionado con anormalidades cerebrales, las cuales incluyen tumores cerebrales en animales de investigación.[8] El ácido aspártico finalmente se convierte en ácido glutámico, o GLM.

Los efectos secundarios del aspartame incluyen: problemas visuales, dolores de cabeza, confusión, depresión, vértigo, convulsiones, náuseas, diarrea, migrañas, dolores abdominales, fatiga, rigidez en el pecho y respiración difícil.

Según un comunicado de prensa distribuido por *Newswire Today* el 17 de enero de 2006, se introdujo una ley para prohibir el endulzante artificial neurotóxico aspartame en la legislatura de Nuevo Mexico por el senador del estado de Nuevo Mexico, Jerry Ortiz y Pino. Es la primera prohibición legislativa en los Estados Unidos del aspartame. Según el comunicado, un informe en la página web del Instituto Nacional de la Salud de noviembre de 2005 afirmaba:

El estudio de la Fundación Ramazzini de Oncología demuestra que el aspartame causa 6 tipos de cáncer.

El comunicado seguía diciendo:

El FDA se ha negado a rescindir su aprobación hasta ahora, de modo que se encuentra aspartame en endulzantes para café, bebidas de "dieta", yogurt "bajo en grasa", chicles "sin azúcar": un total de 6,000 productos consumidos por el 70% de los estadounidenses y el 40% de nuestros niños".[9]

La recomendación es que las industrias deberían pasar a endulcorantes naturales como stevia o xylitol, los cuales yo también recomiendo. Sin embargo, tenga cuidado con el xylitol porque puede causar gases excesivos.

Splenda: no tan espléndido

La marca de edulcorantes Splenda es una sustancia llamada sucralose, la cual se hace convirtiendo el azúcar en clorocarbón. Algunos de los efectos secundarios de la sucralose en estudios en animales incluyen: timos encogidos, hígado y riñones hipertrofiados, atrofia de los folículos linfáticos en el bazo y el timo, un reducido índice de crecimiento, descenso en las células rojas sanguíneas, hiperplasia de la pelvis, abortos naturales, menor peso del cuerpo del feto y menor peso de la placenta y diarrea.[11] Algunas personas han informado de las enfermedades enumeradas a la derecha después de consumir Splenda. No se han completado estudios a largo plazo de sucralosa en seres humanos, pero según un laboratorio en Oxford, Inglaterra, la sucralosa puede formar rastros de un agente mutagénico, que puede actuar como carcinógeno.[12] Recuerde: yo siempre recomiendo productos naturales en lugar de los edulcorantes artificiales.

Cuando escribía este libro, un caballero se acercó a mí después de que yo hablase en uno de mis seminarios sobre los Siete Pilares. Compartió conmigo que él había usado Splenda y había comenzado a experimentar visión borrosa y orina frecuente en la noche; también le diagnosticaron diabetes tipo 2.[13] Dejó de tomar Splenda, y casi de inmediato los efectos secundarios desaparecieron y su azúcar en sangre se normalizó; su visión volvió a ser normal y las visitas al baño en la noche cesaron.

El lado "no tan espléndido" de Splenda

Las personas que usan Splenda (sucralosa) pueden experimentar los siguientes efectos secundarios:

- Inflamación
- Dolor abdominal
- Gas
- Náuseas
- Visión borrosa
- Diarrea
- Dolor de cabeza, especialmente migrañas
- Palpitaciones (latidos irregulares)
- Respiración difícil
- Frecuencia en orinar en la noche
- Depresión o abrumadora ansiedad
- Sensación de estar drogado
- Dolor en articulaciones
- Vértigo[14]

Harina blanca

El pan blanco es una mala elección, y también estriñe mucho. Cuando se añade agua al pan blanco, se forma una pasta pegajosa que estriñe su cuerpo. Algunas personas dicen que es tan pegajosa ¡que casi pueden usarla para poner papel pintado en las paredes!

Proporciona poca nutrición (aun con todas esas vitaminas y minerales añadidos que anuncian en el envoltorio) y se convierte en azúcar rápidamente.

Es otro ejemplo de cómo un alimento maravilloso que Dios nos ha dado es asaltado en el camino hasta el estante de la tienda.

Todo el pan comienza como grano integral, pero para hacer el pan blanco el fabricante quita la cáscara del grano con toda su saludable fibra y vitaminas B. Luego se extrae el germen de trigo que está lleno de nutrientes. Tanto la fibra como el germen de trigo en realidad *se vuelven a vender a tiendas de alimentos sanos*. Mientras tanto, la despojada harina blanca se dirige al principal mercado para ser convertida en pan blanco, pasteles, galletas saladas, pasta, etc.

El pan blanco se crea de una parte del grano: el endosperma con fécula que se muele hasta convertirlo en polvo. Ya que se han eliminado la fibra y el germen, aproximadamente el 80 por ciento de los nutrientes del trigo han desaparecido. El proceso de molido implica temperaturas tan altas que el grano resultante es dañado por oxidación y tiene un aspecto grisáceo. ¿Puede imaginar comprar pan de color gris?

Pero debido a que los consumidores no quieren comprar pan gris, los fabricantes lo dejan blanco. Si quedara alguna vitamina y mineral, la mayoría de ellos son destruidos en el proceso de blanqueo. Luego se añaden vitaminas y minerales de bajo grado, junto con grasas, azúcares y aditivos fabricados por el hombre, y quizá se rocíen con algunos granos en la parte superior, y el alimento es distribuido a las mamás como saludable pan de sándwich.

Cualquier harina que no se denomine "trigo integral" o "avena integral" es harina blanca, aun si parece marrón. El pan blanco se convierte en azúcar casi con tanta rapidez como las barritas de caramelo. Cuando mis pacientes diabéticos pasan de comer pan blanco a comer pan integral, su colesterol y azúcares en sangre casi siempre descienden. Tengo un dicho para quienes tienen por costumbre consumir pan blanco: "Mientras más blanco sea el pan, más temprano usted morirá".

Comida rápida

El típico estadounidense ahora consume tres hamburguesas y cuatro raciones de patatas fritas a la semana. En el año 1970, los estadounidenses gastaron aproximadamente 6 mil millones de dólares en comida rápida, y en el año 200 gastamos más de 110 mil millones de dólares.[15] Gastamos más dinero en comida rápida del que gastamos en computadoras, software para computadoras, autos nuevos y una mejor educación, todo ello combinado.

Las grasas trans —que describiré más adelante en esta sección— se encuentran en cantidades especialmente elevadas en la comida rápida. En febrero de 2006 un informe demostró que las patatas fritas de McDonald's son una tercera parte más elevadas en grasas trans de lo que se creía anteriormente. ¡Una ración gigante de patatas fritas de McDonald's contiene la cantidad enorme de ocho gramos de grasas trans![16]

Los acrylamides son productos químicos tóxicos formados por la combustión de aceite e hidrocarbonos. Son altamente carcinógenos —en particular relacionados con el cáncer de colon— y deberían evitarse. Los acrylamides hacen que el ADN celular mute. Las patatas fritas están entre los peores ofensores cuando se trata de alimentos que contienen acrylamides. Por tanto, la próxima vez que se vea tentado a detenerse en el mostrador de comida rápida para llevar, ¡siga conduciendo!

Carnes mortíferas

Di un curso de formación en un programa de residencia médica dirigido por los Adventistas del Séptimo Día. Como grupo, ellos obedecen ciertas leyes dietéticas, y muchos son vegetarianos. También viven más tiempo que la mayoría de los estadounidenses, y tienen algunas de las menores incidencias de enfermedades cardiacas y cáncer.[17] Muchos de ellos son totalmente vegetarianos, y no comen carne, pescado, aves, huevos o productos lácteos. Algunos son lacto-ovo vegetarianos, lo que significa que a veces comen huevos, beben leche y utilizan otros productos lácteos.

Yo no fomento el vegetarianismo total, ya que Jesús no era vegetariano, pero, sin ninguna duda, hay ciertas carnes que es mejor comer muy de vez en cuando.

Los hígados y los riñones son órganos filtrantes que filtran toxinas. Muchas toxinas residen en esos órganos. ¿Por qué querría usted comérselos?

Las carnes frías y las carnes empaquetadas, como la bologna, el salami, los perritos calientes (hot dogs), el tocino, los embutidos y el jamón procesado, normalmente son altos en grasas saturadas, lo cual se relaciona con las enfermedades cardiacas, y siempre tienen mucha sal. También contienen muchos nitritos y nitratos, que son nombres de moda para feas sustancias que pueden formar productos químicos causantes de cáncer denominados *nitrosamines* o compuestos *n-nitroso.* Esos compuestos están relacionados con el cáncer de vejiga, de esófago, de estómago, de cerebro y de cavidad oral.

Debido a los nitrosamines causantes de cáncer que mencioné anteriormente, es especialmente importante no permitir que los niños coman perritos calientes y otras carnes procesadas. Un estudio descubrió que los niños que comen más de doce perritos calientes al mes tienen nueve veces el riesgo normal de desarrollar leucemia infantil. Otro estudio descubrió que los niños que comen perritos calientes una o dos veces por semana tienen un mayor riesgo de desarrollar cáncer cerebral, y que los niños cuyas madres comen perritos calientes durante el embarazo están relacionados con un exceso de riesgo de desarrollar tumores cerebrales en la niñez. Si los perritos calientes son una de las comidas favoritas en su casa, por favor compre marcas que digan "libre de nitritos" o "libre de nitratos" en la etiqueta.[18] Además, existe tocino, jamón, embutidos y fiambres de cerdo sin nitrito.

Los nitrosamines se forman durante la digestión cuando la proteína de los alimentos reacciona con las sales de nitritos en el estómago. También pueden formarse al freír o fumar. Una regla general es que cuanto más procesada y rica en conservantes sea la carne, mayor es el riesgo de nitrosamines. Para reducir ese riesgo, yo recomiendo que cueza usted su propio jamón y pavo y lo haga rodajas usted mismo en lugar de comprar carnes frías en la tienda.

El tocino, las salchichas y los perritos calientes también son altos en grasas saturadas y productos químicos. Esas carnes normalmente están cargadas de grasa saturada.

Además, las carnes procesadas, como los perritos calientes, las salchichas y las carnes frías, se crean utilizando un proceso denominado "el sistema avanzado de recuperación de carne" (o AMRS). Es un proceso que se usa para recuperar tanta "carne" como sea posible del hueso y los tejidos de la res muerta. Exprime la carne, dejando el hueso y el tejido al otro lado.

Debido a una temida relación con la enfermedad de las vacas locas, los grupos de defensa del consumidor están ejerciendo presión sobre el gobierno para que endurezca las regulaciones para el AMRS. El objetivo es prohibir que los procesadores de carne permitan ningún tejido de la médula espinal de las vacas que sean mayores de treinta meses entren en sus máquinas procesadoras. Aunque los científicos aún no han establecido una conexión directa entre el tejido de la médula espinal en la carne procesada y la enfermedad en seres humanos, yo siento que estaría a favor de su mejor interés el que limitara su ingesta de esas carnes.[19]

Grasas

Las grasas añaden un gusto delicioso a los alimentos, pero con frecuencia a un peligroso precio. Hay grasas que matan (trans o grasas hidrogenadas y parcialmente hidrogenadas), grasas que matan en exceso pero sanan en moderación (grasas saturadas y poliinsaturadas), y grasas que sanan (grasas omega-3 y grasas monoinsaturadas). (Mañana veremos esas "grasas buenas".)

Las grasas que debería evitar son los ácidos grasos trans, a menudo denominados "grasas trans", como las grasas hidrogenadas y parcialmente hidrogenadas. Necesita usted limitar su consumo de grasas saturadas y poliinsaturadas.

> **¡Es un hecho!**
>
> Cuanto más sólida sea la grasa hidrogenada, más peligrosa es para su cuerpo.

La grasa saturada se encuentra principalmente en grasas animales; es sólida a temperatura ambiente y eleva significativamente el LDL o colesterol malo. Las grasas poliinsaturadas se encuentran en productos como la mayonesa, aderezos para ensalada, aceite procesado con calor de cártamo (safflower), girasol y maíz.

Grasas trans (grasas hidrogenadas y parcialmente hidrogenadas)

En 1902, el proceso de hidrogenación fue patentado por un científico alemán. Durante la hidrogenación los aceites más baratos —soja, maíz, semilla de algodón y canola— se mezclan con un catalizador metálico, normalmente el níquel. Luego el aceite se somete a gas hidrógeno en un reactor a alta presión y alta temperatura para obligar al hidrógeno a atravesarlo hasta que esté saturado. Entonces se añaden emulsionadotes, y el aceite es desodorizado a altas temperaturas y se le quita el vapor. La margarina es un ejemplo de un producto que contiene aceites hidrogenados. Al igual que la harina blanca que mencioné anteriormente, la margarina debe ser aclarada para ocultar su color grisáceo y luego secada y condimentada para que se parezca a la mantequilla.

Añadir átomos de hidrógeno a las grasas y aceites líquidos hace que esos aceites estén en forma sólida a temperatura ambiente. Eso significa que tienen mucha menos probabilidad de volverse rancios, y su vida en el estante se prolonga mucho.

Sin embargo, este proceso altera la estructura química de la grasa convirtiéndolo en un "ácido graso trans" no natural, que se convierte en un enemigo del corazón al elevar los niveles de colesterol LDL (el malo) y disminuir los niveles de colesterol HDL (el bueno). Se ha descubierto que las grasas trans son más dañinas para sus arterias que la grasa saturada, y están implicadas en las enfermedades cardiacas y el cáncer.

Las grasas trans, llamadas también grasas hidrogenadas, están presentes en la margarina, la manteca y la mayoría de mantequillas de cacahuete comerciales. La margarina en forma de barra normalmente tiene más de un 20 por ciento de ácidos grasos trans, mientras que la margarina en tarrina o la margarina suave solamente contienen alrededor de un 15 por ciento.

Esas grasas malas se encuentran en casi todos los artículos que hay en

Prueba rápida

¿Cuál de los artículos del menú de Bob Evans contiene más gramos de grasas trans?

a. Tarta de manzana sin azúcar añadido
b. Desayuno de salchicha y queso cheddar para hornear
c. Comida de pavo y salsa
d. Tarta "pot pie" de pollo

Respuesta: a y c. La tarta de manzana sin azúcar añadido contiene 13 gramos de grasas trans. El pavo y salsa contiene 13 gramos de grasas trans (los 13 gramos de grasas trans están en la salsa, no en el pavo). El "pot pie" de pollo contiene 12 gramos de grasas trans. El desayuno de salchicha y queso cheddar contiene 11 gramos de grasas trans.[20]

una tienda de comestibles, donde residen todos los pasteles, cereales para desayuno, barras para desayuno, galletas saladas y alimentos procesados o empaquetados. Las grasas malas también se encuentran en la sección de pastelería en los donuts, pasteles, galletas, tarta y otros artículos que le seducen cuando pasa al lado de la pastelería. Trate de evitar los pasillos centrales y las pastelerías de la tienda de comestibles a fin de no ser tentado. Muchos de los aderezos para ensaladas contienen grasas hidrogenadas. Sin embargo, hay algunas sanas entre las que escoger, como los aderezos para ensalada de la marca Newman's Own.

El 1 de enero de 2006, todos alimentos empaquetados que se vendieron en los Estados Unidos comenzaron a enumerar el contenido en grasas trans en sus etiquetas de información nutricional; pero los observadores señalan un problema con la nueva etiqueta. Bajo las regulaciones del FDA, "si la ración contiene menos de 0.5 gramos [de grasas trans], el contenido, cuando se declara, deberá expresarse como cero".[21] Eso significa que podría usted comerse varias galletas, cada una de ellas con 0.4 gramos de grasas trans, y terminar comiéndose varios gramos de grasas trans aunque la etiqueta dijera que no se había comido ninguno. Un estudio realizado en catorce años halló que sólo un dos por ciento de aumento en grasas trans elevan en una persona el riesgo de padecer enfermedades del corazón a un treinta y seis por ciento.[22] Esta grasa es tan mortífera que necesitamos evitarla por completo. La mejor manera de evitar eso es buscar las palabras "parcialmente hidrogenado" o "manteca" en la etiqueta. Si cualquiera de esas palabras aparece en la etiqueta, no se coma el producto. Al igual que deberíamos evitar los restaurantes que permitan fumar, también deberíamos evitar los restaurantes que continúen cocinando sus alimentos con esas grasas mortíferas.

Grasas saturadas

Las grasas saturadas rara vez pueden encontrarse en frutas y verduras;

principalmente se encuentran en productos animales. Los alimentos de alto contenido en grasas saturadas incluyen la mayoría de las selecciones que se encuentran en un restaurante de comida rápida (como hamburguesas, tiras de pollo frito, etc.) y en productos lácteos como productos con leche entera, al igual que en alimentos fritos comerciales y alimentos procesados, como galletas, pasteles, donuts y tartas.

Las grasas saturadas también se encuentran en carnes curadas, como el tocino o beicon, las salchichas, el jamón, los perritos calientes, las carnes frías, el salami y el pepperoni. Las carnes rojas y la carne de pato y de ganso también son

> **¿Sabía que...?**
>
> Esas grasas del jugo de la carne, como el sebo de res, la manteca (cerdo), del pollo, del pato, del ganso, la grasa del tocino y hasta del pavo, contienen la elevada cantidad de 44.8 gramos de grasa saturada por cada 3.5 onzas de ración. Por tanto, la próxima vez que cocine esas judías verdes, ¡piense dos veces antes de rociarlas con grasa del tocino.[24]

normalmente altas en grasas saturadas. Algunos aceites vegetales como el aceite de coco, aceite de almendra y aceite de palma también son altos en grasas saturadas. Hombres, limiten su ingesta de carne roja. Los hombres que consumen altas cantidades de carne roja aumentan sus probabilidades de desarrollar cáncer de próstata dos o tres veces más que los hombres que no la comen.[23]

Yo recomiendo la ingesta limitada de esas grasas en lugar de evitarlas por completo, porque sí que proporcionan beneficios al cuerpo cuando se consumen con moderación. Las grasas saturadas refuerzan nuestro sistema inmunológico y permiten que el calcio se incorpore a nuestros huesos cuando se consumen con moderación. (*Con moderación* significa que no más de un 7-10 por ciento de nuestra ingesta de calorías debería provenir de grasas saturadas).[25] Las cantidades moderadas de grasas saturadas también protegen al hígado de toxinas, ayudan a prevenir el cáncer de pecho y el de colon, y ayudan a fomentar la pérdida de peso.

Grasas poliinsaturadas (grasas omega-6)

Las grasas poliinsaturadas oxidan con mucha más rapidez que las grasas monoinsaturadas. Por eso esas grasas se vuelven rancias tan rápidamente. Las grasas poliinsaturadas son líquidas a temperatura ambiente y permanecen en estado líquido aun cuando se refrigeran o congelan. Las grasas poliinsaturadas se dividen en dos familias: las grasas omega-3 y las grasas omega-6. Discutiré las grasas omega-3 mañana.

Cuando aceites poliinsaturados, como el aceite de maíz, de cártamo (safflower), de girasol, de sésamo, los aderezos comerciales para ensaladas y otros se utilizan para cocinar, y especialmente para freír, la oxidación se produce aún con más rapidez. La oxidación también ocurre en sus arterias cuando los radicales libres atacan a las grasas poliinsaturadas, que son transportadas en el colesterol LDL.

El colesterol oxidado tiene mucha más probabilidad de formar placa en una arteria o en las paredes arteriales. Cuando las grasas son descompuestas mediante la oxidación, forman sustancias que fomentan la coagulación de la sangre y causan inflamación, todo lo cual hace que el flujo sanguíneo discurra con más dificultad.

Las grasas poliinsaturadas no son las peores grasas, pero tampoco son las mejores. Provienen de fuentes saludables, pero tienden a estar sobreprocesadas cuando llegan al consumidor. Comer demasiadas grasas poliinsaturadas aumenta la inflamación, lo cual se relaciona con enfermedades cardiacas, artritis, cáncer y Alzheimer.

Las grasas poliinsaturadas son esenciales para la vida y deben consumirse diariamente en pequeñas cantidades. Creo que la mejor manera es consumir pequeñas porciones de pecanas, almendras, coquitos del Brasil, pistacho y nueces. Si debe usar aceite vegetal, escoja cantidades pequeñas de grasas poliinsaturadas procesadas en frío (aceite de maíz, linaza, calabaza, cártamo (safflower), sésamo, semilla de soja y girasol), que puede usted encontrar en la mayoría de tiendas de comida sana. (Recuerde: el apóstol Pablo dice en 1 Corintios 6:12: "Todo me es lícito, pero no todo me conviene"; la clave es la moderación.) Pero es mejor evitar los aceites *procesados* en calor y sustituir los aderezos para ensalada por aceite de oliva extra virgen, vinagre balsámico y aceite de ajo, prensado con una prensa para ajos. (Ver la receta de "Famoso aderezo para ensaladas de Dan" en la página 110). Explico en detalles el proceso de prensado del aceite en el Día 19.

Ahora pasemos a las buenas noticias y veamos qué alimentos vivos deberían ser el fundamento de nuestra dieta.

ELEMENTOS BÁSICOS PARA UNA VIDA SANA

PUNTOS PARA MEDITAR: *Permanezca en el lado ligero de la vida disfrutando de los alimentos vivos. Cuanto más procesado esté un alimento, más azúcar y más grasas tóxicas, tanto más daño le hará a su cuerpo. Limite su ingesta de carnes grasas como el tocino, los perritos calientes, las salchichas y las carnes frías.*

PASO DE ACCIÓN: *Comience a leer etiquetas, y evite todas las grasas trans, las grasas hidrogenadas o parcialmente hidrogenadas o la manteca, que son todas grasas muy peligrosas.*

DÍA 19: Qué comer: lista de alimentos vivos

En el programa de televisión titulado *Qué no ponerse,* un grupo de artistas maquilladores que están al día ayuda a una persona que no se viste bien a aprender cómo vestirse bien. El programa termina con los amigos y la familia de la persona viendo cómo ha cambiado. Las fotografías del antes y el después a menudo son sorprendentemente diferentes.

Usted "se pone" los alimentos en su cuerpo cada día. En realidad usted es lo que come. Su ropa puede que esté hecha de algodón, poliéster, rayón o seda, pero su cuerpo está formado por todo lo que pone usted en su boca. El lápiz delineador y el maquillaje no pueden ocultar un cuerpo que no está sano. Es momento de llenar su despensa y su refrigerador de alimentos vivos, ¡para lucir y sentir al máximo!

Los alimentos son una bendición de Dios. Éxodo 23:25 dice: "Mas a Jehová vuestro Dios serviréis, y él bendecirá tu pan y tus aguas; y yo quitaré toda enfermedad de en medio de ti". La palabra para *pan* también se traduce como *alimento.* Dios quiere que disfrutemos de los alimentos. Veamos qué alimentos creó Él para bendecir su cuerpo.

> ### La belleza tiene la profundidad de la piel
>
> Los alimentos orgánicos con frecuencia son más pequeños y no tan bonitos como la producción no orgánica. Las naranjas orgánicas tienen un aspecto menos impresionante que las cultivadas de manera convencional, pero los estudios demuestran que las naranjas orgánicas son mucho más densas en nutrientes. Las naranjas no orgánicas son más grandes y tienen un color naranja más bonito, pero son como grandes bolas de agua con menos nutrientes.[1]

Frutas y verduras frescas orgánicas

Al menos la mitad de lo que usted come deberían ser alimentos vivos, preferiblemente frutas y verduras orgánicas crudas y granos integrales. Es un hecho establecido que cuanto más frutas y verduras se coma, menos es la probabilidad de enfermedades cardiacas, cáncer y muchos otros problemas de salud. Incluso añadir una ración al día puede disminuir el riesgo de padecer enfermedades cardiacas. Las raciones diarias recomendadas actualmente de frutas y verduras, según el USDA, están entre cinco a trece raciones al día, dependiendo de la ingesta de calorías.[3]

Muchas veces una dieta rica en frutas y verduras puede reducir la presión arterial tanto como lo hacen los medicamentos. Las personas que comen más de cuatro raciones al día también tienen niveles significativamente más bajos de colesterol malo. Los estudios demuestran claramente que para prevenir el cáncer, las frutas y las verduras son la mejor "medicina" que se puede tomar. Los fitonutrientes naturales que tienen protegen contra todos los tipos de cáncer.[4]

Coma las frutas y las verduras crudas o hervidas, porque los alimentos en su estado natural tienen todas sus enzimas. Las enzimas son las bujías químicas en su cuerpo que ponen en funcionamiento o aceleran los procesos químicos que le mantienen con vida. Hay miles de enzimas en el interior de su cuerpo, las cuales toman proteínas, grasas y carbohidratos y los estructuran para formar su cuerpo. Cuando come usted frutas y verduras que aún tienen sus enzimas, incrementa usted la capacidad que su cuerpo tiene para recrearse a sí mismo.

Está bien cocinar ligeramente al vapor o sofreír sus alimentos; pero no los cocine demasiado. Un investigador descubrió que cuando cocina usted los alimentos a temperatura superior a los 118 grados Fahrenheit (48 grados Celsius) durante treinta minutos, se destruyen casi todas las enzimas; se convierte entonces en un alimento muerto.[5]

Las frutas y verduras deberían comerse con su piel siempre que sea posible, porque muchas vitaminas y minerales se concentran justamente debajo de su piel. Debería ser seguro comer la capa exterior de las frutas y verduras orgánicas Si no ha comprado usted artículos orgánicos, es imperativo que lave cuidadosamente esas frutas y verduras. Para obtener sugerencias, lea la sección "Cómo quitar las ceras de los productos lavándolos" en mi libro *Toxic Relief*.[6] Si no tiene a su disposición productos frescos escoja frutas y verduras congeladas, aunque su valor nutritivo se ve ligeramente comprometido. Coma frutas y verduras en lata muy de vez en cuando. Los productos enlatados normalmente se escaldan o se calientan muy rápidamente antes de enlatarse, y eso destruye las vitaminas y las enzimas. También se calientan dentro de la lata para matar los microorganismos, destruyendo así más vitaminas.[7]

¿Por qué orgánicos?

Los alimentos orgánicos se definen como habiendo sido "producidos añadiendo al terreno solamente fertilizantes animales o vegetales, como estiércol, harina de huesos y compost". Los alimentos orgánicos se producen sin el uso de pesticidas artificiales y fertilizantes químicos.

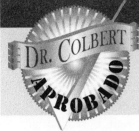

Tomates aprobados por el Dr. Colbert

Según un estudio del Departamento de Medicina, Brigham y Women's Hospital y Harvard Medical School, el consumo frecuente de productos de tomate se relaciona con un menor riesgo de cáncer de próstata.[4]

Dejaremos nuestra discusión en profundidad sobre los alimentos orgánicos para nuestro pilar sobre la desintoxicación, pero lo fundamental es que los alimentos orgánicos proporcionan una nutrición superior sin el daño de los productos químicos o las sustancias extrañas que pueden hacer estragos en la salud de nuestro cuerpo.

¿Qué tipos de frutas y verduras?

¡Todos los tipos! Zanahorias, tomates, perejil, ajo, fresas, mandarinas, uvas, arándanos: estos y otros cientos de frutas y verduras coloridas contiene antioxidantes, protegiéndole de una miríada de enfermedades, entre las cuales se incluye el cáncer. Proporcionan vitaminas y minerales en el estado prístino que a su cuerpo le encanta.

Coma verduras sin fécula, como espinacas, lechuga, col, brócoli, espárragos, judías verdes, coles de bruselas, rábanos, nabos y coliflor. Coma ensaladas coloridas con vinagre balsámico o de vino tinto y aceite de oliva extra virgen u otros aceites sanos extraídos de la lista de grasas buenas que veremos en un momento. Las verduras con fécula, como los frijoles, guisantes, lentejas, patatas y batatas son buenas, aunque si tiene usted sobrepeso tendrá que comerlas con moderación. La ensalada de col, zanahoria, cebolla y mayonesa hecha con mayonesa de semilla de uva es un estupendo añadido a su dieta diaria.

El perejil es muy nutritivo, y es un ingrediente clave en una ensalada del Oriente Medio llamada *tabouli*, que es muy sabrosa. El ajo se ha usado medicinalmente en Egipto durante más de cinco mil años y en China durante más de tres mil años. Se usó para tratar la gran plaga en Europa y como cura para la disentería durante la Primera Guerra Mundial. El ajo tiene propiedades antihongos, antivirus, antiparásitos y antibacterianas, y puede ayudar a disminuir la presión arterial.

Uno de los ingredientes importantes de frutas y verduras es la fibra no digerible, la cual absorbe el agua en el sistema digestivo y limpia todo. Es la escoba de las calles que tiene la naturaleza para el aparato digestivo. Las dietas altas en fibras hacen discurrir los alimentos, las toxinas y los parásitos con rapidez y sin daños. Cuando su dieta es baja en fibras, da más oportunidad para que los parásitos ataquen su intestino y las toxinas entren en su flujo sanguíneo.[9]

Hay dos tipos de fibra: insoluble y soluble. La insoluble no es soluble en agua, e incluye el lino y la celulosa. El salvado es la fibra insoluble más común, y la forma más común es el salvado de trigo. El salvado también incluye el salvado de cualquier grano. La mayoría de las personas pueden tolerar muy bien el salvado de arroz. Este tipo de fibra aumenta la frecuencia de nuestros movimientos intestinales y el peso de nuestras heces, y ayuda a prevenir el estreñimiento, el síndrome de intestino irritable, las hemorroides, la diverticulosis y otros trastornos intestinales. Buenas fuentes de salvado son los cereales altos en fibras y las pieles de verduras y frutas.

La fibra soluble es soluble en agua; ayuda a disminuir los niveles de colesterol, estabiliza el azúcar en sangre, ralentiza la digestión y ayuda a reunir toxinas, metales pesados y productos químicos, sacándolos del cuerpo. Las fibras solubles son descompuestas por microbios en los intestinos y proporcionan el combustible para mantener sanas las paredes del aparato gastrointestinal. También reúnen sales de la bilis, lo cual previene enfermedades de la vesícula biliar. Buenas fuentes de fibra soluble incluyen: frutas, alubias, vainas, lentejas, zanahorias, avena y semillas como la semilla de pysillium y de linaza.

En general, cuanto más alto sea el contenido en fibra, mejor. A la hora de tomar fibra soluble, aumente su ingesta de fibra lentamente, o podría experimentar hinchazón, calambres y gas excesivo.

Nuevas recomendaciones

La USDA recientemente actualizó sus recomendaciones para comer alimentos frescos. Solía recomendar de cinco a siete raciones de frutas y verduras al día. Ahora recomienda de cinco a trece raciones al día: casi el doble con respecto a las anteriores recomendación.[9]

Es difícil equivocarse con frutas y verduras orgánicas frescas. Deberían formar la mayor parte de su dieta; sin embargo, una nota de advertencia: las frutas y verduras pueden ser bajas o altas en glicémicos. El índice glicémicos (IG) es un sistema numérico para medir con cuánta rapidez un carbohidrato desencadena una subida en el azúcar en sangre. Cuanto mayor sea el número mayor es la respuesta de azúcar en sangre. Un alimento de bajo glicémicos causará una ligera subida, mientras que otro de alto glicémicos desencadenará un dramático punto.

Yo recomiendo comer más productos con un índice glicémicos de 50 o menos, en especial si quiere usted perder peso. De esa manera no estará usted aumentando el azúcar todo el tiempo.

- Alimentos de bajo glicémico son 55 o menos.
- Alimentos de medio glicémico son 56–69.
- Alimentos de alto glicémico son 70 y por encima.

Para personas que intentan perder peso, la siguiente tabla les dará valores glicémicos de algunas frutas y verduras:[10]

VALOR DE ÍNDICE GLICÉMICO	ALIMENTO
‹15	Alcachofa
‹15	Espárrago
‹15	Aguacate
‹15	Brócoli
‹15	Coliflor
‹15	Apio
‹15	Pepino
‹15	Berenjena
‹15	Judías verdes
‹15	Lechuga, todas variedades
‹15	Pimiento, todas variedades
‹15	Guisante
‹15	Espinaca
‹15	Calabaza
‹15	Calabacín
15	Tomates
22	Cerezas
22	Guisantes secos

VALOR DE ÍNDICE GLICÉMICO	ALIMENTO
24	Ciruela
25	Toronja
28	Melocotón
31	Albaricoque seco
32	Frijol de media luna, congelado
36	Manzana
36	Pera
52	Jugo de naranja no de concentrado
53	Banano
54	Batata
55	Maíz dulce
64	Remolacha
64	Uvas pasas
66	Piña
72	Sandía
97	Chirivía
103	Dátiles

Granos integrales

Otros alimentos vivos de primera necesidad son los productos vivos de grano, ricos en fibra, como los panes de semilla, el arroz integral, las pastas integrales y los cereales integrales. Los productos integrales son densos en nutrientes y pasan muchas vitaminas y minerales al cuerpo. Los granos integrales también contienen mucha fibra, que es una fabulosa cazadora de toxinas.

Cuando compre productos de grano, busque las palabras *brote* (como en "brotes de trigo", "brotes de cebada", "brotes de mijo", "brotes de lentejas", "brotes de semillas de soja" y "brotes de espelta"), *trigo integral* o *avena integral* en la lista de ingredientes. No se deje engañar por nombres como "trigo crujiente", "pan con 7 semillas", etc. Esas palabras pretenden sonar saludables, cuando, de hecho, generalmente utilizan la misma harina blanca que se encuentra en el pan blanco. Las únicas palabras que le aseguran que está usted comprando un producto de grano integral son: *brote, trigo integral o avena integral.* Compruebe cuidadosamente los ingredientes en la etiqueta. No se deje engañar por el material gráfico del envoltorio.

Le aliento a que vaya un paso más allá de los panes de trigo integral y coma panes de semillas y panes planos. El pan de Ezequiel y el pan de maná son estupendos panes con menos harina hechos con granos vivos y deberían ser refrigerados.

Los productos con semillas se estropean con más rapidez, en especial si los deja en la encimera, pero no hay nada malo en eso, pues significa que no están cargados de conservantes. El alimento que Dios dio a los israelitas durante su viaje por el desierto —el maná— criaba gusanos después de un día, lo cual es característico de los alimentos vivos. Debería usted aprender a sospechar de los alimentos que no se estropean con rapidez.

Limite su consumo de productos integrales que contengan maíz. Les damos de comer maíz a los cerdos y el ganado para engordarlos. ¿Acaso tengo que ser más claro? Eso también incluye las palomitas de maíz.

Grasas buenas

Sí, existe tal cosa como una grasa buena. ¡Su cuerpo necesita grasa! Los tipos de grasas buenas sanan el cuerpo y son necesarios. Debería usted comer grasa cada día por la salud de su corazón, cerebro, piel, cabello y todas las partes de su cuerpo. La grasa buena nutre y fortalece las membranas celulares. Las grasas buenas incluyen:

• Grasas monoinsaturadas
• Grasas Omega-3

La grasa monoinsaturada se encuentra en el aceite de oliva extra virgen que se extrae en frío (no se calienta). También puede obtener grasas monoinsaturadas en la mantequilla de cacahuete natural, los aguacates, las aceitunas, las macadamias y especialmente en las almendras, nueces y avellanas. Los frutos secos y semillas —no los tostados, salados, con sabores añadidos y dulces— deberían ser uno de los sostenes principales de su dieta. A mí me encantan las almendras, las macadamias y las nueces. Las almendras son excelentes porque son altas en grasas monoinsaturadas y contienen un 20 por ciento de proteína. Pruebe la mantequilla de almendra.

Al principio tómese con calma el comer frutos secos y semillas, o podría usted molestar a su estómago. Comience con poco y vaya aumentando ligera y gradualmente. Como dije ayer, la moderación es la clave. Además, si deja usted abierto el paquete de frutos secos durante treinta días, pueden volverse rancios, causando más daño que bien. Mantenga los frutos secos en envases de plástico o cerámica, y póngalos en el refrigerador o la nevera hasta que vaya a utilizarlos.

Los ácidos grasos omega-3 se encuentran principalmente en peces de agua fría, algunos mamíferos marinos y en las algas. Los científicos creen que la mejor manera de obtener omega-3 adecuadamente es mediante el consumo directo de DHA (ácido docosahexaenoico) y EPA (ácido eicosapentaenoico) de los peces. El DHA protege el cerebro, revirtiendo los signos de envejecimiento cerebral y protegiendo contra el desarrollo del Alzheimer y la demencia. El DHA también juega su papel en la prevención del trastorno de déficit de atención e hiperactividad y problemas de aprendizaje. El EPA protege el corazón y disminuye la inflamación; tiene efectos anticancerígenos, antiinflamatorios y antihipertensivos. El EPA reduce el riesgo de derrame, de arritmias cardiacas, de demencia y de ataque al corazón.[11]

El ácido alfa-linolénico (ALA) normalmente no está en la dieta estándar estadounidense. Las grasas en la linaza, el aceite de linaza, las nueces y diferentes verduras verdes y super alimentos se convierten en el cuerpo en ALA. El cuerpo entonces utiliza ALA para producir EPA y DHA para nutrir y proteger el corazón y el cerebro y para producir una potente hormona llamada "PG3", que reduce el dolor y la inflamación y previene que las plaquetas se adhieran, lo cual reduce los coágulos de sangre.

Un estudio ha descubierto que los hombres con más altos niveles de ALA en su flujo sanguíneo tienen tres veces más probabilidades de desarrollar cáncer de próstata.[13] Por tanto, no consuma excesivas cantidades de linaza, semilla de linaza y nueces.

Desgraciadamente, muchas personas son incapaces de convertir ALA en

---

Famoso aderezo para ensaladas de Dan

Mi hermano, Dan Colbert, tiene una receta maravillosa de aderezo para ensalada. A mí me gusta tanto que quiero compartirla con usted.

- ¼ de taza de vinagre balsámico
- 2 cucharaditas de sazón Cavender's Greek
- 1 diente de ajo fresco, picado
- Una pizca de sal marina
- 2 cucharaditas de agua pura
- El jugo de un limón
- ⅔ tazas de aceite de oliva extra virgen

Ponga el vinagre balsámico en una vinagrera de cristal y añada los demás ingredientes en el orden enumerado. Refrigere. Para 1 taza.

CONSEJO: Los aderezos preparados con aceite de oliva pueden cuajarse cuando se refrigeran. Deje que el aderezo refrigerado alcance la temperatura ambiente antes de servirlo.

omega-3. Por tanto, en lugar de tratar de aumentar su ingesta de ALA, debe concentrarse en tomar más EPA y DHA en su dieta. Yo recomiendo que coma salmón como una buena fuente de grasas omega-3 o suplementos de aceite puro de pescado que contengan EPA y DHA.

La controversia con el aceite de canola

El aceite de canola es una grasa monoinsaturada que se usa primordialmente en la cocina y en la preparación de alimentos. Aunque algunos nutricionistas han destacado el aceite de canola por sus propiedades tóxicas, es importante entender que el valor nutritivo de cualquier aceite comestible puede destruirse y convertirse en veneno, dependiendo del procesado y las temperaturas que se utilicen para cocinar.

Cuando se desarrolló la canola en los años setenta, se utilizó el aceite de semilla de la colza, que es un miembro de la familia de la mostaza. Hoy día la canola ha sido hibrizada desde la semilla de colza para que sea un buen aceite para todo tipo de cocina con un alto contenido en grasa monoinsaturada similar al del aceite de oliva, pero con una mayor duración cuando está en los estantes.

Sin embargo, sigue habiendo controversia. La Dr. Mary Enig, una de las principales bioquímicas del país, descubrió que el aceite de canola tiene que ser parcialmente hidrogenado o refinado antes de poder utilizarse comercialmente.[13] Esto ha llegado a ser motivo de preocupación por los altos niveles de ácidos grasos trans, pero el aceite de canola que no ha sido hidrogenado no tendrá cantidades significativas de ácidos trans. Es importante comprobar la etiqueta antes de comprar.

La clave para escoger un aceite saludable está en el proceso de extracción. Los aceites producidos en serie normalmente se extraen químicamente de semillas utilizando hexano, un producto del petróleo que es dañino para el medioambiente y que tiene el potencial de dejar un residuo en el producto terminado.

El presionado es una alternativa mucho más saludable para procesar los aceites. En este proceso, una prensa expulsora machaca las semillas con acción hidráulica. Este proceso da menos aceite que la extracción química, y por eso los aceites extraídos con este proceso normalmente son más caros. Sin embargo, son la mejor elección para cocinar e ingerir, y eso va para todos los aceites.

Unas palabras sobre los alimentos fritos

Si le gustan los alimentos fritos, entonces pase a sofreírlos ligeramente, con calor bajo y utilizando aceite orgánico extra virgen de coco, mantequilla orgánica, mantequilla aclarada o aceite orgánico de nuez de macadamia, que tiene un punto de ahumado ligeramente superior. El *punto de ahumado* es el punto en el cual el aceite comienza a descomponerse, liberando radicales libres. Eso puede suceder a temperaturas relativamente bajas. Si sofríe con aceite de oliva extra virgen, no lo haga a altas temperaturas porque tiene un punto de ahumado más bajo. Nunca cocine con aceite de linaza.

Evite freír con grasas poliinsaturadas, como el aceite de maíz, de girasol, de soja o de cártamo (safflower). Freír a altas temperaturas convierte esos aceites en peligrosos peróxidos lípidos, que crean tremendas cantidades de radicales libres. Esos radicales libres pueden dañar el hígado y causar daños cromosómicos en animales de laboratorio. Imagine la cantidad de daño que se está produciendo a nuestros cuerpos, y especialmente a los cuerpos de nuestros niños, cuando seguimos alimentándolos con patatas fritas, tiras de pollo frito y aros de cebolla.

La mayoría de los aceites vegetales en el supermercado son procesados al calor. Pasan por varias etapas, y he aquí el proceso en resumen. El proceso empieza al tomar semillas naturales, como el de girasol y ajonjolí, y calentarlas cerca de 250 grados. Las semillas eran prensadas para obtener el aceite. Los solventes como el hexano, un producto derivado del petróleo, son añadidos para disolver el aceite fuera de la semilla en grano, y después se calientan a más de 300 grados para evaporar el solvente. Luego comienza le proceso de sacar la sustancia gomosa, la cual saca la mayor parte de los nutrientes del suelo. El aceite queda con un color amarillento después del proceso, y luego es blanqueado a una temperatura más alta y desodorizada a temperaturas de más de 500 grados de treinta minutos a una hora. El resultado final es lo que usted ve en los estantes del supermercado: un aceite claro y sin olor lleno de peligrosos peróxidos lípidos. Vea mi libro *What Would Jesus Eat? [¿Qué comería Jesús?] para más información.*[14]

Siga con vida con alimentos vivos

A medida que cambie usted su dieta y edifique sobre este pilar de la salud, viva su vida y haga modificaciones donde deba. Cuando vaya a un restaurante, escoja frutas y verduras frescas, granos integrales y carnes magras que no estén fritas. Escoja aceite de oliva extra virgen y vinagre. Hay muchas maneras de evitar los malos alimentos, aun dentro de los menús menos saludables.

Si se encuentra en una situación en que sería grosero no comer alimentos "muertos", sencillamente coma frutas, verduras y granos integrales junto con ellos a fin de que la fibra empuje los alimentos muertos por su cuerpo para que sean eliminados.

Mañana veremos otros alimentos vivos que puede comer con precaución.

ELEMENTOS BÁSICOS PARA UNA VIDA SANA

PUNTOS PARA MEDITAR: *Las frutas, verduras, granos integrales y aceites sanos son todos ellos "alimentos vivos". No todas las grasas son malas; de hecho, su cuerpo necesita buena grasa. Buenas alternativas son el aceite de oliva extra virgen, de almendras, de macadamia y de linaza. Dependiendo del aceite, puede usted sofreír ligeramente los alimentos. Nunca los fría mucho.*

PASO DE ACCIÓN: *Escoja panes de granos integrales, pasta integral y cereales integrales. Consuma de cinco a trece raciones de frutas y verduras, preferiblemente orgánicas, al día. Pruebe de una a dos cucharadas del "Famoso aderezo para ensaladas de Dan" en su ensalada hoy. (Este aderezo para ensaladas también es una estupenda salsa para marinar pollo.) Añada unos 60 gramos de estos frutos secos crudos: almendras, nueces o macadamia. Entérese de qué tipo de aceite se usa en su aderezo favorito para ensaladas en los restaurantes.*

DÍA 20: Qué comer con precaución: carne y productos lácteos

Los apuntes de ayer hablaban sobre alimentos que puede usted comer casi sin reserva: frutas y verduras orgánicas crudas, granos integrales y grasas monoinsaturadas. Hoy hablaremos de alimentos que debería comer con un poco más de precaución: carnes y productos lácteos.

Por qué la carne es un alimento "de precaución"

Los seres humanos son omnívoros, y la carne puede ser una parte aceptable y sana de su dieta; pero muchas personas se comportan como carnívoras. No comprenden los peligros de comer demasiada carne o las carnes incorrectas. Las siguientes son las tres razones principales para limitar la carne, especialmente la carne roja, en su dieta.

Cuidado con la grasa

En una dieta de 2,000 calorías, solamente el 30 por ciento de las calorías deberían provenir de la grasa.[1]

Grasa tóxica

La carne roja tiene una concentración de toxinas más alta que casi todos los demás alimentos. Cualquier pesticida, sulfamida, hormona, antibiótico, producto químico u otro residuo tóxico que come un animal, generalmente se almacena en su grasa. Si come usted esa grasa, las mismas toxinas entran en su cuerpo y se almacenan en su grasa. Ese corte de carne roja que está en su plato podría ser el mayor punto de entrada de toxinas en su cuerpo.

La carne blanca es mejor, pero no perfecta. A la mayoría de los pollos se les suministran antibióticos, especialmente tetraciclina, para hacer frente a la salmonela y otras bacterias. En el pasado, era práctica común suministrar hormonas del crecimiento y estrógenos a los animales para añadir masa y aumentar su valor. Afortunadamente, esas prácticas han cambiado en la actualidad.

Sin embargo, los peligros de la carne tóxica son altos. No hay tal cosa como carne libre de grasa. Todo, desde un filete hasta la pechuga de pavo tiene algún contenido en grasa. Cuando usted come cualquier tipo de grasa animal, los pesticidas de la carne que no es procesada y eliminada por su hígado pueden almacenarse en su tejido adiposo, y usted podría cosechar el daño.

Proteína en exceso

Comer demasiada carne y proteínas (incluyendo proteínas de productos lácteos, quesos y huevos) congestiona los órganos y las células. Hace que sus tejidos sean ácidos, lo cual, como vimos en el primer pilar, hace que sea más difícil para su cuerpo desintoxicarse a nivel celular.

Cuando come usted un filete de unos 500 gramos o el equivalente en otro tipo de carne, está cargando a su cuerpo de excesivas cantidades de proteínas. Los hombres normalmente necesitan solamente de veinte a treinta gramos de proteínas (ochenta y cinco a cien gramos de carne) con cada comida (o 0.8 gramos por kilo de peso corporal). Las mujeres normalmente necesitan solamente de catorce a veintiún gramos de proteínas por comida (cincuenta y seis a ochenta y cinco gramos de carne). Un hombre que pese 220 libras (unos 100 kilos) necesitaría solamente 80 gramos de proteínas al día. Unos 30 gramos de carne normalmente tiene siete gramos de proteínas. Yo recomiendo que también se obtengan proteínas combinando granos y legumbres integrales, como el arroz integral y los frijoles, que forman una proteína completa.

> ### Un buen huevo
>
> Al igual que los productos lácteos, los huevos son una estupenda fuente de proteínas, pero pueden causar alergias. Cuando se cocinan, la proteína cambia, de modo que es menos fácil de absorber o digerir, y puede desarrollar usted alergias o sensibilidades. Si puede "soportar" los huevos, comer uno ocasionalmente es bueno para usted, en especial huevos orgánicos o los nuevos huevos, que contienen grasas omega-3.

Una excesiva ingesta de proteínas puede poner en tensión a los riñones, y los individuos con problemas de riñón deben restringir su ingesta de proteínas, en especial de carnes.

Irradiación

Este es un problema del que no escucha usted mucho, pero es preocupante. Muchos alimentos, desde carnes hasta granos y jugos, están cargados de una irradiación equivalente a 10 hasta 70 millones de radiografías para matar microorganismos o prevenir que crezcan.[2] Desde 1990 la FDA ha permitido que las aves de corral sean irradiadas, y las carnes rojas desde 1997.[3]

Estudios en niños malnutridos en India demostraron daños cromosómicos después de que fueran alimentados con carne recientemente irradiada

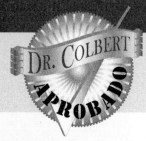

Carnes rojas aprobadas por el Dr. Colbert

▶ Cortes magros
▶ Los criados orgánicamente
▶ Libres de hormonas
▶ Asados sin la carbonilla

durante seis semanas. Cuando se les quitó esa dieta a los niños, ese estado desapareció.[4]

La irradiación destruye hasta el 95 por ciento de la vitamina A en los pollos, el 86 por ciento de la vitamina B en la avena y el 70 por ciento de vitamina C en jugos de frutas.[5] También reduce los ácidos grasos esenciales, aminoácidos, bacterias buenas y enzimas en los alimentos.[6]

Algunos grupos que velan por el interés público dicen que la FDA ha ignorado un importante conjunto de evidencias que sugieren que la irradiación no es segura, que causa cánceres, mutaciones y daños cromosómicos, y que hace que se creen productos químicos en el alimento. Yo espero que más estudios confirmen o desaprueben esto, pero la evidencia ya está en que esa irradiación daña el valor nutritivo de los alimentos.[7]

Debe reconocer las carnes irradiadas y negarse a comerlas siempre que pueda. Busque el símbolo Radura —el signo internacional de irradiación— en los alimentos que compre. Las etiquetas en los envases de alimentos que hayan sido irradiados, por ley tienen como requisito incluir la frase: "tratado por irradiación" o "tratado con irradiación". Pero los productos a granel o los alimentos integrales solo tienen como requisito mostrar el símbolo Radura en el contenedor, que el consumidor rara vez ve. Tampoco se requiere el símbolo Radura en alimentos, como las sopas, que puedan incluir un ingrediente irradiado.[8]

El símbolo de irradiación (Radura)

Comenzando en el año 2003, la USDA comenzó a permitir que frutas y verduras irradiadas fueran importadas en los Estados Unidos. Toda la producción irradiada importada de otros países debe estar etiquetada, pero los críticos dicen que el gobierno de los Estados Unidos inspecciona solamente el 2 por ciento de los alimentos importados, y que las frutas y verduras irradiadas puede que no estén etiquetadas según los requisitos.[9]

Y desde enero de 2004 se permitió al Programa Nacional de Almuerzos en Escuelas incluir alimentos irradiados.[10] Podría usted preguntar al director de distrito de servicios alimentarios de su escuela si las escuelas sirven alimentos irradiados.

Muchos restaurantes utilizan carnes irradiadas, y no tienen que declararlo.[11] Podría preguntar al gerente si el restaurante donde usted está comiendo tiene alguna política contra el uso de carnes irradiadas.

Cómo comer carne de manera segura

A pesar de esos peligros, puede usted seguir disfrutando de la carne tras tomar algunas precauciones.

Intente escoger carne orgánica, de corral o alimentada con hierba, y siempre procure los cortes más magros: pechuga de pollo, de pavo y cortes muy magros de filete o de lomo. Esto le ayudará a evitar potenciales toxinas en la grasa. Las carnes de corral son más sanas porque a los animales no se les han suministrado antibióticos. La pechuga de pollos de corral contiene algunas de las cantidades más bajas de grasa animal. Los animales orgánicos y de corral se alimentan con hierbas y tienen más grasas omega-3 en la carne que el ganado alimentado con grano. El ganado alimentado con grano normalmente es mucho más gordo y contiene más grasa omega-6 al igual que grasas saturadas.[12]

Si no puede permitirse comprar carne o aves orgánicas o de corral, compre los cortes más magros, con la menor grasa visible, y quite toda la piel. Asegúrese de que la carne no haya sido irradiada.

El pavo es una de las mejores elecciones entre las carnes. La pechuga de pavo es una de las carnes más magras y contiene la menor cantidad de pesticidas y toxinas. Otras carnes relativamente seguras incluyen los cortes más magros de cordero, carne de venado, conejo y búfalo.

Algunas personas se preocupan por renunciar a la carne porque creen erróneamente que no obtendrán suficientes proteínas en su dieta, pero una dieta equilibrada que incluya pequeñas cantidades de carnes magras y generosas porciones de legumbres y granos integrales puede proporcionarle las proteínas que necesita. Por ejemplo, el pan de grano integral y el paté de garbanzos constituyen una proteína completa cuando se comen juntos.

Si escoge comer carnes rojas, limítelas solamente a 100 hasta 170 gr, una vez o dos veces por semana.

Cuando prepare aves, quite la piel y corte cualquier grasa visible antes de cocinarlas. Si deja la grasa y la piel, los pesticidas se filtran a la carne. Cueza, ase a la parrilla o sofría ligeramente la carne (no fría mucho los pollos o pavos, como algunas personas han comenzado a hacer). Quite las partes que tengan carbonilla, porque esa carbonilla contiene benzopirenos, que son carcinógenos y se relacionan con el cáncer colorectal. Cocine bien las carnes, ya que la mayoría de aves contiene peligrosas bacterias como la salmonela.

Una vez que comience a comprar los tipos adecuados de carne y a prepararlos de manera sana, puede disfrutar plenamente de ellos como parte de su dieta regular.

Pescado

Yo solía recomendar pescado mucho más efusivamente de lo que lo hago ahora, pero siguen saliendo nuevos estudios sobre el alto contenido en mercurio del pescado, aun de pescados anteriormente considerados seguros. Por esa razón ahora soy mucho más cauto con respecto al pescado.

Permita que mencione mis reservas desde un principio. Debido a que los océanos, lagos y ríos han sufrido el ataque tóxico de productos químicos junto con el resto del medioambiente, el pescado ya no está libre de toxinas. El Colegio de Obstetricia y Ginecología de los Estados Unidos recomienda solamente dos raciones de 170 gr de pescado a la semana para las mujeres embarazadas, y la Academia de Pediatría recomienda no más de 200 gr de pescado a la semana.[14] Esto es así porque el pescado cada vez más contiene mercurio, que es tóxico para el feto y para el cerebro de los niños.

Pero si tiene usted cuidado con el pescado que come, éste puede ser su mejor fuente de sanas grasas omega-3, que estudio tras estudio han demostrado que es una de las mejores grasas del planeta. Los pescados con mayores concentraciones de grasas omega-3 son los arenques, el salmón, las anchoas y la trucha de lago. El salmón del Pacífico contiene más grasa omega-3 que el salmón de criadero del Atlántico.

Si ha oído nuevos informes sobre el aumento de los niveles de mercurio en el atún, procure comprar atún tongol, que es mucho más bajo en mercurio

Pescado recomendado por el Dr. Colbert

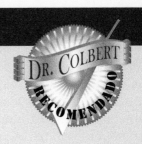

La siguiente es una lista de algunos pescados que normalmente están libres de pesticidas:

▶ Salmón de Alaska o del Pacífico
▶ Mahi-mahi (Florida)
▶ Sardinas
▶ Trucha arco iris (de criaderos)
▶ Atún Tongol
▶ Mero (Argentina, Chile, México)

y proviene de atunes mucho más pequeños. La mayoría del atún que se compra en los supermercados proviene de atunes grandes, que tienen un contenido en mercurio mucho más alto. El atún tongol generalmente se encuentra en tiendas de comida sana.

Otros buenos peces son: tilapia, halibut, mero, corvina rayada y lenguado.

Evite el tiburón y el pez espada, pues tienen uno de los más altos niveles de mercurio y de pesticidas de entre cualquier otro pez. Los tiburones se comen cualquier cosa, y suelen salir altos en pesticidas como los metales pesados tóxicos. En muchas áreas, las truchas también han estado sujetas a la contaminación por la industrialización. Tenga precaución, y elija pescado que provenga de áreas de aguas puras.

Si compra el pescado en un supermercado, sea sabio. Casi el 40 por ciento del pescado que se vende en supermercados puede que ya haya comenzado a estropearse. Asegúrese de la calidad de sus compras utilizando esta breve lista de comprobaciones:

- Busque pescado que sea brillante y muy lleno. Si las escamas brillan, el pescado es bueno.
- Si lo toca y eso deja una hendidura en la carne, no lo compre. La carne no debería quedarse hundida.
- Si huele mucho a pescado, no lo compre.
- Si el pescado no ha estado en hielo a 32 grados, no lo compre. Es probable que ya haya comenzado a estropearse.

Ciertas aguas de los océanos se conocen por su pureza. Las aguas de Australia son muy puras, al igual que las aguas de Chile. Los mares que rodean Nueva Zelanda y Grecia son también muy limpias. Debería ser seguro comer la mayoría de tipos de pescado que compre usted provenientes de esas aguas.

Las gambas contienen mayores niveles de colesterol que otros mariscos, pero normalmente están libres de contaminación por pesticidas, aunque en general contienen el metal pesado cadmio, que se relaciona con la hipertensión. La mayoría de mariscos contiene cadmio, y por eso si escoge comer marisco, hágalo con poca frecuencia y coma los que provengan de áreas menos industrializadas donde las aguas siguen sin estar contaminadas. Además, asegúrese de cocinar bien todos los mariscos, ya que crudos o no cocidos totalmente se les puede asociar con envenenamiento causado por alimentos o hepatitis A.

Productos lácteos

Muchas personas comen productos lácteos con gran abandono porque asocian la leche con la salud, la robustez y la sanidad. Pero desde el punto de vista de un médico, soy muy consciente de los problemas causados por los productos lácteos. La mayoría de los niños que veo en mi consulta con infecciones crónicas de oído y de sinus son sensibles a los productos lácteos. Otros médicos que conozco dicen que eliminar los productos lácteos es a menudo lo único que tienen que hacer para detener los problemas recurrentes de oído en los niños. Un médico dijo que, de todos los niños que veía y que necesitaban que les perforaran los oídos para drenarlos, tres de cada cuatro no lo necesitaban cuando dejaban de comer productos lácteos.[15]

Los productos lácteos, y la leche de vaca en particular, también se relacionan con todo tipo de alergias y sensibilidades, entre las cuales se incluyen erupciones cutáneas, eczema, fatiga, colon espástico, excesiva producción de mucus, alergias nasales e infecciones crónicas de sinus. Algunas personas hasta tienen diarrea debido a la intolerancia a la lactosa. Si usted (o especialmente sus niños) tiene alguno de esos síntomas, deje de comer productos lácteos —incluyendo leche desnatada, mantequilla y hasta yogur— durante una semana más o menos, y observe las mejoras. No es de extrañar que el hombre sea la única especie en el reino animal que bebe leche de vaca siendo adulto. ¡El instinto de los animales les indica algo mejor!

Otro problema con la leche es que se pasteuriza calentándola a 161 grados durante quince segundos, lo cual desnaturaliza las enzimas de la leche y cambia su estructura proteínica, haciendo difícil que nuestros cuerpos la asimilen y la digieran.[16]

Finalmente, los productos lácteos tienden a tener mucha grasa saturada, que se relaciona con un alto colesterol y enfermedades cardíacas. La mantequilla tiene un 81 por ciento de grasa saturada. El queso es grasa en un 75 por ciento. La leche normal es un 4 por ciento de grasa saturada, lo cual significa que el 48 por ciento de sus calorías provienen de la grasa: un porcentaje demasiado alto para una dieta sana. Y las toxinas se concentran en esas grasas lácteas. Altas cantidades de residuos de pesticidas normalmente se encuentran en la mantequilla y el queso.

¿Intolerancia a la lactosa?

Algunas personas no pueden digerir los prodúctos lácteos, por lo que les sugerimos otros alimentos altos en calcio:

Sardinas enlatadas, ½ taza (3 ½ oz.)	314 mg
Salmón rojo, ½ taza (3 ½ oz.)	259 mg
Salmón rosado, ½ taza (3 ½ oz.)	196 mg
Hojas de mostaza, cocidas (½ taza)	138 mg
Broccoli cocido (1 tallo grande)	88 mg
Hojas de col rizada o berza cocidas (½ taza)	152 mg
Hojas de nabo cocidas (½ taza)	138 mg
Espinaca cocida (½ taza)	107 mg
Bok choy (½ taza)	126 mg

¿Debería eliminar por completo los productos lácteos de su dieta? No necesariamente. Los siguientes son consejos para comer productos lácteos de manera sana.

Considere la leche de cabra

Las cabras no tienen la mejor de las imágenes en los Estados Unidos —tendemos a pensar en ellas como repugnantes animales carroñeros y solitarios animales de corral—, pero los productos con leche de cabra generalmente causan menores alergias y sensibilidades que la leche de vaca. Si no le gusta la idea de beber leche de cabra, considere que siempre que se refería a Israel como la tierra de leche y miel, se refería a —¡sorpresa!— leche de cabra, y no leche de vaca. Proverbios 27:27 dice: "Y abundancia de la leche de las cabras para tu mantenimiento, para mantenimiento de tu casa, y para sustento de tus criadas".

Aunque es difícil obtener leche de cabra orgánica, baja en grasa o libre de grasa o queso de cabra, puede encontrarse en algunas tiendas de comida sana y online. Las tiendas de comestibles a menudo pedirán un productos para los consumidores que lo soliciten; por tanto, no tenga temor de preguntar en su tienda.

Si come o bebe productos lácteos, escoja desnatados orgánicos

Los productos lácteos desnatados no tienen grasas saturadas, y son mucho más bajos en calorías. Coma productos lácteos bajos en grasa o sin grasa, como queso, crema agria, yogur, etc. Utilice pequeñas cantidades de mantequilla o de mantequilla aclarada.

Nota: Algunas personas escogen margarina en lugar de mantequilla, sin darse cuenta nunca de que contiene ácidos grasos trans relacionados con enfermedades cardiacas. No cambie un problema alimentario por otro.

Es mejor evitar el helado y en yogur congelado porque, en general, tienen un alto contenido en azúcar, y el helado normalmente tiene más azúcar y grasa saturada.

Coma yogur de vez en cuando si no es sensible a los productos lácteos.
El mejor producto lácteo para usted es el yogur orgánico bajo en grasa o el yogur orgánico de leche de cabra bajo en grasa, que contiene bacterias lactobacillus, acidophilus, y bifidus: bacterias buenas que ayudan a mantener sano el aparato gastrointestinal. Esas bacterias buenas ayudan a reducir la producción de productos químicos causantes de cáncer. Coma una tarrina pequeña de yogur unas cuantas veces a la semana, no de la variedad con mucho azúcar y mucha grasa. La mayoría de los yogures envasados son sencillamente postres en un envase de yogur. En lugar de esos, compre yogur orgánico natural bajo en grasa o yogur orgánico de leche de cabra y añada su propia fruta fresca al yogur.

Las mejores noticias sobre dieta

¡Buenas noticias, adictos al chocolate! El chocolate es bueno para ustedes. La revista médica *British Medical Journal* decía en 1998 que el consumo de chocolate negro está vinculado con una vida más larga. Se ha demostrado que reduce la presión arterial y el colesterol malo; abre los vasos sanguíneos y permite que la sangre circule más libremente, lo cual es bueno para la salud del corazón.[17]

Las semillas de cacao son altas en antioxidantes. Onza a onza, el chocolate tiene más antioxidantes que las frutas, las verduras, el té y el vino. Un estudio demostró que las personas que comieron tres onzas de chocolate negro cada día durante tres semanas tenían menor presión arterial y mejorada sensibilidad a la insulina.[18]

Pero no todos los chocolates son sanos. La mayoría de los chocolates comerciales se procesan utilizando altas presiones y temperaturas que destruyen los beneficios del chocolate. Y algunos

---

Para todos los amantes del chocolate...

Dado que no tenga usted un problema de peso, ¡comer de una a tres onzas al día es bueno para usted! Coma solamente chocolate que tenga:

▶ 60 por ciento o más de contenido en cacao
▶ Bajos niveles de azúcar
▶ Todos los ingredientes orgánicos
▶ Ningún contenido lácteo

estudios demuestran que aunque las semillas de cacao son bajas en niveles de plomo, ese nivel se dispara después de la fabricación, quizá porque las semillas absorben fácilmente el plomo en la atmósfera.[19]

Pero si escoge usted el chocolate con cuidado y se lo come en cantidades razonables, le ayudará más que hacerle daño. Seleccione chocolate negro orgánico con bajos niveles de azúcar. Por comparación, una barra disponible comercialmente de chocolate negro orgánico tiene cuatro gramos de azúcar, mientras que la marca Hershey's Special Dark tiene veintiún gramos. Eso es una gran diferencia. Compre también chocolates orgánicos que no utilicen azúcar refinado ni relleno (como aceites vegetales). Evite el chocolate con leche, que contiene lácteos que pueden interferir en los beneficios que el chocolate tiene para la salud.

Y no coma demasiado. Sigue siendo chocolate, y puede engordarle. Una o dos onzas al día son suficientes.

Ahora que está usted pensando en los alimentos que come y está aplicando el conocimiento que ha obtenido, veamos cómo prepara, servir y almacenar alimentos de la manera más saludable.

- Cueza o ase al grill en lugar de freír mucho. Cuando ase, quite las partes con carbonilla porque contiene un carcinógeno o agente causante de cáncer.
- Limite su ingesta de pescado, y tenga cuidado con el tipo de pescado que elige.
- Si escoge consumir productos lácteos, elija productos de leche de cabra orgánicos y bajos en grasa, en especial yogur.

ELEMENTOS BÁSICOS PARA UNA VIDA SANA

PUNTOS PARA MEDITAR: *Alimentos que se pensaban eran buenos para nosotros, en realidad pueden hacerme tóxico y causar enfermedades, como muchos de nuestros pescados y chamuscadas hamburguesas y filetes. A la hora de escoger carnes, escoja los cortes más magros de carne de corral o de animales alimentados con hierba. Evite las carnes irradiadas; conozca el símbolo de las carnes irradiadas. El chocolate negro es muy alto en antioxidantes; sin embargo, asegúrese de que tenga poco azúcar y ningún aceite vegetal. Evite el chocolate con leche.*

PASO DE ACCIÓN: *Si usted o un familiar padece frecuentemente de sinusitis, infecciones de oído o garganta, elimine todos los productos lácteos de cuatro a doce semanas. Substituya leche de arroz por la leche regular. Para usted y su familia; observe si usted, su cónyuge o sus hijos comienzan a sentirse mejor.*

DÍA 21: "¡La cena está lista!": cómo preparar y servir los alimentos

La cena debería ser la hora más agradable del día, un tiempo para detenerse, relajarse y reunirse con la familia y los amigos para disfrutar de los alimentos y de compañerismo. Estos son los consejos para que los alimentos sean saludables todo el camino hasta llegar a la mesa.

Preparación

Algunas personas compran frutas y verduras frescas y las guardan durante días y semanas antes de consumirlas. Durante ese tiempo, mucho del contenido en vitaminas y minerales se pierde. Las uvas pueden perder una tercera parte de sus vitaminas B, y las mandarinas pueden perder hasta la mitad de su vitamina C si se dejan mucho tiempo en la encimera de la cocina. Los espárragos almacenados durante una semana pueden perder el 99 por ciento de su vitamina C.

Si puede, compre los alimentos el mismo día que vaya a consumirlos, o un día o dos antes. Refrigere sus productos a 40 grados para evitar la pérdida de vitaminas. Mantenga a menos de cero grados los alimentos congelados para que retengan el máximo de contenido en vitaminas; pero congelar las carnes puede destruir hasta el 50 por ciento de la tiamina y la riboflavina y el 70 por ciento de los ácidos pantoténicos; por tanto, una vez más, lo fresco es siempre mejor.

Corte o prepare las frutas o verduras justamente antes de ir a consumirlos. Es tentador rebanarlos temprano por comodidad, pero una vez expuestos al aire, comienzan a perder nutrientes como vitamina C, ácido fólico, vitamina B_{12}, biotina, y vitaminas D, E, K y A. Si tiene que trocear o cortar las verduras, hágalo justamente antes de comerlas, cuando su valor nutricional sea aún alto.

Lo mismo se aplica a la hora de cocinar. Aunque a las ocupadas amas de casa les gusta preparar las comidas con antelación, tenga en mente que recalentar alimentos y sobras les quita las vitaminas, minerales y nutrientes.

> ### Diga adiós al microondas
>
> Un estudio en la revista *Science News* descubrió que solamente seis minutos cocinando en microondas destruía la mitad de la vitamina B_{12} en alimentos lácteos y carne, un índice mucho más alto de destrucción que otras técnicas de cocina.[1]

Un plato recién hecho es mucho más nutritivo que uno que cocine y luego refrigere.

Cocinar de modo sano

No mate los alimentos vivos por cocinarlos de modo inadecuado. Por ejemplo, muchas personas no comprenden que cuando hierven verduras, los nutrientes se filtran al agua. Cuando las verduras están lo bastante tiernas para comerse, ¡el contenido en minerales y vitaminas del agua es mayor que el de las verduras! Ha creado usted un alimento muerto a partir de uno vivo o simplemente uno cocinado hasta matarlo.

En una importante prueba, la cocción condujo a un 66 por ciento de pérdida de flavonoides comparado con el brócoli fresco y crudo. Cocinar a presión condujo a un 47 por ciento de reducción de uno de los principales antioxidantes: la mayoría se encontró en el agua de cocción.[3]

Si tiene que hervir verduras, primero lleve el agua a ebullición y luego añada sus verduras durante un breve periodo de tiempo. No permita que se empapen de agua. Escúrralas de inmediato y sírvalas. Si es posible, no hierva las verduras.

En la misma prueba, el brócoli cocinado en microondas perdió un increíble 97 por ciento, 74 por ciento y 87 por ciento, respectivamente, de los tres principales compuestos antioxidantes protectores contra el cáncer (flavonoides, sinápicos y derivados de la cafeolic-quínico).[4]

Los mejores —y peores— aceites para cocinar

Con la información más actualizada, presentamos una lista de los mejores —y peores— aceites para cocinar. Están en orden del punto de ahumado más alto al más bajo.[5] (Mientras más bajo el punto de ahumado, más rápido se oxida el aceite produciendo radicales libres.)

El mejor	Punto de ahumado (Fahrenheit)	El peor	Punto de ahumado (Fahrenheit)
Aceite de fibra de arroz	495°	Manteca de cerdo	370°
Aceite de semilla de uva	420°	Aceite de maíz sin refinar	320°
Aceite de nuez de macadamia	390°	Aceite de soya sin refinar	320°
Mantequilla	350°	Aceite de azafrán o cártamo sin refinar	225°
Aceite de coco	350°	Aceite de canola sin refinar	225°
Aceite de oliva extra virgen	320°		

Por eso recomiendo que mis pacientes eviten alimentos cocinados en microondas.

Refrigerar los alimentos también puede eliminar algunos nutrientes; sin embargo, es muy difícil tener siempre verduras frescas; comer verduras congeladas es aceptable.

Tenga cuidado con las frutas y verduras que se cultivan en otros países. Muchas veces pesticidas que están prohibidos en los Estados Unidos se utilizan en esos países. En cuanto a 2006, muchos países (muchos de ellos tropicales) continúan usando DDT para controlar el mosquito transmisor de la malaria y el tifus. Lugares como Guayana lo rocían en sus campos de algodón, y otros países como Ecuador, México y partes del continente de África siguen usándolo en la producción de sus cosechas.[5]

Freír o no freír: esa es la cuestión

Freír mucho es una horrible manera de cocinar debido a todos los radicales libres que produce. Por ejemplo, un estudio mostró que 350 grados Fahrenheit (175 grados Celsius) el aceite de canola libera dos veces la cantidad de un contaminante volátil, acetaldehído, que el aceite de oliva extra virgen. A 475 grados Fahrenheit (250 grados Celsius) se eleva a dos veces y media.[6] La carne absorbe grasas radicales libres como una esponja. El aceite de cocinar normalmente contiene grasas malas.

Las siguientes son maneras mucho mejores de cocinar los alimentos:

- *Sofreír.* Este es un buen método porque el alimento se cocina tan brevemente que retiene la mayoría de sus nutrientes. Utilice un poco de aceite de coco orgánico, mantequilla orgánica, mantequilla aclarada o aceite de macadamia. El aceite de oliva extra virgen es también bueno para sofreír, pero tiene un menor punto de ahumado que esos aceites.
- *Cocer al vapor.* Esta es una manera maravillosa de cocinar verduras, pero hágalo ligeramente. Cocer *ligeramente* las verduras causa muy poca pérdida de nutrientes.
- *Asar al grill.* Quienes son chefs en sus patios pueden seguir disfrutando de las carnes y verduras al grill. Use un grill a gas propano en lugar de carbón, que contiene peligrosos productos químicos. Ponga la parrilla con la carne lo más alejada posible de la llama. Cuando se cocina carne sobre una llama, gotea grasa al fuego y se convierte en humo. Los pesticidas que hay en la grasa

Utensilios de cocina aprobados por el Dr. Colbert

▶ Fuentes de horno y utensillos de cristal
▶ Utensilios para maíz y otros de cocina de cerámica
▶ Cristal Pyrex o similar
▶ Utensillos de acero inoxidable

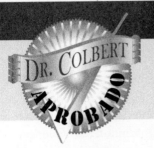

se hacen carbonilla en la carne, y así se forman cantidades aún mayores de carcinógenos.

Evite carbonizar la carne, y nunca se coma la carbonilla. La carne con carbonilla contiene un producto químico llamado benzopireno, que es una sustancia muy carcinógena. Quite la carbonilla. Ni siquiera se la dé al perro.

Cualquiera que sea el método que usted utilice, no cocine demasiado los alimentos. El investigador Edward Howell dedicó casi toda su vida a la investigación de las enzimas. Descubrió que cuando los alimentos se cocinan a temperaturas superiores a 118 grados (50 grados Celsius) durante treinta minutos, se destruyen casi todas las enzimas. Esas enzimas son la parte viva del alimento.[7]

Vea dónde cocina. El Teflón se relaciona posiblemente con el cáncer. En diciembre de 2005 la empresa DuPont Company acordó pagar 10.25 millones de dólares en multas y 6.25 millones de dólares por proyectos medioambientales para zanjar las alegaciones de la Agencia de Protección del Medioambiente sobre que la empresa ocultaba información sobre los peligros de un producto químico utilizado para fabricar la capa antiadherente Teflón. Cuando se cocina a altas temperaturas usando utensilios con capa de Teflón, se libera PFOA (que es un compuesto químico usado en el Teflón). El PFOA se ha relacionado con el cáncer.[8]

Entre otras cosas, el EPA dijo que DuPont ocultó resultados de pruebas que indicaban que el producto químico se había encontrado en al menos una obrera embarazada de la planta de trabajo de Washington y se había traspasado a su feto.[9]

Usted debería también evitar cocinar con aluminio, el cual ha sido vinculado a la enfermedad de Alzheimer. Eso incluye ollas, cacerolas, bandeja para pizzas, lámina metálica para hornear galletas, ollas para cocinar arroz y hasta cafeteras que tienen forro de aluminio.

El aluminio tiene efectos tóxicos, y el hierro es un radical libre; por tanto tire las sartenes con capa de Teflón, de hierro y de aluminio. Cocine en utensillos de acero inoxidable, cristal o porcelana.

Preparar el escenario para la cena

La atmósfera a la hora de cenar debería ser completamente alegre. Apague el televisor. No vea eventos deportivos, las noticias o películas de suspense cuando cena. Comience con una sincera oración. Hagan una pausa para considerar lo agradecidos que están, y luego sigan con una conversación agradable. No utilice la mesa de la cena como un tiempo para reprender a los niños o para hablar de temas controvertidos, ni nunca para discutir. En el cuadro de Leonardo da Vinci, *La Última Cena*, se ve a los discípulos riendo, charlando y estando con Jesús en total compañerismo. Ese es un buen modelo.

A veces oigo a personas gritar y discutir en restaurantes. ¡Esa es la peor manera de comer! Cuando uno tiene estrés no puede digerir bien. La sangre pasa del aparato digestivo a los músculos para responder luchando o huyendo. Eso hace que los jugos digestivos no se segreguen, la comida se queda en el estómago más tiempo, y pueden causar ardor e indigestión. Además, es posible que los alimentos no se digieran adecuadamente, llevando a hinchazón, gas, estreñimiento y hasta diarrea.

Si está usted molesto, enojado o irritado, espere un rato antes de comer.

Es importante volver a comer juntos como familia —aunque sea uno o dos días por semana—, en especial para los niños. Sentarse a comer juntos, en especial a cenar, les da a los padres la oportunidad de volver a conectar con sus hijos. Aunque sean adolescentes, puede usted intentar pasar tiempo con ellos. Los beneficios irán mucho más allá de la nutrición. Estudios han demostrado que los adolescentes que cenan con su familia cinco o más veces por semana tienen tres veces menos probabilidad de probar la marihuana, dos veces y media menos probabilidad de fumar cigarrillos, y una vez y media menos probabilidad de beber alcohol que los que comen con menos frecuencia con sus familias. Los estudios también demuestran que los adolescentes que comen con sus padres tienen más probabilidad de sacar buenas notas y de saber que sus padres están orgullosos de ellos.[10]

Cómo comer

Mastique cada bocado al menos de veinte a treinta veces, y deje el tenedor en el plato entre bocado y bocado. La saliva contiene enzimas especiales llamadas ptyalin y amilasa, las cuales digieren los carbohidratos. Permita que esas enzimas realicen su tarea.

Use sus molares para masticar. Dios diseñó a los seres humanos para masticar los alimentos mucho tiempo. No use sus caninos para comer, como hacen los leones y los tigres. Ellos tienen cortos aparatos digestivos y tremendos niveles de ácido clorhídrico para descomponer la carne. Como contraste, usted y yo no producimos bastante ácido clorhídrico para digerir la carne a medio masticar, y entonces se pudre en los intestinos. Imagine dejar en la ventana su plato en el verano. Eso es lo que sucede en su estómago cuando no mastica usted bien los alimentos.

Algunas personas comen apresuradamente como si fueran huérfanos. Se zampan la comida y se tragan la bebida. Muchos pueden terminar una comida completa en cinco minutos o menos. ¡Después piden un antiácido!

Comer apresuradamente hace que el ácido clorhídrico quede suprimido, haciendo difícil la digestión; también le alienta a comer más de lo que debiera. Se necesitan unos veinte minutos para que el hipotálamo, situado en el cerebro, le diga que ya está satisfecho. Muchas personas pueden zamparse miles de calorías antes de que el hipotálamo finalmente registre la palabra "suficiente".

No beba bebidas frías con las comidas, pues enfría y diluye el ácido clorhídrico, los jugos digestivos y las enzimas. Es similar a hacer una fogata y luego derramar agua sobre ella.

Y recuerde ejercer la moderación. La cena no debería ser la principal comida del día. Yo les digo a mis pacientes que desayunen como un rey, almuercen como un príncipe, y cenen como un pobre. Usted está renunciando a la glotonería como parte de este pilar; por eso coma porciones moderadas y deléitese en la conversación y las risas.

Generalmente, su primera respiración profunda hacia el final de una comida es una señal de que su cuerpo está satisfecho y que debería dejar de comer. Regularmente, continuar comiendo después de esa respiración profunda dará como resultado que se gane peso.

ELEMENTOS BÁSICOS PARA UNA VIDA SANA

PUNTOS PARA MEDITAR: *Lo que usted utiliza para cocinar los alimentos es igual de importante que el modo de cocinarlos. Use utensillos de cocina de cristal o de acero inoxidable cuando cocine. Cuando coma, tome tiempo para masticar los alimentos en lugar de comer con rapidez. Comer con demasiada rapidez envía las señales incorrectas a su cuerpo. Mastique cada bocado de veinte a treinta veces y no mantengan el tenedor en alto. Planifique sus comidas, cocine de manera sana y, sobre todo, disfrute de la compañía de su familia y amigos.*

PASO DE ACCIÓN: *Coman en familia. Apague el televisor y mantenga la plática agradable. Diga una bendición sobre los alimentos. La siguiente es una oración como ejemplo.*

Bendición de los alimentos

Gracias por mis maravillosos alimentos y sus propiedades sanadoras. Marcos 16:18 me dice que si bebo [o como] cualquier cosa mortífera, no me hará daño. Gracias por protegerme de modo sobrenatural de cualquier daño que pudiera haber en mi comida. Te pido que bendigas los alimentos en mi cuerpo según Éxodo 23:25, que me dice: "Él bendecirá tu pan y tus aguas, y quitará toda enfermedad de en medio de mí".

Como estos alimentos con acción de gracias. Recibo su amor y me regocijo en el Señor mientras como. Al comer estos alimentos, mis células, tejidos y órganos son limpiados, fortalecidos y renovados como el águila. Me veo a mí mismo sano. En el nombre de Jesús. Amén.

PILAR 4

Ejercicio

DÍA 22: Removamos las aguas

Mary y yo estábamos hablando en una iglesia en Texas, dando nuestra presentación sobre "Los siete pilares de la salud", y después un hombre de unos treinta años se me acercó. Debía de pesar unos 200 kilos. Me dijo que había tenido que permanecer en cama durante años debido a algún tipo de infección; ahora la infección había desaparecido, pero tenía problemas para recuperar la salud. Solamente al verlo pude decir que él había llegado a un punto de stasis linfático (paralización) tan extremo que sus piernas habían adquirido inmensas proporciones; él estaba tan lleno de toxinas que su cuerpo estaba literalmente abultado por ello.

Me preguntó cuál creía yo que era su problema, por qué había ganado tanto peso y por qué se sentía tan mal. Yo le dije que lo más probable era que se debiera a que no había removido sus aguas con ejercicio.

Para muchas personas, el ejercicio es la parte más difícil de vivir una vida sana. Hasta a las personas a quien se paga para que estén físicamente a tono se relajan. Los servidores públicos cuya tarea es "servir y proteger" a la gente necesitan especialmente estar en forma, porque puede que la vida de alguien dependa de eso. En una comunidad se promulgó una ordenanza para la ciudad que decía que las tiendas de donuts quedaban fuera de los límites para los oficiales de policía de servicio porque pasaban allí demasiado tiempo, y eso se demostraba en sus cinturas. Una vez traté a un oficial de policía que pesaba más de 180 kilos. El exceso de peso y la falta de ejercicio no solo estaban poniendo su vida en peligro, sino que también ponían en peligro a cualquier persona a la que él hubiera sido llamado a rescatar.

El caso del ejercicio

Remover las aguas con ejercicio es esencial para prevenir el estancamiento del cuerpo, y por eso el ejercicio es nuestro cuarto pilar de la salud. Vimos anteriormente que nuestros cuerpos son aproximadamente dos terceras partes de agua. Piense en lo que sucede cuando se tiene agua demasiado tiempo en una taza, un charco o una piscina. Finalmente queda cubierta de cieno y mugre, produce enfermedad y se vuelve tóxica. Piense en esos estanques cubiertos de algas verdes que ve cuando conduce por el campo. Ese proceso es similar a lo que se produce en los cuerpos de muchas personas.

Por otro lado, cuando el agua se mueve, hay vida. El agua corriente normalmente es agua fresca. Los ríos y las cataratas son hermosos y atractivos: vivos. Ese es un cuadro perfecto de lo que produce el ejercicio. Refresca el cuerpo y lo limpia de toxinas y basura celular, aguzando la mente y proporcionando fuerza y energía.

En tiempos antiguos, las personas de la Biblia vivían en acción y movimiento. No lo llamaban ejercicio, pero eso es lo que era. Las personas realizaban pesadas labores manuales y normalmente caminaban dondequiera que tenían que ir.

Jesús realizaba una pesada labor manual como carpintero. Desde que tenía cinco años hasta la edad de treinta, es muy probable que hubiera caminado al menos 18,000 millas (unos 29,000 kilómetros) simplemente en las tres peregrinaciones anuales desde Galilea hasta Jerusalén.[1] Añadiendo el total de millas que Jesús caminó durante su vida obtendríamos un resultado de al menos 21,595 millas (34,700 kilómetros); la distancia alrededor del mundo en el ecuador es de 24, 901.55 millas.[2]

Cuerpos en movimiento

Considere una vez más que su cuerpo es, en su mayoría, agua. Hay muchas referencias en la Biblia que asocian el agua corriente con la vida y la salud. El Evangelio de Juan habla de las personas lisiadas que esperaban en el estanque de Betesda porque creían que un ángel ocasionalmente removería las aguas, sanando a cualquiera que se metiera en el estanque en ese momento. Para ellos, la vida era simbolizada por el movimiento del agua.*

Cuando el agua se mueve, las cosas crecen y se desarrollan. Por otro lado, las cosas muertas comúnmente se asocian con masas de agua inactivas. El mar Muerto en Israel es un buen ejemplo. Nada puede sobrevivir ni desarrollarse en él a excepción de bacterias microscópicas, virus y otros microbios.

El ejercicio es el remedio para prevenir la muerte y remover las aguas de la vida en nuestros cuerpos. Si es usted una de esas personas que utilizan la Biblia como excusa para su estilo de vida sedentario, esa excusa desaparece ahora. Es momento de tomar en sus propias manos su salud y remover las aguas de la vida con ejercicio.

---

* Ver Juan 5:2–7.

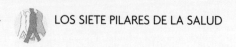

ELEMENTOS BÁSICOS PARA UNA VIDA SANA

PUNTOS PARA MEDITAR: *Al igual que el agua, cuando nuestros cuerpos se estancan se convierten en un campo sembrado para las enfermedades. Es momento de remover las aguas de su vida otra vez y comenzar a hacer ejercicio. El ejercicio refresca su cuerpo, renueva su energía y le da fortaleza.*

PASO DE ACCIÓN: *Si no ha estado haciendo ejercicio de modo regular, júntese con un compañero para caminar y comience a caminar. Comience caminando solamente cinco minutos tres veces por semana, y gradualmente aumente hasta treinta minutos tres veces por semana. Camine con la lentitud suficiente para poder hablar pero con la rapidez suficiente para no poder cantar.*

DÍA 23: Los beneficios del ejercicio, parte I

Yo solía tener un auto deportivo que me encantaba, pero no lo conducía mucho. Después de un tiempo noté que cuando lo sacaba a rodar cada pocas semanas, el motor no funcionaba bien. Lo llevé al taller, y el mecánico lo inspeccionó y dijo: "No ha estado usted conduciendo este auto lo suficiente, ¿no es cierto? Fue fabricado para correr. Si usted no lo conduce se dañará porque no lo usa". Yo estaba destruyendo mi auto por tenerlo aparcado.

Su cuerpo fue diseñado para moverse. Necesita agua, descanso, alimentos y ejercicios para funcionar con suavidad. Cuando usted se "aparca" en una silla y no hace ejercicio, finalmente puede que estropee su motor. Muchas personas en esta época están enfermas porque no han removido sus aguas con movimiento y acción. Se han convertido en pozos negros de enfermedad debido al estancamiento, y pronto llegarán al punto en que no podrán ejercitarse debido a que sus cuerpos están muy estropeados con enfermedades cardiacas, artritis y otras enfermedades degenerativas. "Remover las aguas" con ejercicio tiene un potente efecto sobre su salud.

Veamos cómo.

El ejercicio previene el cáncer

Los estudios demuestran que aproximadamente una tercera parte de las muertes por cáncer pueden relacionarse con una dieta y estilo de vida sedentarios.[1] El simple movimiento y el ejercicio disminuyen el riesgo de ciertos cánceres, como el de pecho, colon y posiblemente los cánceres de endometrio y de próstata.[2] En 2005 el Instituto Nacional del Cáncer informó de que "la actividad física en el trabajo o durante el tiempo libre está relacionada con un 50 por ciento menos de riesgo de padecer cáncer de colon".[3] Un estudio publicado en la revista *Journal of the American Medical Association* descubrió que las mujeres que realizaban el equivalente a caminar con paso enérgico durante una a dos horas por semana disminuían su riesgo de padecer cáncer de pacho en un 18 por ciento comparado con las mujeres inactivas.[4]

Lo fundamental: el ejercicio tiene mucho que ver con la prevención del cáncer.

El ejercicio previene los ataques al corazón y las enfermedades cardiacas

Irónicamente, el ejercicio *da descanso* a su corazón. La razón es que el corazón de una persona inactiva trabaja mucho más que el corazón de una persona activa. ¿Por qué? De dos maneras.

El corazón de una persona activa normalmente late unas sesenta o setenta veces o menos por minuto. El corazón de una persona inactiva normalmente late ochenta veces o más por minuto porque está menos condicionado y es menos eficiente. Es como añadir un 33 por ciento más de millas a su auto cada vez que lo conduce. Si su ritmo cardiaco es de sesenta latidos por minuto, tendrá usted aproximadamente 86,400 latidos en un periodo de veinticuatro horas; sin embargo, si su ritmo cardiaco es de ochenta latidos por minuto, serán 115,200 veces en un periodo de veinticuatro horas. Eso supone bastantes kilómetros extra en su corazón cada día.

La única vez en que su corazón se alimenta a sí mismo de oxígeno es entre latido y latido. Cuanto más larga sea la pausa que hay de latido a latido, más sangre fluye por las arterias coronarias para nutrir el corazón. El ejercicio regular finalmente dilata las arterias coronarias, mejorando el flujo sanguíneo. A medida que el corazón se fortalece, late menos veces, lo cual significa que el corazón está en descanso con más frecuencia.

Eso es importante porque las enfermedades cardiovasculares son la principal causa de muerte en los Estados Unidos en la actualidad.[5] El ejercicio le protege contra ello. Todo tipo de estudios demuestran que el ejercicio moderado y regular es quizá el más importante elemento disuasorio de los problemas relacionados con el corazón. Si está usted enfermo de la arteria coronaria, el ejercicio regular hasta alentará a su cuerpo a crear arterias colaterales, que pueden formar un bypass natural alrededor de la arteria atascada. Hace años tuve

---

¿No parar como ejercicio?

Según investigadores de la Clínica Mayo en Rochester, Minnesota, algunas personas queman cientos de calorías cada día... al no estarse quietos. El no parar incluye cruzar o descruzar las piernas, subir y bajar, estirarse o ponerse de pie con frecuencia, mantener una buena postura o estar generalmente inquieto.

Los investigadores alimentaron a los sujetos con 1000 calorías extra al día durante ocho semanas. Como resultado, algunos sujetos automáticamente comenzaron a no parar para quemar las calorías extra. Cerca del 33 por ciento de las 1000 calorías extra consumidas fueron quemadas por no parar y estar inquietos. De las calorías restantes, aproximadamente el 39 por ciento se depositaron como grasa. Los participantes engordaron de 1 a 7 kilos, pero las personas que más se movieron ganaron la menor cantidad de grasa.[6]

un paciente con un 80-90 por ciento de bloqueo en la arteria coronaria derecha. Después de haber estado en un programa de ejercicio aeróbico regular durante más de un año, en realidad se le formó un bypass natural alrededor de esa arteria atascada. ¡Eso es lo que el ejercicio puede hacer!

El ejercicio aeróbico reduce los factores de riesgo coronarios. Ayuda a bajar la presión arterial, disminuye los niveles de triglicéridos (grasas) en sangre, disminuye el colesterol malo (LDL), eleva el colesterol bueno (HDL) y puede prevenir coágulos en la sangre. En un estudio en el que los investigadores monitorearon a más de 84,000 enfermeras durante ocho años, las enfermeras que hacían ejercicio regularmente tenían un 54 por ciento menos de riesgo de ataque al corazón y embolia cuando se comparaban con las mujeres sedentarias.[7] Ahora bien, esa es una buena razón para hacer ejercicio. (Y el ejercicio cuesta menos que el Lipitor, que es el medicamento principal para disminuir el colesterol, y que cuesta más de tres dólares por comprimido.)

El ejercicio mejora el flujo linfático

El sistema linfático es un importante luchador contra microbios y recolector de basura celular en el cuerpo. Elimina toxinas y desecho celular, y "mantiene la paz" al rodear bacterias, virus y otros elementos malos, llevándolos a los nódulos linfáticos donde los glóbulos blancos de la sangre los matan. El fluido linfático es tan importante que su cuerpo contiene unas tres veces más fluido linfático que sangre. El fluido linfático fluye por vasos muy pequeños, los cuales normalmente discurren al lado de pequeñas venas y arterias.

> ## ¡Guau!
> ## Ejercicio moderado, importantes beneficios
>
> Un estudio de investigadores del centro Joslin Diabetes Center demostró que los adultos obesos que perdieron solamente el 7 por ciento de su peso y realizaron ejercicio físico de intensidad moderada durante seis meses mejoraron la función de sus principales vasos sanguíneos aproximadamente en un 80 por ciento, tuvieran o no diabetes tipo 2.[8]

Pero el sistema linfático tiene un desafío: se pone en circulación por las contracciones musculares, no por el latido del corazón. Cuando usted no se mueve, el sistema linfático se vuelve perezoso; pero el ejercicio aeróbico puede triplicar el ritmo del flujo linfático. Eso significa que el sistema linfático —su cuerpo de policía interno y recolector de basura celular— realiza un trabajo mucho mejor a la hora de proteger su cuerpo de ataques y eliminar la basura celular.

El ejercicio disminuye el estrés

El ejercicio regular mejora la producción de neurotransmisores y ayuda a disminuir los niveles de cortisol, lo cual le ayuda a sentirse menos estresado. Un investigador dirigió un experimento con ratas de laboratorio. Tomó algunas ratas, las sobresaltó con electrodos, encendió luces brillantes y puso ruidos altos a su lado durante las veinticuatro horas del día. Después de un mes, todas las ratas quedaron sordas por el estrés. Luego él tomó a otro grupo de ratas e hizo que hicieran ejercicio sobre una rueda de andar. Después de que todas hubieran hecho bastante ejercicio, las sometió a un mes de los mismos sobresaltos, ruidos y luces. Esas ratas no murieron; siguieron sanas.[9]

Si la vida le está estresando, es momento de añadir ejercicio a su día. El ejercicio literalmente quema esos productos químicos estresantes.

El ejercicio fomenta la pérdida de peso y disminuye el apetito

Los entrenamientos con pesas y calisténicos son ejercicios que aumentan la masa muscular, lo cual eleva el ritmo metabólico y le capacita para quemar más grasa. Quizá sea el método más seguro de elevar su ritmo metabólico, que es el ritmo en el cual su cuerpo convierte los alimentos en energía. Comprenda que el ritmo del metabolismo basal disminuye aproximadamente en un 5 por ciento por cada década de vida después de la edad de veinte años. Las personas que son sedentarias tienen una significativa pérdida de masa muscular a medida que envejecen. En esos individuos sedentarios se produce cerca de una pérdida de tres kilos de masa muscular cada diez años después de cumplir los veinte. Por lo tanto, cuando llegan a los setenta años, la mayoría ha perdido unos quince kilos de músculo y los han sustituido por más *grasa*.

El ejercicio aeróbico, como el caminar enérgicamente y el ciclismo, es también una manera muy eficaz de perder peso y no recuperarlo.

El ejercicio aeróbico moderado es también bastante eficaz para disminuir el apetito, pero debe usted estar en el ritmo cardiaco que tenga como meta, de lo cual aprenderá en el día 25. Los individuos que hacen ejercicio fuera del ritmo cardiaco que tengan como meta, por ejercitarse con demasiada intensidad, pueden desarrollar un apetito voraz más o menos una hora después de hacer ejercicio debido a la hipoglucemia, o un bajo nivel de azúcar en sangre.

El ejercicio puede ayudar a prevenir la diabetes y controlar el azúcar en sangre en los diabéticos

El ejercicio tiene especiales beneficios para los diabéticos. Al ayudar a los músculos a tomar glucosa del flujo sanguíneo y utilizarla como energía, el ejercicio previene que el azúcar se acumule en la sangre. Al quemar calorías, el ejercicio ayuda a controlar el peso, lo cual es también factor importante en el manejo de la diabetes tipo 2. El ejercicio es también muy importante para individuos con diabetes tipo 1; ayuda a disminuir las necesidades de insulina. El ejercicio mejora la capacidad del cuerpo de utilizar insulina.

El ejercicio aumenta la transpiración

La sudoración es una de las maneras que tiene el cuerpo de librarse de los productos de desecho. La piel ha sido denominada "el tercer riñón" porque expulsa muchas toxinas del cuerpo.

Mañana aprenderemos acerca de ocho beneficios adicionales del ejercicio.

ELEMENTOS BÁSICOS PARA UNA VIDA SANA

PUNTOS PARA MEDITAR: *El ejercicio ayuda a prevenir muchas enfermedades y mantiene alejado el exceso de peso. Mejora el sistema inmunológico, ayuda a mantener la presión arterial normal, condiciona el corazón y previene las enfermedades cardiacas. Además, el ejercicio ayuda a controlar el azúcar en sangre en los diabéticos y mejora el flujo linfático, lo cual ayuda a eliminar desechos celulares.*

PASO DE ACCIÓN: *Si aún no tiene usted un buen par de deportivas para caminar, piense en comprarse un par. Busque calzado que cumpla con la pauta de ser: flexible, adaptable y bajo. Asegúrese de que sea flexible, de que se adapte cómodamente apoyando bien el arco del pie, y que no tenga mucha altura (que sea bajo). La mayoría de buenas tiendas de calzado deportivo tiene calzado deportivo que cumple esos requisitos.*

DÍA 24: Los beneficios del ejercicio, parte II

En una ocasión tuve a una paciente de treinta años de edad, Carol, que acudió a visitarme porque tenía severos dolores de cabeza, fatiga, brotes de acné y un grave estreñimiento. Hacía del baño solamente una vez por semana, y eso le había sucedido desde que era adolescente. Yo comencé el tratamiento con dos litros de agua filtrada, dos cucharadas de fibra soluble y cápsulas de magnesio antes de acostarse; sin embargo, no se produjo ningún cambio en sus síntomas.

Ya que tenía solamente treinta años de edad y parecía estar en buen estado físico, no le pregunté nada acerca del ejercicio en la primera visita; sin embargo, al ver que su estado no cambiaba, le pregunté y supe que *no* hacía ejercicio. Le dije que comenzara a saltar sobre un rebotador en cuanto se levantara de la cama solamente durante cinco minutos, incrementando ese tiempo gradualmente a medida que se iba poniendo en forma, y también que continuara con mis recomendaciones previas.

> ### H$_2$O **101**
>
> A niveles normales de actividad, las personas pierden de dos a tres tazas de agua mediante la transpiración; pero durante una hora de ejercicio vigoroso, las personas sudan aproximadamente un litro de agua.[1]

Bien, desde entonces ella ha ido del baño diariamente; además sus dolores de cabeza desaparecieron, su piel se afinó y obtuvo una tremenda energía. Ella quedó muy contenta y sorprendida por el efecto sanador del ejercicio.

El ejercicio retrasa el proceso de envejecimiento

En un estudio publicado en la revista *American Journal of Physiology, Christian Leeuwenburgh,* profesor en la facultar de salud y rendimiento de la universidad de Florida, descubrió que la intervención de los antioxidantes, que puede producirse mediante suplementos de antioxidantes o una rutina regular de ejercicio, retrasa partes del proceso de envejecimiento. "Quedamos sorprendidos al ver que el ejercicio regular era casi tan eficaz a la hora de reducir los niveles de oxidación que una dieta de antioxidantes", dijo Leeuwenburgh.[2]

El ejercicio produce huesos fuertes

La medición de la densidad ósea ha avanzado mucho con la tecnología y, como resultado, cada vez más investigadores pueden ahora medir los efectos de varios factores sobe el proceso de creación ósea y la prevención de la osteoporosis. Su investigación demuestra que el ejercicio funciona mejor que el calcio a la hora de producir huesos fuertes. "Aunque la ingesta de calcio con frecuencia se cita como el factor más importante para tener unos huesos sanos, nuestro estudio sugiere que el ejercicio es realmente el determinante que predomina en la fuerza de los huesos en las mujeres jóvenes", dijo Tom Lloyd, PhD, epidemiólogo con la facultad de Medicina de la universidad Penn State University, cuyos descubrimientos se publicaron en la revista *Journal of Pediatrics*.[3]

El ejercicio mejora la digestión y produce el movimiento frecuente de los intestinos

El ejercicio ayuda a prevenir el estreñimiento.[4] Los estudios han demostrado que la actividad física puede ayudar a aliviar los problemas de digestión y los problemas con el aparato gastrointestinal. Esa es la conclusión de un estudio en un ejemplar de octubre de 2005 de la revista *Clinical Gastroenterology and Hepatology*. El estudio de 1801 hombres y mujeres descubrió que las personas obesas que realizaban algún tipo de actividad física tenían menos probabilidad de sufrir problemas gastrointestinales que las personas obesas inactivas. "Está bien documentado que mantener una dieta sana y una actividad física regular puede beneficiar la salud gastrointestinal", dijo Rona L. Levy, profesor en la universidad de Washington en Seattle.[5]

El ejercicio le proporciona un sueño descansado

Una de las mejores maneras de mejorar la calidad del sueño es hacer ejercicio. Los investigadores descubrieron que las mujeres que participaron en cuarenta y cinco minutos de aeróbic en la mañana tenían alrededor de un 70 por ciento menos de probabilidad de tener problemas para dormir que quienes hacían menos ejercicio.[6] No debería hacer ejercicio en las tres horas antes de irse a la cama porque puede causar insomnio; sin embargo, estirarse y relajar los músculos en cualquier momento del día ayuda a aliviar la rigidez y también se ha demostrado que hace que las personas tengan un 30 por ciento menos de probabilidad de tener problemas para dormir.[7] Para más información sobre el

> **¿Sabía que...?**
>
> Si ha estado observando lo que come y hace ejercicio, y sin embargo la aguja de la báscula no se mueve, no se desaliente. El músculo pesa más que la grasa, y aumenta el ritmo metabólico, ayudando también a quemar grasa. Por tanto, hablando en general, cuanto más músculo produzca, más grasa perderá.

sueño, vea mi libro *The Bible Cure for Sleep Disorders* [La cura bíblica para los trastornos del sueño].

El ejercicio ayuda a prevenir los resfriados y la gripe

Los estudios demuestran que el ejercicio aeróbico, como caminar enérgicamente, correr o hacer ciclismo estimula las defensas del cuerpo contra los virus y las bacterias durante la época de resfriados y gripe. Demasiado ejercicio puede incrementar el riesgo de infección, pero un ejercicio moderado (treinta minutos, tres o cuatro veces por semana) produce resultados positivos al aumentar la circulación de células inmunes de la médula, los pulmones y el bazo.[8]

El ejercicio reduce la depresión

El ejercicio aumenta los niveles de serotonina y dopamina, que ayuda a aliviar los síntomas de ansiedad y depresión. Un estudio consideró el ejercicio aeróbico como medio de tratar la depresión clínica. Un programa de ejercicio aeróbico se comparó con una medicación estándar en un grupo de pacientes adultos más viejos. La medicación aliviaba los síntomas de depresión con más rapidez al comienzo, pero el ejercicio aeróbico demostró ser igual de eficaz que la medicación en el transcurso de los cuatro meses que duró el estudio. Ya que algunos medicamentos para la depresión tienen efectos perjudiciales o dejan de ser tan eficaces tras un uso prolongado, este fue un importante descubrimiento: el ejercicio aeróbico puede ser una terapia muy viable a largo plazo.[9]

El ejercicio mejora la retención de la memoria y el tiempo de reacción

La exposición prolongada de las neuronas (células nerviosas) a altos niveles de hormonas del estrés, como el cortisol, disminuye la capacidad del cerebro para tomar glucosa, y las neuronas comienzan a atrofiarse y finalmente mueren. Esto da como resultado una disminución de la retención de la memoria. El ejercicio aeróbico regular ayuda a disminuir los niveles de cortisol, lo cual podría mejorar la memoria.

El ejercicio retrasa el Alzheimer y puede ayudar a prevenir el Parkinson

Carl Cotman, neurocientífico en la universidad de California, ha dirigido investigaciones con ratones de laboratorio que sugieren que el ejercicio físico puede retrasar la progresión de la enfermedad de Alzheimer. Las pruebas también han demostrado que el ejercicio puede prevenir el desarrollo de los síntomas de Parkinson en animales con predisposición a contraer esa enfermedad.[10]

El ejercicio aumenta la capacidad pulmonar

A medida que envejecemos, nuestra capacidad pulmonar disminuye. La actividad cardiovascular y el ejercicio pueden combatir esto porque el ejercicio aeróbico aumenta la capacidad pulmonar. Por tanto, mientras nuestra capacidad pulmonar puede continuar disminuyendo, lo hace a un ritmo más lento.[11]

El ejercicio alivia el dolor

Podría sonar como una locura sugerir hacer ejercicio cuando se siente dolor, pero el ejercicio regular es un arma mayor contra el dolor de lo que uno podría pensar. El ejercicio aeróbico causa la liberación de endorfinas, que son moléculas similares a la morfina producidas por el cuerpo. En un artículo publicado por la Clínica Mayo, se decía que el ejercicio regular en realidad reduce el dolor crónico en muchas personas. El artículo cita al Dr. Edward Laskowski de la Clínica Mayo diciendo: "Hace años, a las personas que tenían dolor se les decía que descansaran, pero ahora sabemos que exactamente lo contrario es cierto. Cuando uno descansa, pierde la condición física, lo cual puede realmente contribuir al dolor crónico".[12]

El ejercicio aumenta el nivel de energía

El ejercicio aeróbico en el ritmo cardiaco que tenga como meta en realidad aumentará su energía. La mayoría de las personas tienen la excusa de que sencillamente están demasiado cansadas para hacer ejercicio; no comprenden que el ejercicio aeróbico regular puede aumentar de manera dramática su energía.[13]

Es de esperar que todos estos beneficios le hayan inspirado a comenzar una rutina de ejercicios de inmediato, si es que no tiene aún una. Si ha seguido los pasos de acción del último par de días, ¡entonces está en camino! ¡Muy bien por usted! Su rutina de caminar es un buen fundamento para toda una vida de ejercicio.

ELEMENTOS BÁSICOS PARA UNA VIDA SANA

PUNTOS PARA MEDITAR: *El ejercicio tonifica los músculos, mejora la digestión, fomenta el movimiento intestinal, retrasa el proceso de envejecimiento, fomenta la salud mental y hasta mejora la memoria. Realizado correctamente, el ejercicio le ayudará a dormir mejor.*

PASO DE ACCIÓN: *Compre un podómetro (el podómetro es sensible al movimiento de su cuerpo y cuenta el número de pasos que usted da). Puede obtener uno hasta por diez dólares solamente. Llévelo todo el día para medir su nivel de actividad normal.*

DÍA 25: Ejercicio aeróbico

No puedo decirlo suficientes veces: caminar enérgicamente es uno de los mejores ejercicios que puedo recomendar, y es virtualmente gratis. Puede proporcionarle tres veces la cantidad normal de oxígeno que obtendría de otro modo. Compre un buen par de deportivas para caminar a fin de que no se dañe los pies, y busque una superficie blanda para caminar a fin de que no se dañe las articulaciones. Camine lo bastante despacio para poder hablar, pero lo bastante deprisa para no poder cantar. El ir a mirar escaparates no cuenta. Mantenga un ritmo constante sin detenerse.

Una de mis pacientes comenzó a caminar enérgicamente cuatro veces por semana durante treinta minutos, y después de un año había perdido 36 kilos.

—¿Y la dieta?—le pregunté.

—No cambié mis hábitos alimentarios en absoluto—dijo ella.

¡No son malos resultados para un paseo regular alrededor de la manzana!

Escoja con sabiduría el lugar donde hace ejercicio. Ejercitarse al lado de una autopista llena de autos es casi peor que estar sentado en casa comiendo bombones. Veo a algunas personas correr al lado de una carretera durante las horas de tráfico denso, y muy cerca pasan autobuses y camiones que despiden grandes columnas de gases de escape. Esos contaminantes entran en cada célula del cuerpo, y es difícil eliminar algunos de ellos.

Caminar es una forma de ejercicio aeróbico. *Aeróbico* significa "en presencia de aire"; es el tipo de ejercicio que hace que respire profundamente y más rápidamente de lo normal. Los ejercicios aeróbicos en general trabajan los grandes grupos musculares del cuerpo en movimientos repetitivos durante un periodo sostenible de tiempo. Otras formas de ejercicio aeróbico incluyen:

- Correr

Prueba rápida

Una persona de un peso de 72 kilos quema las siguientes calorías por minuto mientras camina enérgicamente (8 km por hora):

a. 8.7 calorías por minuto
b. 15 calorías por minuto
c. 2.1 calorías por minuto

Respuesta: *a. 8.7 calorías por minuto. Caminar más lentamente solamente quema 3.4 calorías por minuto; menos de la mitad de lo que quema caminar enérgicamente.*[1]

- Ir en bicicleta
- Remar
- Máquina elíptica o columpio
- Rutinas de danza aeróbica
- Subir escaleras
- Esquiar
- Esquí campo a través
- Tenis individual
- Baloncesto
- Danzas de salón u otras formas de baile
- Natación

Lo primero que hay que hacer antes de comenzar cualquier programa de ejercicio es que su médico le haga un examen profundo. Nadie debería comenzar un programa de ejercicio aeróbico hasta saber que su cuerpo puede soportarlo. También es una buena idea hacerse un electrocardiograma y una prueba de estrés para asegurarse de tener un corazón sano. Su corazón es un músculo, y debe ser acondicionado gradualmente y sistemáticamente —como todos sus músculos— para que alcance su rendimiento óptimo. No intente correr una carrera de cinco millas o una maratón mañana si durante los últimos cinco años el único deporte que ha hecho ha sido estar tumbado en el sillón. ¡Le hará más mal que bien! El Colegio de Medicina deportiva de los Estados Unidos recomienda a todos los adultos varones de más de cuarenta años de edad y a las mujeres de más de cincuenta hacerse un examen médico y una prueba de ejercicio antes de participar en ejercicios vigorosos.

Una vez que haya sido examinado, escoja su ejercicio aeróbico: cualquier actividad o deporte que haga que el corazón lata y utilice los principales grupos musculares. Los individuos obesos deberían evitar correr, porque hace vibrar la espalda, las caderas, los tobillos y las rodillas y finalmente puede predisponerlos a sufrir artritis. Pedalear, utilizando la máquina elíptica, y caminar enérgicamente, son ejercicios de baja intensidad que acondicionan el corazón sin dañar o destruir articulaciones o discos. Me gusta que mis pacientes obesos transpiren; por tanto, normalmente no comienzo con la natación con ellos.

Vigile las actividades de alta intensidad, en las cuales sopla y resopla y sobrepasa la meta de su ritmo cardiaco, pues puede dar como resultado un daño a los músculos, tendones, articulaciones o ligamentos, y normalmente

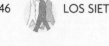

crea muchos más radicales libres que pueden conducir a ataques al corazón, aceleración del envejecimiento, disminución de la función inmunológica e incluso cáncer.

Si sencillamente no tiene tiempo para comenzar un programa de ejercicio aeróbico, solamente comience a moverse: deje su auto más lejos en el aparcamiento, suba por las escaleras en lugar de subir al elevador, y dé un paseo después de la comida o de la cena. Simplemente moverse más durante el día le capacitará para cosechar los tremendos beneficios del ejercicio.

Objetivos del ejercicio

Una vez que haya escogido su actividad, comience despacio: realmente despacio. Haga ejercicio solamente unos minutos al día durante unas semanas. Deje que su cuerpo se acostumbre a lo que está usted haciendo. Necesita acondicionar gradualmente grupos musculares. Los guerreros de fin de semana se hacen daño a sí mismos pasando de nada de ejercicio a un ejercicio intenso. No solamente son más propensos a torceduras, esguinces, tendinitis y bursitis, sino que además el ejercicio intenso puede desencadenar un ataque al corazón o un derrame. Debe hacerlo con tranquilidad.

Los estudios demuestran que incluso unas cuantas sesiones de actividad de diez minutos al día tienen efectos beneficiosos sobre el cuerpo y la mente.[2] Dar un paseo enérgico o subir y bajar escaleras puede disminuir su colesterol y su presión arterial, aumentar su vitalidad y reducir su grasa corporal. Su objetivo debería ser hacer ejercicio cuatro veces por semana durante treinta minutos o:

- Mayoría de adultos: Participar en al menos treinta minutos de actividad de intensidad moderada, por encima de la actividad normal, en el trabajo o en casa la mayoría de los días de la semana.
- Niños y adolescentes: Participar en al menos sesenta minutos de actividad física la mayoría de los días de la semana, preferiblemente todos.
- Mujeres embarazadas: En ausencia de complicaciones médicas u obstétricas, incorporar treinta minutos o más de actividad física moderada la mayoría de los días de la semana.
- Adultos más mayores: Participar en actividad física regular para reducir los declives funcionales relacionados con el envejecimiento.[4]

Su meta de ritmo cardiaco (o "zona de entrenamiento") durante el ejercicio puede calcularse restando a 220 su edad. Multiplique eso por 0.6 (60 por ciento). Multiplique el número original otra vez por 0.9 (90 por ciento). La franja entre los dos números es su meta de ritmo cardiaco.[5] Por ejemplo, si tiene usted cuarenta años:

$$220 - 40 = 180$$
$$180 \times .6 = 108 \text{ meta baja}$$
$$180 \times .9 = 162 \text{ meta alta}$$

La franja de su meta cardiaca está entre 108 y 162 latidos por minuto. Si se esfuerza muy por encima de esa cifra, está estresando demasiado su cuerpo y probablemente se esté haciendo más mal que bien. Encuentre su zona de entrenamiento y haga ejercicio dentro de ella. No intente ser Superman o Superwoman. Si han pasado años desde la última vez que hizo ejercicio, comience siempre al 60 por ciento, que es el número más bajo, y gradualmente aumente su ritmo cardiaco después de unas semanas al 65 por ciento, y luego después de unas cuantas semanas más al 70 por ciento, y así en adelante. ¡Nunca comience al 90 por ciento de la franja de su meta de ritmo cardiaco.

> ### Vaya camino arriba a una larga vida
>
> Un estudio realizado en Harvard reveló que un veintitrés por ciento más de riesgo de mortandad y un cincuenta y seis por ciento más alto de riesgo de enfermedades coronarias en hombres que suben menos las escaleras que comprenden unos veinticinco pisos a la semana, que los que suben más que eso. Si usted vive en una casa de dos pisos, asegúrese de subir las escaleras al menos un par de veces al día para que logre alcanzar subir el mínimo de veinticinco pisos a la semana que necesita y así obtener estos beneficios.[3]

Cómo tratar el dolor muscular después del ejercicio

El dolor muscular retrasado (DOMS) después de hacer ejercicio es normal cuando comienza usted un programa de ejercicios. Podría sentir rigidez y dolor en las horas y días después de haber hecho ejercicio. Los siguientes son algunos consejos para tratar y evitar el dolor muscular:[6]

- Caliente a fondo durante cinco minutos antes de la actividad y destense por completo de tres a cinco minutos después.
- Haga estiramientos fáciles después del ejercicio.
- Cuando comience una nueva actividad, hágalo gradualmente y aumente el tiempo y la intensidad poco a poco.
- Evite realizar importantes cambios repentinos en el tipo de ejercicio que haga.
- Evite realizar importantes cambios repentinos en la cantidad de tiempo que se ejercita.

- Espere. El dolor desaparecerá entre tres y siete días sin ningún tratamiento especial.
- Haga algo de ejercicio aeróbico de bajo impacto, pues eso aumentará el flujo de sangre a los músculos afectados, lo cual puede ayudar a disminuir el dolor.
- Estire suavemente el área afectada.
- Masajee suavemente los músculos afectados.

Cualquiera que sea el ejercicio aeróbico que haga, aumente gradualmente el tiempo y la intensidad, pasando de cinco minutos a diez, y luego finalmente hasta treinta o cuarenta minutos. Beba mucha agua para reemplazar la que pierda mediante el sudor y la exhalación. Evite hacer ejercicio inmediatamente después de comer, pues el ejercicio hace que el cuerpo transporte sangre del estómago y los intestinos a los músculos, lo cual interrumpe la digestión. Espere al menos dos horas después de haber comido antes de hacer ejercicios, a no ser que coma sólo una merienda ligera.

ELEMENTOS BÁSICOS PARA UNA VIDA SANA

PUNTOS PARA MEDITAR: *Caminar es una de las formas más seguras y fáciles de ejercicio aeróbico. Camine lo bastante despacio para poder hablar, pero lo bastante rápido para no poder cantar. Nunca haga ejercicio al lado de una autopista llena de autos, donde los gases tóxicos y el humo de los autos pueden poner en riesgo su salud. Cuando comience un programa de ejercicio, comience con una actividad de baja intensidad y gradualmente aumente su nivel. Haga calentamiento cinco minutos antes de hacer ejercicio al caminar despacio, y tome cinco minutos después de hacer ejercicio para destensarse.*

PASO DE ACCIÓN: *Usando la fórmula de la página 147, encuentre su meta de ritmo cardiaco. Si ha comenzado a hacer ejercicio recientemente, comience ejercitándose en el límite bajo (60 por ciento).*

DÍA 26: Ejercicio anaeróbico

El ejercicio aeróbico es estupendo para el corazón y los pulmones, pero también es importante fortalecer sus huesos y músculos con ejercicios que tonifiquen los músculos. Anaerobio, que significa "sin aire", se refiere a los entrenamientos breves y de alta intensidad. El ejercicio con pesas y hacer calistenia son las maneras más eficaces de hacerlo.

Ambos ayudan a prevenir la osteoporosis: la delgadez cada vez mayor de los huesos que supone un importante tratamiento de salud para cuarenta y cuatro millones de estadounidenses.[1] Ocurre principalmente en las mujeres mayores de cincuenta años de edad, pero también puede afectar a los hombres. Según la Fundación Nacional de Osteoporosis, ocho millones de mujeres en los Estados Unidos sufren de osteoporosis, mientras que dos millones de hombres también se ven afligidos por esta enfermedad.[2] Una persona con osteoporosis puede literalmente comenzar a encogerse en tamaño, o desarrollar *kyphosis*, que es una joroba en la parte alta de la espalda.

Trabajar con pesas

Desde la edad de treinta años en adelante, todas las personas necesitan hacer ejercicio con pesas o hacer calistenia para mantener fuertes sus músculos y huesos. Recuerde que los ejercicios de baja intensidad no son dañinos.

Si puede permitírselo, le recomiendo encarecidamente que tenga un entrenador personal titulado para que le entrene en la forma y técnica correctas. Él o ella pueden hacerle comenzar en el programa adecuado, ayudarle a evitar daños y enseñarle también ejercicios de flexibilidad y estiramiento. También es útil —y más seguro— levantar pesas con un amigo una vez que comience; también le mantiene responsable ante alguien a fin de tener menos probabilidades de pasar por alto un entrenamiento.

Comience cada entrenamiento con un calentamiento aeróbico de cinco a diez minutos para que la sangre fluya a sus músculos. Eso disminuirá su probabilidad de sufrir lesiones.

Luego tome una pesa que pueda levantar durante al menos ocho repeticiones, pero no más de doce. Estará usted entrenándose cerca del 60 por ciento de su capacidad máxima, lo cual evitará lesiones y excesiva formación de radicales libres. Haga cada repetición lentamente, con un buen control; puede hacer más de una serie de repeticiones, pero descanse inicialmente al menos un minuto o dos entre ejercicio y ejercicio del mismo grupo muscular. Con el tiempo, sólo necesitará descansar de treinta segundos a un minuto entre repeticiones. Los siguientes son algunos de los beneficios de levantar pesas:[3]

- Aumenta la masa muscular
- Eleva su metabolismo, lo cual ayuda a quemar grasa
- Mejora la postura
- Proporciona mejor apoyo a las articulaciones
- Reduces el riesgo de lesiones en las actividades diarias
- Invierte la pérdida de tejido muscular que normalmente acompaña al envejecimiento
- Ayuda a prevenir la osteoporosis
- Aumenta los niveles de dopamina, serotonina y norepinefrina, que pueden ayudar a mejorar el humor y contrarrestar sentimientos de depresión

Cuanto más peso levante, menos repeticiones debería intentar. Las pesas más pesadas con pocas repeticiones mejoran la fuerza muscular. Las pesas más ligeras con mayores repeticiones (más de doce repeticiones) construyen aguante muscular y tonifican los músculos. Las pesas moderadas con moderadas repeticiones hacen ambas cosas.

A medida que su fuerza aumente con el paso de las semanas, puede usted aumentar la cantidad de peso que levante no más de un 5 por ciento en cada entrenamiento. Yo recomiendo entrenarse utilizando pesas moderadas y repeticiones moderadas (de ocho a doce repeticiones) para evitar lesiones.

Un entrenador titulado le ayudará a ejercitar los ocho a diez grupos musculares distintos, incluyendo el pecho, la espalda, los hombros, los brazos, el abdomen, y las piernas y pantorrillas. Él o ella le ayudarán a mantener la forma adecuada, trabajarán su pleno rango de movimientos y le recordarán que exhale durante la parte más difícil de un levantamiento.

Idealmente, debería usted trabajar con pesas tres días por semana con un día de descanso entre entrenamientos.

> **Prueba rápida**
>
> **Verdadero o falso:** Si no siente dolor, no está levantando suficiente peso.
>
> **Respuesta:** *Falso. Si siente dolor, generalmente estará levantando demasiado peso y/o haciendo demasiadas repeticiones. Debería sentir resistencia y debería hacer esfuerzo, pero el dolor mismo es una señal de que está yendo por encima de sus capacidades y puede causarse lesiones.*

El programa de ejercicios aprobado por el Dr. Colbert

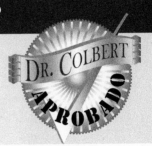

Hay tres componentes para un buen programa de ejercicios:

1. Los ejercicios aeróbicos como caminar a paso rápido
2. Los estiramientos y la tonificación como el levantamiento de pesas y la calistenia
3. Las de flexibilidad como los de estiramiento

Calistenia

Puede usted obtener algunos de los beneficios del entrenamiento con pesas utilizando su propio peso corporal para desarrollar los músculos. Esto se denomina calistenia, e incluye flexiones, abdominales y docenas de otros ejercicios. Puede hacer estos ejercicios siempre que no tenga ningún otro equipo.

Postura y flexibilidad

Parte de hacer ejercicio es simplemente mantener una buena postura. Intente lo siguiente durante el día: póngase en pie, estire los brazos por delante de su cuerpo, cierre los puños y tuérzalos hacia atrás, de modo que las palmas de sus manos estén hacia fuera. Respire despacio y profundamente, inhalando y exhalando. Trate de mantener esta postura de veinte a treinta segundos.

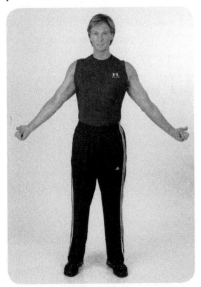
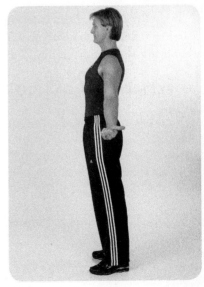

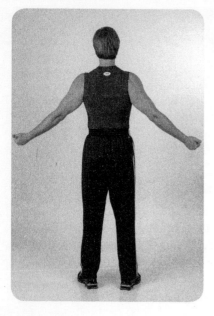

Este sencillo ejercicio normalmente alineará su espina dorsal, le estimulará y mejorará su respiración. Al llevar más oxígeno a los pulmones, tendrá usted más claridad mental y energía, y se sentirá renovado. Yo trato de hacer este ejercicio de postura al menos cada hora durante las horas de trabajo.

Cualquiera que sufra de artritis debería comenzar con flexibilidad y estiramiento antes de comenzar a hacer ejercicios con pesas o ejercicios aeróbicos. Querrá usted someter a sus articulaciones a un pleno rango de movimientos.

Los siguientes son cuatro consejos para la flexibilidad:

1. Inhale profundamente antes del estiramiento.
2. Exhale durante el estiramiento.
3. Realice todos los ejercicios de estiramiento despacio y sin rebotes.
4. Nunca estire tanto que comience a dolerle.

Body Recall, Inc., es un excelente programa para mejorar la flexibilidad para los individuos más mayores. Para más información, visite su página web: http://www.bodyrecallinc.org.[4]

ELEMENTOS BÁSICOS PARA UNA VIDA SANA

PUNTOS PARA MEDITAR: *Levantar pesas y la calistenia son parte de un enfoque holístico del ejercicio, además de que ayudan a desarrollar unos huesos y músculos fuertes. El estiramiento fomenta la flexibilidad y también puede servir como un buen calentamiento antes de hacer ejercicio. Haga repeticiones despacio utilizando una buena técnica.*

PASO DE ACCIÓN: *Realice el ejercicio postural unas cuantas veces a lo largo del día y mantenga una buena postura. Contrate a un entrenador personal titulado y comience un programa de levantamiento de pesas, o júntese con un compañero para hacer ejercicio ante el cual rinda usted cuentas.*

DÍA 27: Ejercicios divertidos y alternativos

A muchas personas no les gustan los ejercicios tradicionales, como los que hemos mencionado, pero les gustan los ejercicios alternativos que ayuden a mover las aguas de su cuerpo con movimiento. Veamos algunos de los ejercicios alternativos más útiles y divertidos.

Ejercicios de yoga

Puede que diga usted: "¡Vaya! ¿Por qué un médico cristiano promueve el yoga?". La respuesta es: **yo solamente promuevo los ejercicios físicos del yoga, y nunca sus aspectos espirituales o de meditación oriental.** Siento que es posible pasar por alto el bagaje espiritual y las asociaciones religiosas que a menudo se relacionan con el yoga y seguir disfrutando del ejercicio estupendo y de bajo impacto que combina estiramientos y respiración para relajar el cuerpo.

Hay varios tipos de yoga. El yoga Hatha es el tipo más popular y que se practica en los Estados Unidos. Se concentra en una respiración y postura controladas. Cuando yo hago yoga, medito en Cristo y en los nombres de Cristo a lo largo de toda la Biblia. La respiración lenta fomenta la relajación, y las varias posturas del yoga Hatha fomentan la flexibilidad al estirar suavemente el cuerpo poniéndolo en diferentes posiciones.

Otras formas de yoga incluyen el Ashtanga, o yoga potente, generalmente preferido por los atletas para desarrollar fuerza y energía. El yoga Bikram se hace en una habitación con una alta temperatura, y se recomienda solamente para individuos que están muy en forma. Hay varias otras formas de yoga además de esas. Yo aliento a las personas a que nunca mediten en un mantra, sino que mediten en las Escrituras o en el nombre de Jesús y sus varios atributos y títulos en la Biblia.

Se ha demostrado que el yoga disminuye la tensión, el estrés, la ansiedad, la depresión y la hipertensión. Las personas que hacen una forma de yoga llamada Sahaja muestran mejora en la presión arterial, el ritmo cardiaco, los niveles de lactate en sangre, en los niveles de la hormona del estrés epinefrina en la orina, y en la prueba galvánica de resistencia de la piel, que indica si el paciente está tenso o relajado.[1]

El yoga es distinto a la mayoría de las demás formas de ejercicio en cuanto a que no se interesa por cuántas repeticiones se hagan o lo bien que una persona realice un ejercicio en particular. Por el contrario, el yoga enfoca su atención en cómo está estructurado su cuerpo y en cómo moverse sin agravar una lesión o causar dolor. Le enseña a respirar correctamente y a integrar la respiración en las posiciones del cuerpo. Usted no tensa ni fuerza su cuerpo cuando hace yoga, sino que estira suavemente varios músculos. ¡Se siente uno muy bien! Mejora la fuerza, la flexibilidad y el aguante. De hecho, un estudio en la revista *Journal of the American Medical Association* decía que la práctica diaria del yoga podría reducir el dolor relacionado con el síndrome de túnel carpal.[2]

Si está usted interesado en la flexibilidad y en aprender a entender los varios grupos musculares mediante un ejercicio de bajo impacto, el yoga sea probablemente su mejor opción. Le recomiendo que busque una clase de yoga cristiano, y le aviso que vigile el lenguaje Sanskrit que da tributo a las deidades hindúes, la jerga metafísica/Nueva Era ("energía negativa y positiva", "la divinidad en su interior", "enfocarse en el tercer ojo", etc.), y la proyección (vaciar su mente o salir de su cuerpo). Si se siente incómodo de cualquier manera, podría ser la manera que tiene Dios de decirle que la clase de yoga no es correcta para usted. Si es ese el caso, considere las siguientes tres alternativas como ejercicio.

Tai Chi

El Tai Chi es una antigua arte marcial china que implica movimientos lentos, suaves y fluidos. Hace hincapié en la respiración diafragmática o abdominal. Es un ejercicio excepcionalmente bueno para personas mayores que tengan artritis, enfermedad vascular periférica, obstrucción pulmonar crónica, osteoporosis u otros problemas físicos. La fundación Artritis Foundation recomienda el Tai Chi para individuos con artritis.[3]

Las investigaciones han demostrado que el Tai Chi puede mejorar la masa muscular, el tono, la flexibilidad, la fuerza, la energía, el equilibrio, la coordinación, la postura y el bienestar. También puede proporcionar beneficios cardiovasculares similares a los del ejercicio aeróbico. Las personas que practican Tai Chi dicen tener menos tensión, depresión, ira, fatiga, confusión y ansiedad, y se sienten más vigorosos.[4]

Los movimientos del Tai Chi son suaves, gráciles, de baja intensidad y acompañados por una respiración abdominal rítmica. Una típica sesión de ejercicios es una serie de movimientos o posturas suaves y deliberadas combinadas en una "coreografía" secuencial. Estas series de movimientos se denominan *formas*, y cada forma está compuesta por una serie de veinte hasta cien movimientos de Tai Chi. Cada forma puede tomar hasta veinte minutos para ser completada. El Tai Chi se apoya totalmente en la técnica en lugar de en el poder o la fuerza.

El Tai Chi disminuye las hormonas del estrés, aumenta la energía y ayuda a aclarar la mente. Puede hacerlo a cualquier edad, incluso si tiene alguna enfermedad crónica o algún problema de salud. El Tai Chi calma la mente, fomenta la flexibilidad y ejercita y tonifica el cuerpo, incluyendo el sistema cardiovascular. Al igual que el yoga, incluye la meditación. ¡Yo creo que es una estupenda oportunidad para meditar en la Palabra de Dios!

Pilates

Los ejercicios Pilates fueron desarrollados por Joseph Pilates a principios del siglo XX. Cuando era niño, Pilates pasó la fiebre reumática, sufrió de raquitismo y de asma. Él estaba decidido a sobreponerse a sus enfermedades, y comenzó a estudiar anatomía siendo aún muy joven. Durante la Segunda Guerra Mundial trabajó como enfermero y desarrolló equipamiento para ayudar a rehabilitar a los heridos de guerra. Tomaba muelles de colchones y los pegaba al techo a fin de que los pacientes que estaban en cama pudieran hacer ejercicio y obtener fuerza. Finalmente abrió un estudio de ejercicios en la ciudad de Nueva York, donde entrenó a muchos grandes bailarines.[5]

En lugar de realizar muchas repeticiones de cada ejercicio, Pilates prefería menos movimientos y más precisos, que requerían control y forma. Diseñó más de quinientos ejercicios concretos. La forma más frecuente, denominada "matwork", implica una serie de movimientos de calistenia realizados sin pesas ni aparatos en una alfombra acolchada. Pilates creía que la salud mental y física eran esenciales la una para la otra. Él creó lo que afirma ser un método de total acondicionamiento corporal que hace hincapié en una adecuada alineación, centrado, concentración, control, precisión, respiración y movimiento fluido (los principios Pilates) que dan como resultado una mayor flexibilidad, fuerza, tono muscular, conciencia del cuerpo, energía y una concentración mental mejorada.[6] Pilates también ayuda a reducir la tensión y el estrés. Muchos clubes de salud ahora ofrecen clases de ejercicios Pilates.

Bailes de salón

Los bailes de salón son una excelente alternativa para cualquiera a quien no le guste hacer ejercicio pero le guste bailar. Proporciona la mayoría de beneficios del ejercicio aeróbico sin el sentimiento de que se está haciendo ejercicio. Es un ejercicio aeróbico de bajo impacto que utiliza los grandes grupos musculares del cuerpo. Puede hacerse durante treinta minutos o durante toda una tarde.

Los bailes de salón pueden ayudarle a desarrollar coordinación, equilibrio y ritmo. Normalmente, se relacionan con un ambiente muy agradable, música relajante y una oportunidad de expresión creativa y relación social. Entre los bailes más comunes están el fox-trot, swing, cha-cha, tango, waltz, rumba, mambo, samba y merengue.

Las personas que se aburren en las cintas andadoras o en las bicicletas normalmente descubren que los bailes de salón son una divertida alternativa. Se ofrecen clases en institutos, universidades o estudios privados. Los pasos básicos para la mayoría de los bailes pueden aprenderse mediante vídeos, DVDs o libros. Una manera barata de explorar las posibilidades de los bailes de salón es alquilar o comprar un vídeo de baile básico.

Los bailes de salón son también una estupenda manera de que las parejas casadas vuelvan a conectar. ¡Es una inmejorable oportunidad de pasar tiempo juntos y hacer ejercicio al mismo tiempo!

ELEMENTOS BÁSICOS PARA UNA VIDA SANA

PUNTOS PARA MEDITAR: *Hay muchas alternativas para los ejercicios tradicionales. El yoga es una sana alternativa con respecto a medios de ejercicio más tradicionales. Combina ejercicio de bajo impacto con estiramientos y respiración. El Tai Chi implica movimientos lentos y suaves; es estupendo para personas mayores, en especial para quienes sufren de artritis. Los movimientos de Tai Chi ayudan a mejorar la masa muscular, la fuerza y la flexibilidad, entre sus otros beneficios para la salud. Pilates también implica ejercicio de baja intensidad con estiramientos. Ayuda a reducir el estrés, aumenta la flexibilidad y el tono muscular. Los bailes de salón son una manera divertida de hacer ejercicio sin sentir que se está haciendo. Es una estupenda manera de que las parejas vuelvan a conectar y a pasar tiempo juntos.*

PASO DE ACCIÓN: *Póngase en contacto con su instituto local, escuela vocacional o centro de actividades de su comunidad. Averigüe cuándo comienza la siguiente clase de baile, participe, ¡y diviértase!*

DÍA 28: ¡Ejercicio de por vida!

Los clubes de salud saben un secreto: la mayoría de las personas que hacen ejercicio lo dejan. Admiten a más personas de las que pueden utilizar sus instalaciones, sabiendo que muchas personas que pagan por ser miembros no acudirán. Ellos tienen razón. Mi experiencia como médico me ha enseñado que la gente a menudo comienza bien, pero luego deja de hacer ejercicio. Piense en todo el equipamiento para hacer ejercicio que no se usa y está debajo de las camas, de las sábanas en el cuarto de invitados y en los garajes por todo el país. Grandes cadenas como Play-It-Again Sports prosperan con las buenas intenciones que nunca fueron constantes.

Cómo tener éxito al ejercitarse

Su cuerpo no hará lo correcto sin que se le empuje un poco. Al principio no le gusta que lo ejerciten, pero después de unas tres semanas su cuerpo cambiará de idea: deseará hacer ejercicio y lo esperará. Los siguientes son los mejores consejos que conozco para que su rutina de ejercicios sea a prueba de balas.

Incluya el ejercicio en su calendario. Contémplelo como si fuera una importante cita con el médico. Escoja un periodo fijo, y póngase usted mismo en piloto automático a fin de no darse a usted mismo una "salida".

Hacer ejercicio antes del desayuno, la comida o la cena es estupendo. Simplemente no haga ejercicio en la noche, ya que puede quedar demasiado cargado para poder dormir. También, evite

Prueba rápida: Saque a pasear al perro, y pierda peso

En un estudio de la universidad, las personas que sacaban a pasear a su perro durante veinte minutos al día, cinco días por semana, ¿cuántos kilos perdieron después de un año?

a. 2 kilos
b. 4 kilos
c. 6 kilos
d. 10 kilos

Respuesta: c. 6 kilos. Según un estudio de una universidad de Missouri-Columbia, los participantes —ninguno de los cuales caminaba regularmente antes del estudio— comenzaron a sacar a los perros diez minutos al día, tres veces por semana, e hicieron ejercicio hasta veinte minutos al día, cinco veces por semana. Quienes siguieron este programa durante quince semanas perdieron un promedio de 6 kilos. Quienes solamente caminaron durante veintiséis semanas no vieron una significativa pérdida de peso.[1]

hacer ejercicio inmediatamente después de una comida, pues eso llevará la sangre de su estómago e intestinos (donde se necesita para ayudar a la digestión) a sus músculos. Es probable que comience a eructar y a tener ardor y otros problemas digestivos. Haga ejercicio antes de comer o dos horas después de haber comido. Sin embargo, un ligero aperitivo antes de ejercitarse está bien.

Escoja un ejercicio que le guste. El mejor ejercicio es el que usted hará. Si tiene artritis y caminar causa daño a sus rodillas, escoja bicicleta, máquinas elípticas, ejercicios en piscina, yoga o Tai Chi. Acople su rutina de ejercicios a su estado físico.

Tenga un compañero de ejercicio. Los compañeros hacen que usted sea responsable de hacer el ejercicio, y deberían hacer que el tiempo de ejercicios sea más agradable.

Escoja un lugar que le guste. Camine en centros comerciales, parques, montañas, la playa o cerca de un lago. Haga del ejercicio una experiencia sensorial completa.

Haga cambios. Cambie su rutina, ya sea el lugar, el momento del día o el ejercicio que hace. Haga que sea divertido.

Haga ejercicios ocupacionales/de transporte. Aproveche cada oportunidad para aumentar su nivel de actividad. Aparque el auto lejos en el aparcamiento y camine hasta la tienda. Use las escaleras cuando pueda. Sitúese por defecto en la opción activa.

La siguiente es una tabla de actividades rutinarias y cuántas calorías se queman en una hora de esa actividad.[2]

¿CUÁNTAS CALORÍAS SE QUEMAN DURANTE LA ACTIVIDAD?		
Actividad	Calorías quemadas /hora	Nivel de actividad
Dormir	55	Bajo
Comer	85	Bajo
Coser	85	Bajo
Sentarse	85	Bajo
Estar en pie	100	Bajo
Conducir	110	Bajo
Trabajo de oficina	140	Bajo
Trabajo en casa, moderado	160+	Moderado

¿CUÁNTAS CALORÍAS SE QUEMAN DURANTE LA ACTIVIDAD?		
Actividad	Calorías quemadas /hora	Nivel de actividad
Golf, c/carro de golf	180	Moderado
Golf, sin carro de golf	240	Moderado
Jardinería, plantar	250	Moderado
Bailes	260	Moderado
Caminar, 5 km/h	280	Moderado
Ping Pong	290	Moderado
Tenis	350+	Moderado
Aeróbic en agua	400	Moderado
Esquí/patines	420+	Moderado
Baile, aeróbico	420+	Moderado
Aeróbic	450+	Moderado
Bicicleta, moderado	450+	Moderado
Correr, 8 km/h	500	Alto
Jardinería, cavar	500	Alto
Nadar, activo	500+	Alto
Excursión a pie	500+	Alto
Aeróbic con step	550+	Alto
Remar	550+	Alto
Caminar potente	600+	Alto
Bicicleta, en estudio	650	Alto
Squash	650+	Alto
Saltar a la cuerda	700+	Alto
Correr	700+	Alto

Y si está pensando en agarrar un aperitivo, piénselo de nuevo. Aquí están los contenidos en calorías de aperitivos populares y cuánto ejercicio necesitaría hacer para quemar esas calorías.[3]

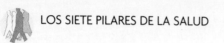

Aperitivo	Número de calorías	Cantidad de tiempo para quemar calorías	Ejercicio
Chips Ahoy, 3 galletas	240 calorías	30 minutos	Caminar con energía
Oreos, 3 galletas	169 calorías	Unos 20 minutos	Caminar con energía
Donut glaseado, 4 oz.	400 calorías	50 minutos	Caminar con energía
Ritz crackers, original, servicio de 6 oz.	80 calorías	10 minutos	Caminar con energía
Burger King Whopper	670 calorías	1 hora y 30 minutos	Caminar con energía
Baked Doritos Nacho Cheesier, 10 chips	8 calorías cada	10 minutos	Caminar con energía
Patatas fritas Lay's Classic, 10 patatas	8 calorías cada	10 minutos	Caminar con energía

Sacar pistas de su cuerpo

Tome un descanso cuando lo necesite. En los días en que esté agotado, o después de noches en que no haya dormido bien, no se obligue a hacer ejercicio. Escuche su cuerpo, y aprenda cuándo tomarse un día libre.

Digo esto por experiencia. Durante años forcé mucho mi cuerpo hasta que tuve un ataque al corazón y casi muero. No le permitía a mi cuerpo detenerse cuando necesitaba detenerse. Ahora, que soy más viejo y más sabio, he bajado el ritmo, y escucho lo que mi cuerpo me dice.

He hablado extensamente con muchos atletas muy entrenados, incluyendo corredores de maratón, que son entusiastas compulsivos del ejercicio. Lo malo del ejercicio compulsivo es que muchas de esas personas sufren una constante rigidez muscular por hacer demasiado ejercicio y fatiga crónica. Como contraste, recomiendo entrenamientos de baja intensidad y moderación en el ejercicio, porque la presión relacionada con el excesivo ejercicio puede desbaratar precisamente lo que intenta usted lograr. Es importante llevar el latido de su corazón a un buen ritmo de entrenamiento, pero ejercitarse tan duro como pueda es como pisar el acelerador de su auto. No es bueno para el motor. Cuando fuerza demasiado su cuerpo, libera usted tremendas cantidades de radicales libres a su sistema que pueden dañar células, tejidos y hasta órganos. El aumento de radicales libres también acelera el proceso de envejecimiento. Ejercitarse demasiado puede reprimir su sistema inmunológico, aumentar el riesgo de padecer lesiones, aumentar la grasa corporal al elevar los niveles de cortisol, e interferir en su salud emocional y mental. Puede causar tanto estrés al cuerpo como el trauma, una operación, infecciones y la ansiedad.

Ejemplos de demasiado ejercicio incluyen:

- Pasar horas sobre la cinta andadora, para liberar corriendo el estrés de un día difícil.
- Obligarse a levantar pesas más pesadas con más repeticiones aunque su fuerza esté disminuyendo.
- Entrenarse a un ritmo cardiaco por encima del 90 por ciento de su meta de ritmo cardiaco o comenzar a ejercitarse a más del 80 por ciento de su meta de ritmo cardiaco.
- Levantar pesas durante demasiado tiempo, a intensidad demasiado alta, en una sola sesión o durante muchos días seguidos. En general, es mejor levantar pesas cada dos días para dejar que sus músculos se recuperen.

Con estos consejos debería usted tener todo lo necesario para encontrar una manera agradable de mover las aguas de la vida con ejercicio.

ELEMENTOS BÁSICOS PARA UNA VIDA SANA

PUNTOS PARA MEDITAR: *Incluir un programa de ejercicio en su calendario no tiene que ser aburrido; puede ser tan divertido como usted lo haga. Encuentre ejercicios que disfrute mucho, como nadar o bailar. Busque oportunidades a lo largo del día para incluir actividades ocupacionales/de transporte o de "tiempo libre", como la jardinería, sacar a pasear al perro, aparcar su auto en el espacio más alejado de la puerta de la tienda, subir por las escaleras en lugar de por el elevador, etc. Sea creativo e innovador con su rutina de ejercicios, ¡y haga un programa de ejercicio de por vida!*

PASO DE ACCIÓN: *Establezca metas para el tipo de ejercicio que hará y la frecuencia. Comience despacio, pero gradualmente aumente su actividad hasta un nivel que sea adecuado para usted.*

PILAR 5

Desintoxicación

DÍA 29: Aunque usted no lo crea, probablemente esté intoxicado

Hace unos años llegó a mi consulta una mujer con mucha inquietud. Le habían diagnosticado hacía cinco años fatiga crónica y fibromialgia. Tenía severos dolores en los hombros, espalda, piernas y brazos. No podía dormir por la noche sin tomar medicinas para dormir. Aunque había visitado a numerosos médicos, no mejoraba. Tomaba diferentes medicamentos y estaba experimentando numerosos efectos secundarios debido a eso.

Durante su examen físico descubrí que tenía doce grandes empastes de plata. Comprenda que la plata o los empastes de amalgama son realmente cerca del 50 por ciento mercurio. Cuando le hice una prueba de orina de seis horas de duración para encontrar metales tóxicos, descubrí niveles muy altos de mercurio en su orina. También fue interesante observar que sus síntomas habían comenzado tres años después de que le hubieran cambiado cinco empastes de plata por otros cinco nuevos.

Poco a poco, comencé a eliminar el mercurio de su cuerpo con suplementos naturales y a la vez que ella visitó a un dentista biológico, que le cambió los empastes de plata por fundas de porcelana. Después de que le quitaran todos los empastes de plata, entonces pude eliminar el resto del mercurio con suplementos naturales y una medicina que elimina el mercurio. Unos pocos meses después su fatiga crónica y la fibromialgia se resolvieron por completo.

Desgraciadamente, no es así de sencillo con la mayoría de mis pacientes que sufren enfermedades crónicas. En la mayoría de pacientes con enfermedades crónicas, estamos tratando con numerosas toxinas, metales pesados, productos químicos y microbios que pueden estar causando o empeorando su estado. Por favor, no salga corriendo para que le quiten de una vez todos sus empastes de plata, pues en realidad podría ponerse peor. Pero siga leyendo, y comenzará a entender que probablemente usted sea tóxico.

Ataque tóxico

La mayoría de las personas son tóxicas en algún grado; y no me refiero a sus personalidades, sino a sus cuerpos físicos. Todo el mundo tiene toxinas almacenadas en su cuerpo. Es similar a olvidar sacar las bolsas de la basura para que el camión las recoja, y la basura se almacena en su garaje. Sus cubos finalmente se desbordan, y el olor empeora. Usted siente náuseas solamente al pasar cerca de ellos; después de unas semanas el olor de la basura es tan malo que hasta puede olerlo dentro de la casa.

Esa es una imagen similar a lo que sucede en su cuerpo cuando toma usted toxinas pero no las elimina. Su cuerpo tiene sistemas de manejo de desechos que le mantienen sano cuando funcionan correctamente; pero, igual que una ciudad que pase por alto la eliminación de basuras, su cuerpo puede llegar a quedar abrumado de toxinas. Eso es lo que significa ser tóxico.

¿Puede evitarse la toxicidad?

Estoy convencido de que la toxicidad no puede evitarse por completo. Vivimos en un mundo tóxico. Hay cerca de ochenta mil productos químicos registrados para ser utilizados en los Estados Unidos, y añadimos cerca de dos mil más cada año. Esos productos químicos se utilizan en los alimentos, medicamentos con receta, suplementos, productos para la casa, productos de cuidado personal y productos para el cuidado del jardín.[1] Desde el momento de la concepción, un niño está expuesto a una plétora de toxinas en su ambiente, en primer lugar de su madre, y luego del mundo al que nace. En un informe del Environmental Working Group, la Cruz Roja estadounidense tomó muestras de cordones umbilicales de diez bebés y realizó pruebas para buscar contaminantes. Las pruebas demostraron que tenían un promedio de 287 productos contaminantes, incluyendo metil mercurio, ignirretardantes y pesticidas, incluyendo DDT y cloro. De esos productos químicos, 180 son carcinógenos en seres humanos.[2]

Parte del aire que respiramos es tóxico: más de ochenta mil toneladas métricas de carcinógenos son lanzadas al aire anualmente en los Estados Unidos.[3] Pero podemos limpiar el aire dentro de nuestro hogar y nuestro centro de trabajo. Una significativa cantidad de nuestra agua está contaminada, con más de 2,100 productos químicos en la mayoría de las reservas de aguas municipales.[4] Sin embargo, podemos aprender a escoger agua limpia y pura. Gran parte de las reservas alimentarias también contiene toxinas; sin embargo, podemos aprender a escoger alimentos vivos y orgánicos en lugar de alimentos llenos de pesticidas.

Debido a la manera en que los estadounidenses comen y beben, y debido a la toxicidad de nuestro medioambiente —todo desde la fabricación hasta la agricultura—, los cuerpos de muchas personas están llenos de basura microscópica. Es como si el departamento de manejo de desechos de su cuerpo se hubiera puesto en huelga.

Afortunadamente, hay una respuesta: desintoxicación. Hay cosas sencillas que puede usted comenzar a hacer hoy para librar a su cuerpo de toxinas y ayudar a su sistema de manejo de desechos a dejarlas fuera. Disminuya su exposición a las toxinas:

1. Escogiendo más alimentos vivos, orgánicos, carnes magras de corral y productos lácteos orgánicos bajos en grasa.

2. Escogiendo agua limpia y pura, de manantial o filtrada en lugar de agua del grifo.

3. Respirando aire limpio, y no caminando o corriendo a lo largo de carreteras o autopistas llenas de autos. No espere fuera de las terminales de los aeropuertos, inhalando gases de escape de los autos. Evite el humo en restaurantes y edificios públicos.

4. Poniéndose guantes de goma si utiliza productos químicos para la limpieza. Mejor aún, busque alternativas naturales y productos de cuidado personal naturales.

5. Trabajando con su médico para tratar de evitar tantos medicamentos como sea posible. Esto le dará a su hígado un respiro y le permitirá que elimine de su cuerpo toxinas almacenadas.

ELEMENTOS BÁSICOS PARA UNA VIDA SANA

PUNTOS PARA MEDITAR: *La toxicidad impregna nuestro medioambiente, lo cual está afectando a nuestra salud, pero hay algunas cosas que podemos cambiar. Los niveles tóxicos en nuestro aire, agua y alimentos aumentan anualmente. Hay esperanza por medio de la desintoxicación de nuestro sistema de manejo de desechos.*

PASO DE ACCIÓN: *Llame a su oficina local de manejo de desechos y descubra cómo puede usted eliminar adecuadamente los productos químicos tóxicos en su garaje o cobertizo. Deshágase de pintura vieja, pesticidas no utilizados y aceite para auto que sobró del último cambio de aceite que usted hizo.*

DÍA 30: De dónde provienen las toxinas

Cuando estaba usted en la escuela, ¿hizo alguna vez un experimento en el que tomaba un tallo de apio y lo metía en un vaso de agua tintada de azul o rojo durante toda la noche? ¿Recuerda lo que sucedía? Se despertaba la mañana siguiente para encontrarse con un tallo de apio azul o rojo. A medida que el apio absorbía el agua, se volvía del color de su medioambiente. Las toxinas tienen un efecto similar en nuestros cuerpos. Las toxinas entran en nuestros cuerpos por el aire que respiramos, los alimentos que comemos, el agua que bebemos, y por contacto directo con nuestra piel. Y hay algunas sorprendentes fuentes de toxinas a las que también necesita prestar atención. Examinemos los principales caminos por los que las toxinas entran en nuestros cuerpos.

Contaminación del aire

Gran parte del aire del planeta está inevitablemente sucio. En las ciudades, la contaminación es tan común que la gente apenas si la nota ya. En la América rural, los pesticidas, el polvo y el ozono contribuyen al problema. El monóxido de carbono de autobuses, autos y aviones; los metales pesados y los productos químicos de fábricas y refinerías; y el humo de los incendios agrícolas y los incendios forestales; todo ello hace su aportación a la sopa gaseosa que respiramos.

El informe de 2005 sobre el estado del aire de la American Lung Association demuestra que más de la mitad de la población de los Estados Unidos vive en condados que tienen niveles insanos o bien de ozono o bien de contaminación por partículas. Un mayor riesgo corren las personas con asma, bronquitis crónica y enfisema, enfermedades cardiovasculares y, por primera vez en la lista, diabetes.[1]

La contaminación puede también endurecer las arterias. Un estudio de la Facultad de Medicina de la Southern California University demostró que a medida que aumentaban los niveles de contaminación, también lo hacía el espesor de la placa en las arterias carótidas de los participantes en el estudio.[2] En otras palabras, sus viajes le pueden estar matando, y no solamente de frustración.

Para las personas que viven en zonas agrícolas, la exposición a pesticidas es difícil de evitar. Los pesticidas utilizados más comúnmente se absorben fácilmente en la piel y se respiran a los pulmones. Los granjeros que trabajan con esos productos químicos corren un mayor riesgo de desarrollar cánceres cerebrales, cáncer de próstata, leucemia y linfoma.[3]

El problema en el interior

Algunas veces, el aire en el interior puede ser tan malo como el aire en el exterior; y normalmente es peor. Los productos químicos y las bacterias quedan atrapados y recirculan por los sistemas de calefacción y de aire acondicionado de los edificios. Lo mismo hacen los compuestos químicos que se utilizan en la construcción. Las alfombras nuevas y la tarima liberan formaldehído al aire que respiramos. Las pinturas liberan disolventes insanos.

El humo de los cigarrillos es uno de los principales riesgos para la salud que hay en el aire. Según la Sociedad Americana del Cáncer, cerca de la mitad de todos los estadounidenses que siguen fumando morirán debido al hábito. Cada año cerca de 438,000 personas mueren en los Estados Unidos debido al uso de tabaco. Cerca de una de cada cinco muertes se relaciona con fumar. Los cigarrillos matan a más estadounidenses que el alcohol, los accidentes de auto, el suicidio, el SIDA, el homicidio y las drogas ilegales, todos

> ### Y el ganador es...
>
> Un treinta por ciento de todas las muertes por cáncer se atribuye al uso del tabaco, haciendo que se se una a la obesidad como el primer factor de riesgo relacionado con la enfermedad.[5]

ellos combinados.[4] El humo de los cigarrillos contiene más de cuatro mil setecientos productos químicos, doscientos venenos y cincuenta carcinógenos, incluyendo benzo[a]pireno y NNK, que causan cáncer de pulmón, nitrosaminas, que causan cáncer de pulmón, del sistema respiratorio y otros órganos; aminos aromáticos, que causan cáncer de vejiga y de pecho; formaldehído, que causa cáncer nasal; y benceno, que causa leucemia.[6] Además de causar enfisema, el humo de los cigarrillos aumenta el riesgo de enfermedades cardiovasculares, abortos naturales y defectos de nacimiento. El humo también aumenta las arrugas de la piel, haciendo que los fumadores parezcan más viejos que los no fumadores de la misma edad.

El humo es igual de peligroso para el no fumador que el humo inhalado por el fumador mismo. Un estudio demostró que respirar en el humo de otra persona durante una hora es peor que fumar uno mismo cuatro cigarrillos.[7] Como afirmé en mi libro *Toxic Relief*, el humo de los cigarrillos contiene cadmio, cianide, plomo, arsénico, alquitranes, material radiactivo, dioxina (que es un pesticida tóxico), monóxido de carbono, cianido de hidrógeno, óxidos de nitrógeno, nicotina y cerca de otros cuatro mil productos químicos. Tuve un niño en mi consulta que sufría de terribles ataques de asma. Su madre fumaba, pero no en la casa. Ella limitaba el fumar cigarrillos a su auto, pero el humo que había en su ropa y en su cabello estaba afectando a los pulmones de su hijo. Yo le pregunté: "¿Quiere usted a este niño lo bastante como para dejar de fumar?". Ella dejó de fumar, y el asma del niño mejoró de modo significativo. Desde entonces, él rara vez ha tenido ataques de asma.

Aunque una pequeña cantidad de estados tienen instituidas prohibiciones para fumar, muchos estados siguen permitiendo fumar en áreas en restaurantes, pero la idea de que el humo está limitado a una sola área es una broma. ¡Es como utilizar un lado de su piscina para darse baños y creer que el "otro" lado de la piscina está limpio!

Las siguientes son un par de soluciones sencillas que puede adoptar hoy para comenzar a limpiar el aire que respira.

- Cambie el filtro del aire acondicionado cada mes, y limpie los conductos de la calefacción y del aire acondicionado al menos cada cinco años.
- Si tiene mascotas, manténgalas fuera de su dormitorio cuando esté durmiendo. Esto se aplica aun a las mascotas de pelo corto, que causan la misma cantidad de alergias que las mascotas de pelo largo. Es mejor dejar a las mascotas fuera de la casa si es posible.
- Evite los ambientadores que contengan pesticidas o que estén basados en el petróleo. Quédese con jarros de fragancias y flores secas, que están disponibles extensamente. Como sustituto de un ambientador, utilice un spray de limón o aceites esenciales como la lavanda.

Esto es simplemente para ayudarle a comenzar; le ofreceré más soluciones para "limpiar el aire" en el Día 35.

Alimentos

Casi toda la producción no orgánica de alimentos es posible que esté contaminada con pesticidas, herbicidas, parásitos y productos químicos. Esas toxinas y microbios se abren camino hasta los alimentos, y hasta nuestros cuerpos.

En el año 2004, el perclorato —combustible de cohetes— se hizo camino hasta las reservas de agua en más de veinte estados y en el río Colorado, que es la mayor fuente de agua para consumo y para irrigación para Southern California y Arizona.[8] Finalmente esa agua contaminada llegó hasta la lechuga de hoja grande en Arizona y hasta el agua envasada de manantial en Texas y California.[9] La ingesta de perclorato puede desencadenar trastornos de tiroides.

Los pesticidas son absorbidos en el aparato intestinal cuando un animal se alimenta, y lo que no es desintoxicado por el hígado del animal podría ser depositado en sus tejidos adiposos. Cuando usted come carne, finalmente llega a sus tejidos adiposos, incluyendo los tejidos adiposos en su cerebro.

Si come alimentos procesados, da la bienvenida en su cuerpo a multitud de productos químicos, incluyendo tintes sintéticos, condimentos, conservantes químicos, emulsionantes, productos para dar textura y humedad, gases, agentes blanqueantes y sustitutos del azúcar como el aspartame. Los aditivos químicos de los alimentos normalmente están hechos de —prepárese— productos petrolíferos o de alquitrán mineral. Los agentes blanqueantes pueden ser tan tóxicos que Alemania ha prohibido su uso en las harinas desde el año 1958.[13] Uno de los agentes blanqueantes más

> ## Los pesticidas relacionados con el Alzheimer, el Parkinson y el cáncer
>
> En pruebas de laboratorio con ratas, los investigadores descubrieron que la exposición a pesticidas causaba cambios en las mismas áreas cerebrales implicadas en la esclerosis múltiple, la epilepsia y la enfermedad de Alzheimer.[10]
>
> Un estudio en 143 000 personas descubrió que quienes estaban expuestos a pesticidas tenían una incidencia de la enfermedad de Parkinson un 70 por ciento más alta que los que no informaron exposición.[11]
>
> Los estudios demuestran que los granjeros que han sido expuestos a pesticidas tienen mayor incidencia de leucemia, de linfoma no-Hodgkin, de mieloma múltiple, de sarcoma en tejidos blandos y de cáncer de piel, de labios, de estómago, de cerebro y de próstata.[12]

tóxicos que se usan es el óxido de cloro, también conocido como dióxido de cloro. Cuando este agente químico se combina con las proteínas que quedan después de que se eliminen la fibra y el germen del trigo, forma una sustancia llamada alloxan. El alloxan puede desencadenar la destrucción selectiva de células beta en el páncreas, causando potencialmente diabetes tipo 2.[14] A pesar de ello, la FDA sigue permitiendo que las empresas usen este agente blanqueante en los alimentos.

Se ha demostrado que el arroz producido en los Estados Unidos tiene de 1.4 a 5 veces la cantidad de arsénico en él que el arroz proveniente de Europa, India o Bangladesh. Esta preocupante tendencia se produjo a medida que las cosechas de arroz se plantaban en terrenos previamente utilizados para cultivar algodón, donde se usaba arsénico para matar al gorgojo. Se desarrolló el arroz

Prueba rápida: Leche materna contaminada

Cuando se compara con madres que amamantan y que no beben leche, ¿cuánta más contaminación por pesticidas tienen las madres que amamantan y sí beben leche en su leche materna?

a. Dos veces más
b. Treinta y cinco veces más
c. Diez veces más

Respuesta: b. Treinta y cinco veces más.[15]

resistente al arsénico. Como tal, los "sanos" granos acumulaban más arsénico.[16]

Algunos pesticidas muy peligrosos están prohibidos en los Estados Unidos pero se siguen utilizando en países de los que importamos cosechas y alimentos. Esos productos químicos prohibidos terminan en nuestros alimentos. Otros productos químicos, como el DDT y los PCBs, han estado prohibidos en los Estados Unidos durante décadas, pero ya que esos productos químicos permanecen en nuestras aguas, tierra y aire, los peces y los productos animales siguen siendo importantes fuentes de DDT y de PCBs en nuestras dietas. El DDT se desarrolló como pesticida en los años cuarenta, y los PCBs fueron creados y utilizados por primera vez como fluidos refrescantes a finales de los años veinte. La EPA enumera el DDT y los PCBs como probables carcinógenos en humanos ya que ambos causan cáncer de hígado en animales de laboratorio.[17]

Esos productos químicos se almacenan en la grasa de los animales; por tanto, la mejor manera de reducir el riesgo de ingerir DDT y PCBs es escoger cortes magros de carne orgánica y productos lácteos orgánicos bajos en grasa. Evite los pescados y mariscos no comercializados, que con frecuencia son altos en DDT y PCBs. El pescado comercial que es alto en PCBs incluye el salmón atlántico o de criadero, el róbalo rayado, el roncador blanco o del Pacífico, la platija de espalda negra o de invierno, la platija de verano y el cangrejo azul. El pescado comercial que contiene niveles más altos de pesticidas, incluyendo DDT, son el róbalo rayado, la anguila estadounidense y el salmón atlántico. Cuando prepare su comida, cueza u hornee el pescado para permitir que se despegue tanta grasa como sea posible.[18]

Los parásitos son otro enemigo de nuestros alimentos. Un sondeo de laboratorios de salud pública informó de que el 15.6 por ciento de los especímenes examinados contenían un parásito.[19] Normalmente, los países del tercer mundo son principales exportadores de alimentos a los Estados Unidos. Con frecuencia, las condiciones en que se manejan los alimentos y se transportan a los Estados Unidos es menos que sanitaria, lo cual deja a nuestros alimentos, y finalmente a nuestro sistema digestivo, vulnerable a los parásitos.[20] Las personas que comen más alimentos crudos están predispuestas a tener infecciones por parásitos. El manejo y la preparación inadecuados de los alimentos también nos dejan expuestos a los parásitos intestinales. Muchas veces, los obreros no se lavan las manos antes de manipular los alimentos, lo cual termina en el plato.

El ácido clorhídrico, que es el ácido que nuestro estómago produce, es nuestra primera línea de defensa contra esas infecciones por parásitos. Muchos individuos de más de cincuenta años de edad, al igual que las personas que tienen estrés crónico, generalmente producirán menores cantidades de ácido clorhídrico y también de enzimas digestivas, lo cual les predispone a infecciones por parásitos, en especial si consumen muchos alimentos crudos.

A fin de mantener uno niveles adecuados de ácido clorhídrico y enzimas y ayudar a prevenir infecciones por parásitos, intente aprender a relajarse. Hacer algo tan sencillo como respirar profundamente unas cuantas veces le capacitará para relajarse y secretar cantidades adecuadas de enzimas digestivas y de ácido clorhídrico. En el Pilar 7 hablaremos más sobre cómo manejar el estrés.

Hay una manera de tratar las infecciones por parásitos con medicamentos y remedios herbales. Las personas de más de cincuenta años de edad pueden necesitar una buena enzima digestiva para ayudarles a digerir las alubias y las verduras. (Ver el Apéndice A para información sobre productos.)

Aunque nuestros alimentos y reservas de agua pueden ser tóxicos, podemos desintoxicar nuestros cuerpos pasando a una dieta alcalina rica en frutas y verduras orgánicas. Los alimentos alcalinos ayudan a elevar el nivel de pH de los tejidos, capacitando al cuerpo para que elimine más toxinas, mientras que los alimentos ácidos hacen que el cuerpo ralentice este proceso.[21] Hablaré de los beneficios de los alimentos alcalinos en detalle en un par de días.

Beber sanamente

El paso siguiente para la desintoxicación es una adecuada agua filtrada. El ingrediente más importante para desintoxicar el cuerpo es beber mucha agua limpia y filtrada. Su cuerpo necesita —como mínimo— dos litros de agua al día.

Me gusta decir que la buena agua es "el desintoxicante definitivo". El agua limpia y alcalina menos las toxinas descarga su hígado y sus riñones. También hace que su colon trabaje como debiera. Por eso las recomendaciones en el primer pilar de la salud son tan importantes.

Al igual que los alimentos alcalinos, el agua alcalina también ayuda a alcalinizar los tejidos, otro paso importante a la hora de desintoxicar el cuerpo. Las células se desarrollan en un ambiente alcalino pero se llenan de desechos metabólicos y toxinas en un ambiente ácido. Para comprobar la acidez de sus cuerpos, yo les hago a mis pacientes una prueba de pH de la primera orina de la mañana, que es un buen indicador del pH de los tejidos. La mayoría de mis pacientes normalmente tienen un pH en la orina de 5.0, lo cual es aproximadamente 100 veces más ácido de lo que debiera. A menudo recomiendo beber frutas y verduras orgánicas frescas en jugo (que son semillas y verduras como hierba de trigo, hierba de cebada, hierba de avena, spirulina, clorella y algas) o una bebida de fitonutriente en polvo para ayudar a limpiar y alcalinizar el cuerpo, y también para proporcionar una nutrición superior. Hablaremos más sobre esto en un próximo pilar.

Los refrescos, lo crea o no, están prácticamente libres de pesticidas, pero contienen demasiado azúcar como para tener algún beneficio para la salud, y las bebidas sin azúcar normalmente contienen aspartame, que químicamente se descompone en metanol, o alcohol de madera. Algunas personas consideran que el aspartame es perfectamente seguro, pero yo no creo que beber alcohol de la madera sea seguro nunca.

El té también contiene pesticidas, y por eso es importante escoger tés orgánicos. La mayoría de tés verdes contienen pesticidas y también fluoruros. Los pesticidas que hay en el té verde pueden estar cancelando los potentes efectos antioxidantes del té. El vino normalmente está cargado de pesticidas, y también el café no orgánico. Si escoge beber té, vino y café, entonces le recomiendo beber solamente tés, vinos y cafés orgánicos con moderación. El café y té orgánicos están disponibles en la mayoría de tiendas de dietética y supermercados. Los vinos orgánicos están disponibles en tiendas como Whole Foods Markets y otras tiendas de dietética que venden vinos.

Mientras que las influencias externas pueden ser una fuente de toxinas para nuestros cuerpos, hay también inesperadas fuentes interiores que pueden hacernos tóxicos. Necesitamos armarnos de información a fin de poder dar los pasos necesarios para comenzar el proceso de desintoxicación.

ELEMENTOS BÁSICOS PARA UNA VIDA SANA

PUNTOS PARA MEDITAR: *Respirar en humo durante una hora es peor que realmente fumar cuatro cigarrillos uno mismo. Prácticamente toda la producción no orgánica está contaminada con pesticidas y herbicidas. Nuestros alimentos pueden contener parásitos de obreros que no se lavan las manos.*

PASO DE ACCIÓN: *Cambie el filtro de su aire acondicionado cada mes. Si tiene un filtro permanente, lávelo cada mes en una solución de lejía y enjuáguelo. Si vive en un lugar que permita fumar en los restaurantes, comience una campaña de peticiones para prohibir fumar en los restaurantes.*

DÍA 31: Fuentes inesperadas de toxinas

Estamos siendo bombardeados con toxinas diariamente; y lo que no sabemos acerca de esos productos puede ser dañino. Piense en esto: ¿Cuántos productos distintos utiliza para limpiar su casa? ¿Cuántos productos de cuidado personal están en el estante de su baño en este momento? ¿Cuántos empastes de plata tiene en su boca? ¿Cuánto tiempo los ha tenido en su boca? ¿Qué vacunas han recibido usted o sus hijos?

Las toxinas pueden entrar en nuestros cuerpos por medio de caminos inesperados, como las vacunas. Algunas vacunas realmente contienen un conservante de mercurio llamado thimerosal. Durante años esta toxina entraba en el cuerpo de los bebés al nacer, cuando inmediatamente les ponían una vacuna para la hepatitis B, seguida de hasta treinta y dos inyecciones y dosis de refuerzo cuando alcanzaban la edad de dos años. Aunque las vacunas son mucho más seguras en la actualidad desde la eliminación o reducción de trazas de thimerosal (el conservante de mercurio) de la mayoría de las vacunas recomendadas por rutina para las edades de seis años y por debajo, algunas pueden seguir conteniendo esta toxina. La vacuna de la gripe y el refuerzo siguen conteniendo mercurio. Las vacunas también pueden contener una miríada de otras toxinas, metales pesados, productos químicos, microbios y subproductos animales y humanos. Por ejemplo, la vacuna triple vírica se considera libre de mercurio pero contiene espeso fluido embrionario, células diploides humanas de tejido fetal abortado, neomicina y sorbitol.[1] Otras vacunas contienen trazas de thimerosal.[2] En ausencia de thimerosal, los fabricantes de vacunas han utilizado otros conservantes como el fenol, benzetonium, cloro y formaldehído,[3] todos los cuales pueden dañar el sistema inmunológico de un niño.

Evitar los metales pesados

Y no estoy hablando de música heavy metal. Me refiero a cosas como el mercurio, el cadmio, el aluminio y el plomo. Algunas personas tienen tanto metal en sus cuerpos que necesitan terapia de eliminación: formas de eliminación orales, intravenosas o en supositorio para quitar los metales de su cuerpo. Una de mis pacientes tenía la enfermedad de Lou Gehrig, o ALS. Los neurólogos decían que le quedaban solo unos meses de vida.

Ella apenas podía entrar caminando a mi consulta con un andador, y muchas veces necesitaba una silla de ruedas. Supe que había fumado mucho durante cuarenta años y, por tanto, le hice una investigación de metales pesados y descubrí increíbles cantidades de cadmio en su orina. Comencé a eliminarlo de su cuerpo. Hoy día ella está lo bastante fuerte para volver a trabajar a tiempo completo. El neurólogo ahora dice que hizo un diagnóstico incorrecto.

Los alimentos clorofílicos, incluyendo la hierba de trigo, de cebada, de avena y las algas y otros suplementos, deberían tomarse diariamente para ayudar a desintoxicar los metales pesados. Para más información, por favor refiérase a mis libros *What You Don't Know May Be Killing You* y *Buena salud mediante la desintoxicación y el ayuno*.[4]

Otra fuente de toxinas para millones de personas está en sus dientes. Los empastes de amalgama, también llamados empastes de plata, son mercurio aproximadamente en un 50 por ciento y también contienen estaño, cobre y plata. A cerca de un millón de personas cada semana les hacen empastes de amalgama. Los empastes originales hechos desde 1850 hasta 1974 liberaron lentamente mercurio por más de treinta años; pero los empastes hechos desde 1974 liberan suficiente mercurio en el cuerpo para causar problemas en tres o cinco años.[5] Un empaste típico contiene 250,000 mcg de mercurio y libera 10 mcg de mercurio al día.[6]

Cuando el mercurio entra en la membrana de una célula, los sistemas inmunitarios del cuerpo pueden identificarla como una célula anormal que debe ser destruida. El sistema inmunológico puede entonces formar anticuerpos contra las células normales de su cuerpo, porque parecen anormales al contener mercurio. Esto puede conducir a artritis reumatoide, tiroiditis Hashimoto, dolor muscular, lupus y otras enfermedades autoinmunes. Las personas que sufren de toxicidad por metales pesados, como ocurre en la lenta liberación de mercurio de los empastes de amalgama, normalmente no lo notan enseguida porque los síntomas aparecen lentamente. Las víctimas simplemente se sienten mal y dicen cosas como: "No sé lo que me pasa; simplemente no me siento bien, y estoy muy cansado".

Durante muchos años, la comunidad dental mantuvo que el mercurio estaba estrechamente unido a otros componentes metálicos y que no se escapaba de los empastes de amalgama, pero las investigaciones han demostrado que se escapan vapores de mercurio durante la masticación y el cepillado y cuando hay contacto con alimentos calientes o ácidos. Un estudio descubrió que los niveles de vapor de mercurio en la boca después de masticar eran cincuenta y cuatro veces más elevados en personas con amalgamas que en personas sin amalgamas.[7] Ahora sabemos que es físicamente imposible que el mercurio quede "encerrado" en los empastes de amalgama una vez que se ponen en los dientes.

El registro de la Agencia para sustancias tóxicas y enfermedades enumera el mercurio como la tercera sustancia más tóxica conocida para el hombre;[8] más tóxica que el plomo, el cadmio y el arsénico. Estoy sorprendido de que los dentistas sigan poniéndolo en las bocas de la gente. Cuando un dentista quita un empaste de plata, se le requiere por parte de la OSHA poner el empaste en un envase sellado contra peligros biológicos.

Dentro de la boca

Si tiene usted empastes dentales de amalgama, debería finalmente pensar en que se los quiten, pero tenga mucho cuidado. Muchos dentistas han compartido historias horrorosas sobre pacientes a quienes les quitaron los empastes de plata y estuvieron peor después.

Hay una manera adecuada y segura de que le quiten los empastes de amalgama. Comience por encontrar un dentista biológico dispuesto y cooperativo que esté al tanto de los riesgos del mercurio y conozca la manera adecuada de quitar los empastes de amalgama de plata. Puede que utilice una prueba controlada de masticación para determinar el mercurio que se libera de sus empastes de amalgama. Puede que realice lecturas eléctricas de sus empastes para determinar la secuencia de quitarlos, quizá quitando los más cargados negativamente en primer lugar o los que tienen escapes. Para encontrar un dentista biológico, llame al Colegio Internacional de Medicina Integrativa (anteriormente Great Lakes College of Clinical Medicine) al (866) 464-5226, o visite su página Web: www.icimed.com. O puede visitar la página web de la Academia Internacional de Medicina y Toxicología Oral en: www.iaomt.org. Refiérase a mi libro *What You Don't Know May Be Killing You* para más información.

Y si el dentista recomienda empastes de plata para usted o para sus hijos, sepa de los potenciales peligros del mercurio y niéguese. Si insiste, entonces busque otro dentista. La porcelana es más costosa, pero podía salvar su salud. Sea consciente de que si le ponen empastes de compuesto, deberían ser considerados solo temporalmente y no deberían mantenerse a la larga. Por favor, no corra a cambiarse los empastes o, de ser así, se enfermará más. En cambio, busque a un buen dentista biológico que pueda cambiarle los empastes de una manera segura y lenta durante un lapso de tiempo.

Productos para el hogar

Los disolventes, que se utilizan en productos de limpieza para disolver materiales que no son solubles en agua, contienen toxinas que si entran en contacto con su piel, son realmente absorbidas al cuerpo. Recuerde que las empresas farmacéuticas ahora utilizan métodos transdermales (por medio de la piel) para proporcionar hormonas, algunos medicamentos para la presión arterial, nicotina y otras medicinas. Si los productos químicos entran en contacto con la piel, comprenda que algunos de ellos serán absorbidos. En algunos casos, puede absorberse la mayoría de los productos químicos tóxicos, en especial ciertos disolventes, limpiadores, etc. Los productos para el hogar que son tóxicos incluyen disolventes para pinturas, quitamanchas, barnices, amoniaco, lejía, limpiadores de cristal, esmaltes para metales y esmaltes para muebles.

Los productos para muebles y para la casa pueden emitir toxinas. Por ejemplo, el formaldehído, que se utiliza en la madera aglomerada, las alfombras, pegamentos de alfombras, muebles tapizados, cortinas y ropa de cama, pueden causar fatiga y dolores de cabeza.

Por ejemplo, según la página web de la Agencia para la Protección del Medioambiente, los productos destilados del petróleo, que se encuentran en los esmaltes para metal, pueden causar vista nublada temporal tras una exposición breve. Una exposición más prolongada puede dañar el sistema nervioso, la piel, los riñones y los ojos.[9]

La página de la EPA también dice que el fenol y el cresol, que se encuentran en los desinfectantes, son corrosivos y pueden causar diarrea, mareos, vértigos y daños al riñón y el hígado. El nitrobenzeno, en lacas para muebles y suelos, puede causar decoloración cutánea, respiración difícil, vómitos y muerte, y se relaciona con el cáncer y defectos de nacimiento.[10]

¡No mezclar!

Si alguna vez ha mezclado lejía y amoniaco, probablemente se llevará una desagradable sorpresa. El hipoclorito sódico, un ingrediente de la lejía, libera un gas tóxico que si se mezcla con amoniaco puede causar ligeros síntomas asmáticos o problemas más graves.[11]

El benceno está clasificado por la EPA como un carcinógeno de clase A debido a su relación con un mayor riesgo de leucemia. Se utiliza en una amplia variedad de productos que muchos de nosotros encontramos cada día: limpiadores de alfombras, líquidos limpiadores, acondicionadores, detergentes, tintes, esmaltes en spray, muebles, gasolina, lacas de uñas, pintura, disolventes de pintura, plásticos, disolventes, quitamanchas, sprays acrílicos, pinturas en spray, pinturas/

esmaltes, pisos de vinilo, remates y conservantes para madera, y muchos otros productos fabricados por el hombre.[12]

Además de los productos para el hogar, un reciente estudio ha planteado preguntas sobre los niveles de benceno en algunos refrescos, en particular en los que llevan sabores de naranja, de fresa, de piña y de arándano. El cinco por ciento de los refrescos estudiados tenían niveles de benceno que sobrepasaban el límite de la EPA para nuestra agua potable. Y los compradores deben estar al tanto: aun si un refresco no contiene benceno cuando es fabricado, si contiene vitamina C (ácido ascórbico) y o bien benzoato de sodio o benzoato de potasio, puede formarse benceno en él cuando es expuesto al calor y/o la luz.[13]

El percloroetileno (también llamado perc, PCE y tetracloroetileno) y los disolventes 1-1-1 tricloroetano, que se encuentran en los quitamanchas y los limpiadores de alfombras, pueden causar daños al hígado y al riñón si se ingieren. El Perc, determinado como carcinógeno por el Departamento de Salud y Servicios Humanos (DHHS), ha causado tumores de hígado y de riñón en animales de laboratorio.[14] El Perc se utiliza comúnmente en la limpieza en seco. Para evitar reacciones adversas del perc, asegúrese de quitar los envoltorios plásticos de los productos limpiados en seco y deje que se aireen durante varios días antes de ponérselos o plancharlos.

Pasar a productos naturales

La mayoría de las personas puede que no se den cuenta de que tienen una opción. No tienen que comprar productos que contienen productos químicos dañinos para limpiar sus casas. A continuación hay un par de productos naturales que la mayoría de la gente tiene en sus despensas que pueden utilizarse como limpiadores del hogar.

- **El jugo de limón,** que contiene ácido cítrico, es un desodorante y puede utilizarse para limpiar cristales y quitar manchas del aluminio, la ropa y la porcelana. Es una ligera lejía cuando se utiliza con luz del sol.
- **El vinagre** contiene cerca de un 5 por ciento de ácido acético, que lo convierte en un suave ácido. El vinagre puede disolver depósitos de minerales y grasa, quitar rastros de jabón, quitar concentración de moho o de cera, lacar algunos metales y desodorizar. El vinagre puede limpiar ladrillo o piedra, y es un ingrediente en algunas recetas naturales para limpiar alfombras. Use vinagre para quitar

el sabor metálico en las cafeteras y para dar brillo a las ventanas sin rayarlas. El vinagre se utiliza normalmente en una solución con agua, pero puede usarse puro. Haga un limpiador para todo con una mezcla de sal y vinagre o con cuatro cucharadas de levadura disueltas en un litro de agua tibia.

Si utiliza limpiadores químicos, le aliento a que se ponga guantes de goma, pues mantendrá los productos químicos alejados de su piel a fin de que no sean absorbidos en su cuerpo. Use productos limpiadores en áreas bien ventiladas a fin de que los vapores no afecten a sus pulmones.

Productos de cuidado personal

Cada día se aplica usted productos de cuidado personal —rociándolos o extendiéndolos en su cuerpo—, todos los cuales pueden contener productos químicos de fuentes en las que nunca piensa. Nos aplicamos productos químicos en nuestro rostro, en nuestra piel, y los rociamos sobre nuestro cabello.

Productos químicos como el amoniaco, el formaldehído, el triclosan y clorhidrato de aluminio están en los antitranspirantes y desodorantes. El producto químico triclosan, que se encuentra en algunos desodorantes, se ha descubierto que causa daño en el hígado en ratas de laboratorio.[15]

Sin embargo, existen algunas alternativas seguras. Algunas empresas se han comprometido a no utilizar productos químicos que sean dañinos para los seres humanos. Visite la página web www.safecosmetic.org para encontrar una lista de empresas. Esta página web también le ayudará a ver cuáles de sus productos son seguros o no seguros, en su "informe cutáneo".

El tolueno (un disolvente similar al benceno), un ingrediente común en perfumes y colonias, puede contribuir a las arritmias de corazón al igual que a daños nerviosos. Una manera de evitarlo es aplicar perfume o colonia a su ropa en lugar de a su piel.

Un compuesto llamado p-fenilenediamine (PPD) se utiliza en casi todos los tintes para cabello que están en el mercado, hasta en los denominados productos "naturales" y "herbales". Normalmente, cuanto más oscuro sea el color, mayor es la concentración de PPD. Las personas pueden estar expuestas al PPD mediante inhalación, absorción por la piel, ingestión y contacto con la piel y/o los ojos. Algunos estudios han sugerido una conexión entre los tintes para cabello y la mielodisplasia, el mieloma múltiple, la leucemia y la pre-leucemia, el linfoma de no-Hodgkin y la enfermedad de Hodgkin.[16]

Para reducir el riesgo de exposición al PPD, recomiendo utilizar colores de cabello más claros, y si tiene que utilizar un color más oscuro, por favor utilice coloración semi-permanente o no permanente.

Aunque puede que estemos expuestos a toxinas inesperadas, otro método que podemos utilizar para desintoxicarnos es hacer ejercicio regularmente. Recuerde que en el día 23, bajo el título "Los beneficios del ejercicio, parte I", uno de los beneficios de hacer ejercicio es que ayuda al sistema linfático a eliminar los desechos celulares. El ejercicio aeróbico puede aumentar tres veces el flujo linfático, lo cual significa que el cuerpo puede eliminar tres veces más la cantidad de toxinas con un ejercicio aeróbico regular.

Mañana veremos lo que las toxinas pueden hacer a nuestros cuerpos.

ELEMENTOS BÁSICOS PARA UNA VIDA SANA

PUNTOS PARA MEDITAR: *El mercurio, que se encuentra en la mayoría de empastes dentales, es uno de los elementos más tóxicos del planeta. Algunas vacunas, como la de refuerzo y la de la gripe, siguen conteniendo mercurio. Los empastes de plata están compuestos de un 50 por ciento de mercurio. Un ingrediente común que se utiliza en perfumes y colonias es el tolueno, que puede causar arritmias cardiacas y daños nerviosos. Armado con el conocimiento correcto, puede usted comenzar a recuperar su salud de fuentes inesperadas de toxinas.*

PASO DE ACCIÓN: *La próxima vez que compre productos de cuidado personal, visite su tienda más cercana de alimentos dietéticos y sustituya un producto natural de cuidado personal por uno de los que usted tiene.*

DÍA 32: Lo que las toxinas le hacen al cuerpo

Hace unos años, tuve una paciente que se quejaba de tener algunos de los peores olores corporales; se bañaba y seguía oliendo, aun después de utilizar jabón.

Un día, unas semanas después de ver a aquella paciente, yo iba en un avión. La azafata me reconoció, y comenzó a hablarme acerca de los cambios que ella había hecho en su dieta y su estilo de vida.

La azafata dijo: "Yo solía tener el peor de los olores corporales, hasta que me hice vegetariana. Ahora no tengo olor corporal en absoluto; ni siquiera necesito usar desodorante".

Entonces comprendí que yo no le había dicho a mi paciente con olor corporal que dejara de comer carne. Cuando regresé a la ciudad, llamé a aquella paciente para que regresara y supe que comía carne roja y cerdo al menos tres veces por semana. En cuanto ella dejó de comer carne roja y cerdo, el olor corporal desapareció. Ella estaba entusiasmada.

Desde entonces he visto este problema una y otra vez en otros pacientes. Un hombre al que traté tenía un terrible olor corporal, y sus camisetas estaban amarillentas. Él me dijo que se frotaba en la ducha debajo de los brazos y cuando salía seguía oliendo igual; también me dijo que en los buffets llenaba su plato de beicon. Yo le puse en un ayuno de carnes, y él dejó de oler mal.

Intoxicación mortífera

Desearía que la intoxicación fuera solamente una cuestión de mal olor corporal, pero es mucho más grave que eso. Cuando su cuerpo no puede descomponer una toxina o eliminarla adecuadamente, normalmente la almacena en los tejidos adiposos, entre los cuales se incluyen el cerebro, las mamas y la glándula de la próstata. Esos "agarradores de amor" que hay alrededor de su cintura, ¡en realidad pueden ser lugares de almacenamiento de toxinas! Las toxinas también pueden desencadenar inflamación, que es la causa principal de enfermedades cardiacas, Alzheimer, artritis, asma y muchas otras enfermedades. Estamos descubriendo que la inflamación está fuertemente relacionada con los alimentos que comemos, como las carnes rojas.

Las personas muy tóxicas se abren a sí mismas a muchos más problemas, incluyendo:

- Fatiga crónica
- Enfermedades cardiacas
- Pérdida de memoria
- Envejecimiento prematuro
- Trastornos cutáneos
- Artritis
- Desequilibrios hormonales
- Ansiedad
- Dolores de cabeza
- Trastornos emocionales
- Cánceres
- Enfermedades autoinmunes

Trabajar con pinturas y maderas

Los alcoholes minerales en pinturas con base de aceite son irritantes de la piel, los ojos, la nariz, la garganta y los pulmones. Altas concentraciones en el aire pueden causar daños al sistema nervioso, inconsciencia y hasta la muerte. Los ketones y el tolueno en la masilla de madera son altamente tóxicos y pueden causar daños en la piel, el riñón, el hígado y el sistema nervioso central, y también daños en el sistema reproductor.[3]

Lo que hacen las toxinas

Cuando las toxinas se almacenan en su cuerpo y el hígado y los sistemas de eliminación no pueden procesarlas y eliminarlas todas, entonces usted desarrolla una sobrecarga tóxica. Normalmente carece de energía, experimenta alergias medioambientales y sensibilidades a alimentos, y desarrolla una producción excesiva de mucus. También puede desarrollar problemas recurrentes de sinus, bronquitis, y finalmente enfermedades degenerativas. Algunas personas se quejan de olvidar cosas, pensamiento nublado, cambios de humor, piel amarillenta y caída, problemas respiratorios, dolores en las articulaciones, artritis, acné, eczema, soriasis y una mala función inmune.

¿Pero qué hacen esas toxinas? Muestrear solamente algunas de las investigaciones nos proporciona toda la información que necesitamos. Por ejemplo, los pesticidas se han relacionado con un menor número de esperma en hombres y con cantidades mayores de xenoestrógenos en hombres y mujeres. Los xenoestrógenos son falsificaciones químicas que engañan al cuerpo para que los acepte como estrógeno genuino. Cuando eso ocurre, desequilibra las hormonas de la mujer, conduciendo a síntomas de menopausia, enfermedades de mama fibroquística y potencialmente endometriosis. Puede hasta estimular el cáncer de mama y el cáncer de endometrio.[1]

En el libro *Our Stolen Future* [Nuestro futuro robado], Theo Colborn registró los efectos de un vertido de pesticidas en el lago Apopka, justamente a las afueras de Orlando, Florida, en el año 1980. Después del vertido, las poblaciones de caimanes y tortugas fueron afectadas. Los caimanes hembra mostraron anormalidades ováricas en sus huevos y en sus folículos. Los machos mostraron anormalidades estructurales en sus testículos y penes, y tenían elevados niveles de estrógeno y menores niveles de testosterona. Después del vertido se produjo una sorprendente ausencia de tortugas macho. Había muchas tortugas hembra en el lago y muchas tortugas que no eran ni macho ni hembra. Esas tortugas eran incapaces de reproducirse.[3]

Los disolventes que se utilizan en productos comunes como limpiadores, pegamentos, fluidos correctores y otros, pueden causar daños en los riñones y el hígado. Pueden reprimir el sistema nervioso central, disolverse en las membranas de las células, en especial de las células adiposas, y acumularse allí. Al igual que los pesticidas, los disolventes son solubles en grasa y se almacenan en los tejidos adiposos del cuerpo, incluyendo el cerebro, las mamas y la próstata. ¿Podrían los pesticidas y los disolventes ser la razón por la cual una de cada siete mujeres en los Estados Unidos desarrolla cáncer de mama y uno de cada seis hombres en los Estados Unidos desarrolla cáncer de próstata?[4] La exposición continuada a esos disolventes puede causar leucemia, arritmias cardiacas y daños nerviosos.[5] Desgraciadamente, los niños han aprendido que muchos de esos productos químicos les dan un "colocón" y los esnifan. Están dañando sus cerebros, sus hígados y muchos otros órganos.

Una manera de desintoxicar el cuerpo de disolventes y pesticidas es mediante el ayuno. Durante el ayuno, nuestras células, tejidos y órganos comienzan a tirar nuestros productos de desecho acumulados del metabolismo celular al igual que disolventes químicos, pesticidas y otras toxinas del cuerpo. Hablaré más sobre la terapia de sauna en el Día 34 y sobre el ayuno en el Día 35, pero si quiere un plan detallado sobre cómo desintoxicar su cuerpo mediante el ayuno, refiérase a mis libros *Fasting Made Easy*[6] y *Buena salud mediante la desintoxicación y el ayuno.*

A medida que ayude a su cuerpo a sacar la basura, su cuerpo comenzará a sanarse a sí mismo. Veremos cómo en los dos próximos días.

ELEMENTOS BÁSICOS PARA UNA VIDA SANA

PUNTOS PARA MEDITAR: *Las toxinas pueden desencadenar la mayoría de enfermedades degenerativas, incluyendo el cáncer y las enfermedades cardiacas. El olor corporal es a veces un signo de un cuerpo tóxico. Los pesticidas y disolventes, como los limpiadores, son solubles en grasa y se almacenan en los tejidos adiposos, incluyendo los tejidos cerebrales, de las mamas y de la próstata.*

PASO DE ACCIÓN: *Mezcle un cucharón de Divine Health Living Food con 200 gr de agua, y beba cada tres o cuatro horas, junto con dos litros de agua pura. Hágalo durante un día.*

DÍA 33: Es momento de librarse de la basura tóxica

Su cuerpo está diseñado con un increíble sistema de defensa que le mantiene sano aun bajo circunstancias extremas; y usted nunca tiene que pensarlo dos veces. Dios creó su cuerpo con un equipo de manejo de desechos diseñado para sacar su propia basura y desintoxicar el cuerpo. Este equipo incluye:

- el colon
- los pulmones
- la piel
- el aparato urinario
- los vasos linfáticos
- el hígado

¡Su cuerpo está creado para sanarse a sí mismo! Idealmente, estos órganos eliminan la basura tóxica de manera rápida y eficaz. Ya hemos hablado del colon, los pulmones, la piel y los vasos linfáticos. El aparato urinario es también importante para el sistema de defensa de su cuerpo. Cuando bebemos agua limpia y alcalina, el aparato urinario ayuda a que las toxinas salgan de nuestro sistema. Nuestro hígado también es la mejor defensa de nuestro cuerpo para librarlo de toxinas.

> ### ¿Qué causa cirrosis del hígado?
>
> Mientras que la causa más común de la cirrosis del hígado es normalmente el alcoholismo, esta enfermedad del hígado también puede ser causada por contraer el virus de la hepatitis C (HCV). El HCV puede contraerse por una transfusión de sangre. También, un hígado lleno de grasa debido a una mala dieta puede conducir finalmente a la cirrosis. La enfermedad de un hígado no alcohólico conduce a la esteatohepatitis no alcohólica, en la cual de un 15 a un 30 por ciento de los casos da como resultado cirrosis.[1]

El hígado: el filtro desintoxicador de nuestro cuerpo

El hígado es el órgano más importante para la desintoxicación. Un hígado que funciona adecuadamente le protege de las toxinas del medioambiente y del metabolismo. El hígado es capaz de desintoxicar toxinas mediante el esfuerzo coordinado de dos familias de enzimas, que se llaman enzimas citocromo p450 y enzimas conjugativas. Sin embargo, ambos tipos de enzimas requieren activación, y sus niveles deben mantenerse en un equilibrio adecuado, pues si no pueden formarse más radicales libres. Las citocromo p450 generan radicales libres cuando realizan su tarea; las enzimas conjugativas agarran esos radicales libres, los inactivan y los preparan para la excreción.

El hígado necesita ser estimulado adecuadamente para realizar sus tareas de desintoxicación y para mantener niveles adecuados de antioxidantes, incluyendo el glutatione, para continuar el proceso de desintoxicación.

Ciertos alimentos aumentan la capacidad del hígado de desintoxicar toxinas dañinas; alimentos como el wasabe, el brócoli, la col, las coles de bruselas, la col rizada y la coliflor. (El wasabe es la pasta de especias verdes que normalmente se sirve con el sushi.) Los alimentos verdes, incluyendo las microalgas, las verduras y las algas marinas, son también estupendos desintoxicadores.

Los suplementos que son importantes para la desintoxicación del hígado incluyen un multivitamínico completo, leche de extracto de cardo, extracto de semilla de uva, té verde, N-acetil-cisteína (NAC), ácido alfalipoico forma R o DHLA, y curcumin. Para más información sobre este tema, por favor refiérase a mis libros *Toxic Relief* y *Buena salud mediante la desintoxicación y el ayuno*.

Hay algunas cosas que podemos hacer para ayudar a nuestro sistema de eliminación de desechos a hacer sus tareas. Las siguientes son algunas sugerencias.

> ### Una manzana al día mantiene lejos al médico
>
> Hay cierta medida de verdad en este viejo adagio. El quercetin, un antioxidante que contiene flavonoides, parece ayudar a luchar contra multitud de trastornos, desde asma y cáncer hasta enfermedades cardiacas. Como antioxidante, combate las destructivas moléculas "radicales libres" que juegan un papel en muchas enfermedades. El quercetin se encuentra principalmente en las cebollas y —ya lo adivinó— en las manzanas.

Comer fibra

El colon es el sistema de eliminación de toxinas más importante del cuerpo. Recibe toxinas de nuestra dieta y del hígado, las cuales echa en la bilis y las envía al intestino delgado y luego al intestino grueso.

Desgraciadamente, muchos estadounidenses son estreñidos. Cuando la fosa séptica de su casa se atranca, toda la casa apesta. De igual modo, cuando los productos de desecho se quedan en el colon durante demasiado tiempo, parte de ese material putrefacto es absorbido en el cuerpo. Los pacientes que trato de mal olor corporal con frecuencia excretan toxinas por medio de la piel porque están seriamente estreñido.

Una mujer acudió a mi consulta recientemente y me dijo que acababan de hacerle unas radiografías abdominales. El radiólogo había visto sus radiografías y le había preguntado: "¿Se siente usted bien? Su colon está totalmente afectado". Ella había atascado su colon con sus alimentos italianos bajos en fibra y con panes blancos.

Prácticamente cada semana en mi consulta, al menos una persona me dice que hace del baño solamente una vez por semana, y creen que eso es normal. Quedan sorprendidos cuando les digo que las personas deberían hacer del baño tres veces al día, en especial después de cada comida. El colon debería experimentar peristalsis cuando come usted alimentos, lo cual es el reflejo gastrocólico que hace pasar la comida. Para algunas personas, una vez que el colon comienza a moverse se produce una pérdida de peso como por magia. También le ayuda a evitar las hemorroides, la enfermedad colorectal, el síndrome de intestino irritable, la diverticulosis, los pólipos de colon y hasta el cáncer.

Usted necesita de veinticinco a treinta gramos de fibra al día para que el colon siga moviendo esas toxinas para eliminarlas. Muchas frutas son una buena fuente de fibra: manzanas, peras y frutas cítricas. Zanahorias, alubias, lentejas, legumbres y guisantes son buenas fuentes vegetales de fibra. Productos de grano integral son una estupenda fuente de fibra.

Recuerde que la fibra y el agua trabajan en conjunto para estimular el colon. Cuando come usted más fibra, necesita beber más agua. Su objetivo debería ser hacer del baño una o más veces al día. Su regularidad está sincronizada con las comidas que hizo uno o dos días antes. El promedio de tiempo para que el intestino excrete una comida es de unas veinticuatro horas. Los pacientes que comen mucho pan blanco y alimentos bajos en fibra pueden retrasarlo otras veinticuatro o cuarenta y ocho horas.

Comer alimentos que no contengan productos químicos

A la hora de escoger productos que no tengan toxinas, esta es la norma a recordar: en general, cuanto más gruesa sea la cáscara, normalmente más segura es la fruta. Por ejemplo, los plátanos tienen una cáscara más gruesa y tienen menos pesticidas. Naranjas, mandarinas, limones, toronjas, piña, sandía e higos tienen también una cáscara gruesa. Sin embargo, algunas frutas con cáscara gruesa, como los cantalupos, tienen una cáscara muy porosa que absorbe los pesticidas.

Los siguientes productos son conocidos por tener niveles mucho más altos de residuos de pesticidas que otros: manzanas, pimientos, apio, cerezas, uvas importadas, nectarinas, duraznos, peras, patatas, frambuesas, espinacas y fresas. Entre las frutas, los nectarinas, seguidos de las peras y los melocotones, tienen el porcentaje más alto de residuos de pesticidas, según los investigadores en el Environmental Working Group. Entre los vegetales, las espinacas, el apio y las patatas son las que más alto porcentaje tienen.[2]

Es mejor comprar productos orgánicos si es posible.

Disfrute de sus ensaladas, pero quite las dos o tres primeras hojas de la lechuga para quitar cualquier hoja con manchas de pesticida si no compra lechuga orgánica. El brócoli puede contener mayores niveles de pesticidas; por tanto, si come usted mucho brócoli, querrá comprar una variedad cultivada orgánicamente o lavarlo bien. Las dos verduras con mayores niveles de pesticidas son las espinacas y el apio. Las espinacas crecen cerca de la tierra, y sus hojas no tienen cubierta protectora, por eso tiende a tener mayores concentraciones de pesticidas. Asegúrese de lavar bien las verduras.

Puede que su mamá le haya enseñado que las mejores vitaminas se encuentran en la piel de la patata, pero también están ahí los pesticidas. Debido a que las patatas crecen en la tierra, absorben pesticidas del terreno circundante; por tanto, no se coma las pieles de las patatas a menos que utilice patatas cultivadas orgánicamente.

Limite su ingesta de carne y de productos lácteos que hayan estado expuestos a productos químicos. Ya aprendimos que los alimentos con más riesgo son los cortes de carne grasos. Cambie a cortes más magros de carne, y coma carnes de corral u orgánicas de ganado criado en tierras que no hayan sido rociadas con pesticidas. Como recomendé en el Pilar 3, evite los órganos de animales, como hígados y riñones, ya que esos órganos tienen más productos químicos y residuos de toxinas. Evite también las carnes frías o cualquier carne envasada, como salami y jamón procesado, debido a las elevadas cantidades de nitratos y nitritos que contienen. Limite los productos porcinos, ya que albergan cantidades significativas de toxinas en los cortes grasos de la carne. El salmón de Alaska o del Pacífico es inmensamente mejor que el salmón de criadero. Los pescados procesados se hacen con concentrados de productos de pescado, que contienen mayores concentraciones de toxinas (esos productos se fabrican secando y triturando otros pescados que se atrapan en las redes pero no tienen valor en el mercado[3]). Un amplio estudio de salmones de criadero versus salmones salvajes recomendaba que la gente comiera salmón de criadero no más de una vez al mes debido al alto contenido en toxinas.[4] En promedio, el salmón de criadero tiene 16 veces más PCBs similares a la dioxina que se encuentran en el salmón salvaje, 4 veces los niveles que hay en la carne, y 3.4 veces los que se encuentran en otros mariscos.[5] Yo recomiendo evitar por completo el pescado de criadero y quedarse en el lado "salvaje" con el salmón salvaje. El pollo y el pavo orgánico de corral, en su mayor parte tampoco tienen pesticidas ni hormonas.

Otros alimentos puede que le sorprendan por su contenido en toxinas. Las mayores concentraciones de residuos de pesticidas se encuentran en los cacahuetes y las pasas. Eso significa que la mantequilla de cacahuete y los cereales con pasas puede que no sean la mejor elección para su familia. Compre cacahuetes orgánicos y pasas orgánicas. Aun si escoge cacahuetes orgánicos, es mejor limitar las raciones de mantequilla de cacahuete a una por semana porque puede contener un producto químico causante de cáncer llamado aflatoxina. Si escoge comer mantequilla de cacahuete, busque mantequillas hechas con cacahuetes de Nuevo Mexico, donde el aire evita el crecimiento de la aflatoxina. La mantequilla de almendra es una mejor elección, ya que la aflatoxina no es un problema. Busque productos "libre de aflatoxina" en la etiqueta de las mantequillas de cacahuete cuando las compre.

Alimentos que forman ácido y alcalino

Su dieta probablemente debería consistir en un 50 por ciento (o más) de alimentos que forman alcalino y un 50 por ciento (o menos) de alimentos que forman ácido. Eso supone más o menos una ración de verduras y una de frutas u otros alimentos alcalinos por cada ración de alimentos ácidos (carnes o granos). Como mencioné en el Pilar 1, un pH por debajo de 7.0 es ácido; un pH por encima de 7.0 es alcalino. El pH de una orina sana está de 7.0 a 7.5.

Los alimentos que forman alcalino incluyen la mayoría de frutas, verduras verdes, lentejas, especias, hierbas y sazonadores, y semillas y frutos secos. Los alimentos que forman ácido incluyen carne, pescado, aves, huevos de gallina, la mayoría de granos, legumbres y especialmente postres, alimentos procesados y comidas rápidas. A continuación hay dos tablas para ayudar a simplificarlo.[6]

ELEMENTOS BÁSICOS PARA UNA VIDA SANA

PUNTOS PARA MEDITAR: *El sistema de manejo de desechos de su cuerpo fue diseñado para quitar la basura tóxica diariamente, no una vez por semana. Obtenga adecuadas cantidades de fibra cada día (unos veinticinco o treinta gramos al día). Limite su ingesta de carne y productos lácteos; escoja siempre los cortes más magros de carne y productos lácteos sin grasa o bajos en grasa. Coma alimentos orgánicos con tanta frecuencia como pueda, y recuerde que cuanto más gruesa sea la cáscara de los productos no orgánicos, más seguro será, hablando en general.*

PASO DE ACCIÓN: *Subraye todos los alimentos alcalinos de la lista que comerá. Luego planifique comer al menos un 50 por ciento de alimentos alcalinos en su dieta.*

Alimentos Alcalinos	
Vegetales	Ajo • Alfalfa • Apio • Batata, boniato • Berenjena • Berro • Berza • Brocoli • Calabaza • Cebada silvestre • Cebolla • Col, repollo • Col de Bruselas • Colinabo • Champiñón • Chlorella • Espinaca, verde • Guisantes • Guisante verde • Hojas de col • Hojas de mostaza • Hojas silvestres • Judía verde • Lechuga • Pepino • Pimientos • Rábanos • Remolacha • Tomates • Trigo • Vegetales Belladona • Zanahoria
Frutas	Aguacate • Albaricoque • Arándanos • Banana • Bayas • Cerezas, agrias • Clementina • Coco, fresco • Dátiles, secos • Frambuesas • Fresas • Frutas tropicales • Grosellas • Higos, secos • Melón • Lima • Limón • Manzana • Melocotón • Melón amarillo • Melón dulce • Moras agrias • Naranja • Nectarina • Pasas • Pera • Piña • Pomelo • Sandía • Tomate • Uvas • Zarzamoras
Granos	Mijo
Nueces	Almendras • Castañas
Endulzadores	Stevia
Especias y sazones	Canela • Chile en polvo • Curry • Hierbas (todas) • Jengibre • Mostaza • Sal marina
Otros	Agua alcalina antioxidante • Agua mineral • Huevos de codorniz • Huevos de pato • Jugo de frutas frescas • Jugos de vegetales • Jugos verdes • Mantequilla de leche de búfalo • Próductos lácteos agrios • Vinagre de manzana
Minerales	Calcio: pH 12 • Cesio: pH 14 • Magnesio: pH 9 • Potasio: pH 14 • Sodio: pH 14

Alimentos Ácidos	
Vegetales	Aceituna • Calabaza • Maíz
Frutas	Frutas encurtidas • Moras agrias ("cranberry")
Granos, Productos de Granos	Arroz (todo tipo) • Cebada • Centeno • Espagueti • Espelta • Fideos • Fibra de avena • Fibra de trigo • Galletas de soda • Germen de trigo • Harina de trigo • Harina blanca • Macaroni • Maicena • Maíz • Pan • Pan de arroz • Trigo
Frijoles y Guisantes	Frijoles negros • Frijoles rojos o rosados • Frijoles pintos • Frijoles blancos • Garbanzos • Haba de soja • Habas
Productos Lácteos	Helado • Mantequilla • Queso • Queso procesado • Sorbete de leche
Nueces y Mantequilla	Avellanas • Cacahuetes • Legumbres • Mantequilla de maní • Nueces • Nuez de Brasil • Pacanas • Piñones
Proteína Animal	Abadejo • Almejas • Bacalao • Bacon o tocino • Camarones • Carne de órganos • Carne de res Cerdo • Conejo • Cordero • "Corned beef" • Embutido • Langosta • Lucio perca Mariscos • Mejillones • Ostras • Pavo • Pescado • Pez carpa • Salmón • Sardinas • Ternera • Tuna • Venado • Vieiras
Grasas y Aceites	Aceite de ajonjolí • Aceite de almendras • Aceite de canola • Aceite de cártamo • Aceite de girasol • Aceite de maíz • Mantequilla • Toda fritura
Endulzadores	Azúcar • Sirope de maíz
Otros Alimentos	Café • Chocolate • Ketchup Mostaza • Pimienta • Refrescos de soda • Vinagre
Medicinas y drogas	Aspirina • Drogas medicinales • Drogas sicodélicas • Herbicidas • Pesticidas • Químicos • Tabaco

DÍA 34: Desintoxicación mediante la piel

Hubo un tiempo en que yo era joven y realmente creía que estaba sano porque había dejado de sudar. Pensaba que mi cuerpo estaba en tan buena forma que tenía menos necesidad de transpirar. ¡Qué equivocado estaba! Lo cierto era exactamente lo contrario. Yo había dejado de sudar porque mi cuerpo se estaba volviendo peligrosamente tóxico, hasta el punto en que me puse a mí mismo en un régimen de desintoxicación que creía que me ayudaría a salvar la vida. Relato la historia completa en mi libro *What You Don't Know May Be Killing You*.

Ahora sé que al sudar y cuidar de su piel usted ayuda a su cuerpo a eliminar toxinas. Hace años un pintor fue a verme a mi consulta. Él había desarrollado Parkinson, y durante nuestra entrevista surgió algo interesante. Él dijo que había dejado de sudar hacía unos años antes de haber desarrollado la enfermedad. Yo creo que su transpiración había desintoxicado su cuerpo, pero cuando dejó de transpirar, las toxinas se acumularon y el Parkinson fue la manifestación de su carga tóxica.

> **¿Sabía que...?**
>
> Usted tiene aproximadamente de dos a tres millones de glándulas sudoríparas en su piel. Las glándulas sudoríparas le mantienen fresco y evitan que se deshidrate. Por tanto, ¡adelante y que le vean sudar![1]

¡Adelante y sude!

Aquí en los Estados Unidos vivimos en hogares con aire acondicionado, trabajamos en oficinas con aire acondicionado, conducimos autos con aire acondicionado, compramos en centros comerciales con aire acondicionado y hacemos ejercicio en gimnasios con aire acondicionado. Evitamos el calor, evitamos sudar, y nos ponemos antitranspirantes para evitar la transpiración. El resultado es una sobrecarga de toxinas en nuestros cuerpos.

Con frecuencia digo que el verano fue creado por Dios para ser nuestra "estación para sudar", cuando nuestros cuerpos expulsan toxinas mediante la piel. Dios en realidad le dijo a Adán que trabajaría con el sudor de su frente. La piel se ha denominado "el tercer riñón" por algunos en el campo médico porque es capaz de eliminar muchas toxinas, como pesticidas, disolventes, metales pesados, urea y ácido láctico del cuerpo. También se le denomina así porque la consistencia del sudor es similar a nuestra orina.[2] Aproximadamente el 99 por ciento de la transpiración es agua, y el 1 por ciento restante es desecho tóxico.[3] Pero debido al aire acondicionado, los antitranspirantes y un prejuicio general contra el sudar, gran parte de la población de los Estados Unidos nunca suda realmente.

Si usted no suda, no está sano por completo. La piel es uno de sus principales órganos excretadores de toxinas. Un colega mío me habló de un paciente que era pintor y que en una ocasión, después de haber pasado por una terapia de sauna de infrarrojos, en realidad sudó alcoholes minerales, lo cual quitó la pintura de la pared de la habitación donde estaba situada la sauna, ¡en el punto exacto donde él estaba apoyado! Durante años él se había lavado las manos con alcoholes minerales, y después de pasar por terapia de sauna de infrarrojos durante unas semanas, su sudor comenzó a sacar esos alcoholes minerales.

No tenga temor de transpirar cuando hace ejercicio; ¡eso significa que está usted sano! El ejercicio también mejora la circulación de la piel, lo cual lleva nutrientes a la piel y elimina los desechos celulares. Recuerde también que el ejercicio aeróbico puede aumentar tres veces el fluido linfático, lo cual significa que el cuerpo puede liberar tres veces la cantidad de toxinas.

Las siguientes son algunas otras sugerencias para desintoxicar su cuerpo mediante la piel.

> ### Prueba rápida
>
> ¿Cuál es el máximo volumen de sudor que una persona que no está adaptada a un clima caluroso puede producir en una hora?
>
> a. Un litro por hora
> b. Medio litro por hora
> c. Un octavo de litro por hora
>
> *Respuesta: a. Un litro por hora. Pero si se traslada a un clima caluroso, su cuerpo se entrena a sí mismo para producir de dos a tres litros por hora en unas seis semanas. Esta parece ser la cantidad máxima que se puede producir.[4]*

Brincar en la sauna

Si no trabaja en el exterior cuando hace calor, o si por alguna razón no puede hacer ejercicio, piense en la terapia de sauna.

Una sauna de infrarrojos es especialmente eficaz. Las saunas de infrarrojos utilizan una fuente radiante de calor de infrarrojos que hace que su cuerpo elimine hasta tres veces más toxinas en la transpiración que en las saunas convencionales. Una sauna de infrarrojos estimula el metabolismo celular y separa las moléculas de agua que mantienen toxinas en el interior del cuerpo, permitiendo así que el cuerpo sude esas toxinas. Este proceso natural también puede quemar hasta 300 calorías durante una sesión de veinte a treinta minutos (ver Apéndice A).

Yo tengo una sauna de infrarrojos en casa y en mi oficina que mis pacientes, y también yo mismo, utilizamos para dudar toxinas. Normalmente pongo la temperatura entre 130 y 150 grados, durante al menos treinta minutos. Prefiero tomar mi sauna después de un entrenamiento aeróbico, y siempre bebo mucha agua alcalina mientras estoy en la sauna.

Le recomendaría que consulte a su médico antes de hacer ningún tipo de terapia de sauna.

Cepillar la piel

Ahora es usted consciente de que su cuerpo excreta toxinas y desechos mediante la piel cada día; por tanto, cuidar adecuadamente de la piel es extremadamente importante. Si los poros de la piel quedan atascados con pieles de células muertas, las toxinas pueden permanecer encerradas en el interior de su cuerpo, causando más estrés a su hígado y sus riñones.

Cepillar en seco la piel es una excelente manera de mantener los poros de la piel abiertos y limpios para permitir que la piel respire y excrete las toxinas. Cepillar la piel también estimula el flujo sanguíneo y linfático por todo el cuerpo, lo cual conduce a una eliminación más eficaz de desechos y toxinas.

Recomiendo encarecidamente invertir en una esponja de lufa o un cepillo suave de púas. Para cepillar su piel, comience con las plantas de los pies, pasando luego a las piernas, el torso y los brazos hasta que haya cepillado la mayor parte de su cuerpo, evitando solamente el rostro. Utilice golpes firmes y fuertes, cepillando con dirección al corazón para aumentar el flujo sanguíneo. Todo el proceso debería tomarle unos cinco minutos. Normalmente, es hace que su piel se sienta cálida debido a un aumento de la circulación. Yo recomiendo cepillar en seco antes de tomar un baño.

En resumen: sudar, cepillar su piel y la terapia de sauna pueden ayudarle a desintoxicarse mediante la piel.

ELEMENTOS BÁSICOS PARA UNA VIDA SANA

PUNTOS PARA MEDITAR: *La transpiración es otra manera de librar al cuerpo de toxinas. Sudar es realmente una señal de estar sano. No tenga temor de transpirar cuando hace ejercicio; ¡generalmente significa que está usted sano!*

PASO DE ACCIÓN: *Pruebe a utilizar una sauna de infrarrojos o una sauna regular, o compre una esponja de lufa y realice la técnica de cepillado en seco para desintoxicar mediante la piel.*

DÍA 35: Otros importantes desintoxicadores

Hace algunos años sufrí un grave caso de fatiga crónica y apenas tenía suficiente energía para trabajar. Mi piel se veía floja y enfermiza. Me sentía agotado todo el tiempo. Casi cada tarde cuando regresaba a casa del trabajo, me iba directamente a la cama.

Después de mucha investigación para determinar la causa de mi fatiga, los análisis de cabello y de orina revelaron que tenía elevados niveles de mercurio. Me puse a mí mismo en un régimen especial de desintoxicación de mercurio para comenzar a quitar el mercurio y fortalecer mi sistema inmunológico tomando vitaminas, minerales y otros suplementos. Luego hice que un dentista biológico quitara de mi boca ocho grandes empastes de amalgama y los sustituyeran por otros de porcelana. El programa de desintoxicación y quitar los empastes marcaron una importante diferencia. El color de mi piel volvió a ser normal, y mi renovado nivel de energía fue sorprendente. También había dejado de sudar debido a la toxicidad del mercurio, pero con ese régimen comencé a transpirar de nuevo.

Las siguientes son algunas sugerencias para desintoxicar su cuerpo.

Limpiar el aire

Una mujer llegó a mi consulta quejándose de dolores de cabeza y pensamiento nublado. Resultó que estaba remodelando su casa, y los obreros estaban pintando las paredes con pinturas aceitosas y poniendo nuevos pisos. Yo le dije que mantuviera las ventanas abiertas durante todo el día para que las habitaciones se aireasen, que comprara un filtro de agua para su dormitorio y que pusiera plantas por toda la casa —como filodendros y plantas araña— para ayudar a limpiar el aire.

El aire es probablemente el contaminante más difícil de controlar, y por tanto sus pulmones están expuestos a muchas toxinas distintas en el medioambiente. No tiene usted otra opción sino respirar, y a veces no puede evitar respirar humo de cigarrillos, contaminación, gases de escape de los autos, polvo y otra basura que hay en el aire. Sus pulmones utilizan mucus tanto para excretar como para atrapar las toxinas. Una "nariz que chorrea" o la tos normalmente significa que el cuerpo se está librando de toxinas. El mucus también atrapa las toxinas entrantes, y los pulmones las destruyen con enzimas.

El Día 30 le di un par de sugerencias para "limpiar el aire"; a continuación hay algunas más sobre cómo limpiarlo.

Abra una puerta o ventana y encienda un ventilador, dado que no viva usted cerca de una carretera o calle ajetreada. Pero cuando los niveles de polen sean altos en su zona, mantenga cerradas las ventanas y utilice el aire acondicionado.

Compre un purificador de aire para su dormitorio. Los filtros hepa quitan las partículas del aire con casi un 100 por ciento de eficacia.[1] Otros purificadores de aire como los ionizadotes también son buenos para esto. Según la revista *Consumer Reports*, los mejores purificadores de aire los fabrican Friedrich, Kenmore, and Whirlpool.[2] Hay hasta purificadores de aire para su auto.

Compre plantas de interior, que crean oxígeno en el aire y pueden neutralizar toxinas. Las mejores plantas para luchar contra la contaminación en interiores y las más fáciles de cultivar incluyen el atractivo lirio blanco de la paz (*Spathiphyllum*), el helecho, la planta araña o la dracaena. Además, crean un ambiente apacible y agradable.

Utilice fundas para sus almohadas, colchones y cojines para prevenir que haya ácaros del polvo, que es la causa más común de alergias. A los ácaros les encantan las telas y los ambientes húmedos. Una manera

> **Duerma bien**
>
> ¡La cama promedio contiene aproximadamente dos millones de ácaros del polvo![3]

de combatir las alergias a los ácaros es sencillamente comprar una funda hipoalergénica para los colchones y almohadas. Si tiene usted una alergia persistente al polvo, considere cambiar sus alfombras por suelos de madera o de baldosa; quite las cortinas y compre muebles sin tejidos. Si vive en un ambiente húmedo, compre un deshumidificador; sustituya las almohadas por otras hechas de fibras hipoalergénicas. Evite los edredones rellenos de plumas. Lave las sábanas con agua caliente cada semana; y, en general, quite el desorden donde se desarrollan los ácaros: montones de ropa, juguetes de peluche, cojines en sofás, tapetes, etc.

Guárdese del moho en su hogar vigilando que no haya goteras en las tuberías ni el tejado, buscando olores mohosos y evitando que la vegetación toque su casa. Las casas que tienen hiedra o arbustos que trepan por la pared son mucho más susceptibles a los problemas de moho. Recorte los arbustos y árboles de modo que estén un poco alejados de la pared, y arregle ese tejado antes de que llegue la época lluviosa.

Ayuno

Otra buena manera de desintoxicar su cuerpo es darle un descanso a su aparato digestivo de vez en cuando. Muchas religiones practican el ayuno, el cual proporciona una manera de que la gente reenfoque sus pensamientos en algo o alguien mayores que sí mismos.

Al ser médico, constantemente soy testigo de los beneficios del ayuno. El ayuno limpia el cuerpo de productos químicos acumulados, metales y otras toxinas. Cuando usted ayuna, sus células, tejidos y órganos eliminan los productos de desecho acumulados del metabolismo celular y también los productos químicos, metales pesados, pesticidas y disolventes. El ayuno le revitaliza en todos los aspectos: mentalmente físicamente y espiritualmente. También permite que el sobrecargado hígado "se ponga al día" en su tarea de desintoxicación.

El ayuno que yo recomiendo con más frecuencia es un ayuno a base de jugos frescos de verduras y frutas orgánicas, y no un ayuno solamente con agua. Un ayuno con jugos crea un ambiente alcalino para las células y tejidos de su cuerpo a fin de que puedan comenzar a liberar toxinas a nivel celular y eliminarlas mediante los canales de eliminación del cuerpo. Hasta la sangre y el sistema linfático pueden limpiarse de acumulación tóxica mediante el ayuno o un fitonutriente en polvo (ver Apéndice A). La fibra que está presente en las frutas y verduras en jugo hace que el colon trabaje para desintoxicar el cuerpo.

Cuando usted ayune, no se sorprenda si se siente un poco mareado. Las personas que hacen dieta o ayuno experimentan esa sensación porque puede que haya un bajo nivel de azúcar en sangre y también porque sus células adiposas se encogen y comienzan a liberar los productos químicos que han estado almacenando.

No se vaya a un extremo. Yo recomiendo ayunas solamente un día al mes o solo unos cuantos días al mes. Si ayuna usted demasiado, una o dos semanas al mes, puede que afecte a los procesos metabólicos naturales de su cuerpo. Puede que pierda masa muscular, lo cual retarda su ritmo metabólico, y su sistema inmunológico puede llegar a verse comprometido. Sin embargo, un ayuno de jugos por tres semanas podría ser beneficioso. Yo ofrezco programas concretos de ayuno

---

¿No puede librarse de los olores a húmedo?

Mezcle 1 cucharadita de aceite de té y 1 taza de agua en una botella de vino. Rocíe la zona, pero no la seque. En un par de días el olor debería haber desaparecido y el aceite se habrá disipado. Si no ocurre así, vuelva a rociar.

en mis libros *Buena salud a través de la desintoxicación y el ayuno*, *Fasting Made Easy* y *Toxic Relief.*

Limpiadores orgánicos

Finalmente, utilice disolventes y limpiadores orgánicos, como vinagre de vino blanco destilado, bórax, levadura, jugo de limón o peróxido. Utilice pesticidas naturales, no venenos. Las siguientes son algunas sugerencias, tomadas de un excelente documento publicado por la EPA.[4]

La levadura puede fregar materiales brillantes sin rayarlos, apagar llamas de grasa y ser utilizada como desodorizante en el refrigerador, en alfombras con mal olor, en tapicerías y en vinilo. Suaviza las telas y quita ciertas manchas. Puede utilizarse como desodorante y como pasta de dientes.

El bórax, un mineral natural que es soluble en agua, puede desodorizar, inhibir el crecimiento de los mohos, mejorar el poder limpiador del jabón o del detergente y quitar manchas.

La harina de maíz puede utilizarse para limpiar ventanas, sacar brillo a los muebles, lavar alfombras y almidonar ropa. Si tiene usted moho en libros, rocíe ligeramente las páginas; deje que penetre durante un rato y luego sacuda la harina de maíz del libro.

El alcohol de isopropilo es un excelente desinfectante. El jugo de limón es un deodorizador y puede utilizarse para limpiar cristal y quitar manchas del aluminio, la ropa y la porcelana.

El aceite mineral, derivado de semillas, es un ingrediente en varios abrillantadores para muebles y recetas de ceras para pisos. Utilice estropajos de aluminio como un fuerte abrasivo para quitar herrumbre y residuos de comidas y para limpiar grills de barbacoa.

Como puede ver, una cantidad de métodos de desintoxicación como ayunos de jugos periódicamente, ingerir agua y alimentos alcalinos, darse un baño sauna infrarrojo, tomar suplementos nutricionales y seguir un programa regular de ejercicios activará y eliminará una gran variedad de toxinas. Muchas otras medidas de desintoxicación más allá del alcance de este libro, como la terapia de eliminación para la desintoxicación de metales pesados, específicamente paquetes de lodo para eliminar toxinas localizadas, baños de iones para los pies, homeopatía, EAV, generadores de rayos de luz y otras técnicas de drenaje linfático, y la desintoxicación con láser. Nuestro mundo es tóxico, pero usted no tiene que serlo. Puede disminuir su exposición y riesgo haciendo elecciones que ayuden a que los sistemas de eliminación de su cuerpo eliminen la basura tóxica.

ELEMENTOS BÁSICOS PARA UNA VIDA SANA

PUNTOS PARA MEDITAR: *El ayuno periódico es una de las maneras más poderosas de desintoxicar el cuerpo. Piense en tener plantas de interior o un purificador de aire en su casa. Escoja limpiadores naturales en lugar de limpiadores químicos empaquetados.*

PASO DE ACCIÓN: *Visite su jardinería local y compre unas cuantas plantas de interior, como las que enumeramos anteriormente: algunas para la oficina y algunas para la casa.*

PILAR 6

Suplementos nutricionales

DÍA 36: Su déficit nutricional

En el año 2002, la revista *Journal of the American Medical Association*, una de las más destacadas revistas médicas en los Estados Unidos, asombró a la comunidad médica al publicar un estudio que recomendaba que todos los adultos tomaran un suplemento multivitamínico para ayudar a prevenir las enfermedades crónicas.[1] Durante décadas, la mayoría de la clase médica había insistido en que las multivitaminas no eran necesarias, que las personas obtenían de los alimentos todas las vitaminas y minerales que necesitaban. Algunos médicos en realidad dijeron que las multivitaminas solamente les daban a las personas una "orina cara".

Pero los descubrimientos de los autores iban directamente contra la sabiduría médica convencional. Ellos revisaron estudios de las relaciones existentes entre la ingesta de vitaminas y varias enfermedades que se publicaron entre 1966 y 2002, y llegaron a la conclusión de que cuando las personas no tomaban suficientes vitaminas, tenían un mayor riesgo de contraer varias enfermedades crónicas, incluyendo las enfermedades cardiacas y el cáncer. Lo mejor era, dijeron los autores, que todos los adultos tomaran suplementos nutricionales.[2]

La comunidad médica se quedó atónita por ese estudio, pero el prejuicio contra las multivitaminas y los suplementos sigue siendo tan fuerte que algunos médicos siguen sin recomendarlos. Ellos insisten en que los suplementos multivitamínicos, y la mayoría de otros suplementos, son "tereapia alternativa" o solamente deberían recomendarse para pacientes ancianos enfermos, que son más vulnerables a tener una deficiencia de vitaminas. Desgraciadamente, esos médicos no aprecian la envergadura de las deficiencias de vitaminas y los problemas que esas deficiencias crean en la salud de las personas.

Por qué solamente la dieta no es suficiente

En un mundo perfecto, el cuerpo humano debería, sin duda, obtener de los alimentos todos los nutrientes que necesita. Las vitaminas y minerales que nuestros cuerpos necesitan para desarrollarse deberían provenir de los alimentos que comemos; sin embargo, a los alimentos procesados se les ha quitado gran parte de su contenido en nutrientes. El modo de cocinar y el almacenaje son también razones de que nuestros alimentos pierdan más nutrientes. Nuestro medioambiente tóxico y las toxinas en los alimentos, el agua y el aire, al igual que nuestro estilo de vida demasiado estresante, han aumentado nuestras necesidades de nutrientes. Aun si llegáramos a comer las frutas y verduras adecuadas, el contenido en nutrientes que tienen ha disminuido debido a que nuestras tierras están agotadas.

Pero pocas personas, si es que hay alguna, obtienen los nutrientes que necesitan solamente de los alimentos, aun si llevan una dieta completamente sana. Por eso el sexto pilar de la salud lo constituyen los suplementos nutricionales, porque los suplementos le proporcionan los nutrientes que es probable que no obtenga usted de su dieta normal. Esos nutrientes son los elementos fundamentales de la salud, y le protegerán de la enfermedad. Sin ellos, es probable que tenga usted deficiencias de nutrientes.

Es muy difícil obtener toda la nutrición que su cuerpo necesita solamente con su dieta. Reconozco que tengo unos pocos pacientes que sí son increíblemente meticulosos con sus dietas. Ellos prestan atención a todo lo que comen, y llevan apuntes de su dieta para monitorear lo que comerán y cuándo lo comerán. Algunos son vegetarianos, y muchos insisten en comer solamente alimentos hechos y preparados según normas sanas. Terminan pasando gran parte de su tiempo planeando qué comer, comprando comida y preparándola. Para unos pocos de entre ellos, el tiempo y la energía necesarios para planear puede consumir sus vidas.

Como afirmé anteriormente, una de las mayores razones por que solamente la dieta no es suficiente es que los terrenos en la actualidad tienen menos nutrientes que nunca antes. Cuando el suelo tiene menos nutrientes, lo mismo les sucede a los productos que crecen en él. Los terrenos en la actualidad han sufrido masivamente a manos de los negocios agrícolas, que plantan y cosechan a gran escala, no con el objetivo de obtener cosechas nutritivas sino cosechas que se vean bien y duren mucho tiempo en los estantes de las tiendas. Desgraciadamente, la nutrición ha sido sacrificada en el camino. Muy lejos están los tiempos en que los granjeros rotaban cosechas o cubrían de mantillo sus campos, todos los cuales mantenían los minerales en el suelo. Actualmente los negocios agrícolas trabajan en exceso los campos y le añaden un estrecho rango de minerales en lugar de dejar que la tierra regenere sus nutrientes de manera natural.

Según la Cumbre de la Tierra del año 1992, los Estados Unidos tienen el peor terreno del mundo: se han eliminado un 85 por ciento de minerales vitales.[1] La gente observó esta tendencia desde el año 1936, cuando el Senado de los Estados Unidos hizo público el Documento 246, que decía

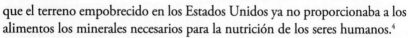

que el terreno empobrecido en los Estados Unidos ya no proporcionaba a los alimentos los minerales necesarios para la nutrición de los seres humanos.[4]

Los granjeros actuales fertilizan el suelo con un número limitado de nutrientes, principalmente nitrógeno, fósforo y potasio. Se ha descubierto que esos tres nutrientes producen grandes y hermosas cosechas, pero son solamente unos cuantos de las docenas de nutrientes que nuestro cuerpo necesita para estar sano. Las manzanas o las lechugas que están en las tiendas pueden verse hermosas, pero la belleza solamente tiene la profundidad de su piel. Normalmente son pobres en muchos nutrientes porque fueron producidas en un terreno agotado.

> ### La cura de la Biblia para la tierra agotada
>
> En tiempos bíblicos, Dios le dijo a su pueblo que trabajara la tierra durante seis años, y que en el séptimo año se le diera a la tierra "un descanso sabático" (leer Levítico 25:1-7). Al así hacerlo, se le daba a la tierra tiempo para regenerar sus nutrientes.

Muchos estudios demuestran cómo el terreno agotado ha afectado al contenido en minerales de las verduras y las frutas. Un observador comparó los datos del manual de la USDA del año 1972 con las tablas alimentarias actuales de la USDA y encontró dramáticas reducciones en el contenido en nutrientes. Por ejemplo, casi la mitad del calcio y de la vitamina A en el brócoli han desaparecido. El contenido en vitamina A en las coles rizadas ha caído casi hasta la mitad de los niveles anteriores. El potasio cayó de 400 mr a 170 mg, y el magnesio cayó de 57 mg a solamente 9 mg. La coliflor ha perdido casi la mitad de su vitamina C junto con su tiamina y riboflavina. El calcio en la piña ha pasado de 17 mg a 7 mg. Esas increíbles pérdidas en nutrientes finalmente tendrán un significativo impacto en su salud.[5]

La lluvia ácida es otro culpable de la degradación del suelo. Incluso una modesta cantidad de lluvia ácida hace que el suelo pierda nutrientes. Un estudio de treinta años demostró que la lluvia ácida agotaba firmemente los suelos del bosque en un 38 por ciento en un lugar en Carolina del Sur y hacía que el suelo fuera más ácido.[6]

Yo creo que el agotamiento de nuestro suelo es parte de la maldición que Dios pronunció sobre la tierra después de que Adán y Eva fueran obligados a salir del Huerto de Edén; pero también creo que al estar bajo la gracia de Dios, Él nos ha bendecido con las herramientas y el conocimiento que harán que nuestra tierra —y nuestros alimentos— sea rica en nutrientes otra vez.

Mala digestión

Otra razón por la cual las personas necesitan suplementos nutricionales es la mala digestión. En ocasiones realizo un análisis de sangre a ciertos pacientes para comprobar los niveles de nutrientes intracelulares, y con mucha frecuencia tienen deficiencia de varios nutrientes, aun si llevan una dieta sana y toman suplementos. Eso se debe a que no es solamente lo que uno come, sino también lo que uno asimila y absorbe en su cuerpo. Su aparato gastrointestinal actúa como una barrera y también como un absorbente de nutrientes. Si detecta algo que considere tóxico, le cierra el paso. Esa es una razón por que las personas tienen diarrea. Su intestino elimina lo que cree que es dañino.

Se calcula que 100 millones de estadounidenses tienen algún tipo de trastorno digestivo.[8] Eso significa que aun si ponen en su boca alimentos nutritivos, los nutrientes puede que no sean absorbidos adecuadamente por sus cuerpos. Una razón de la mala digestión es la falta de enzimas en la dieta. Como vimos anteriormente, las enzimas son esenciales para que el cuerpo digiera, asimile y absorba los alimentos. Pero muchos adultos no tienen suficientes enzimas que son esenciales para la digestión normal. Esto podría deberse a varias razones:

> ### Buenos granos: cómo se clasifican
>
> Es casi imposible clasificar los granos porque tenemos que considerar todos los diferentes elementos implicados (tamaño, terreno, etc.). Esos granos tienen sabores y texturas únicas y maravillosas, sin mencionar un amplio rango de nutrientes, entre los cuales se incluye la fibra, vitaminas B y trazas de minerales que los productos de granos refinados no contienen. Entre los granos más sanos del mundo están la cebada, la avena, el mijo, el centeno y el arroz integral.[7]

1. Escogen alimentos altamente procesados que están vacíos de enzimas.
2. Mastican mal, haciendo difícil que las enzimas descompongan los alimentos.
3. Cocinan los alimentos a altas temperaturas, destruyendo las enzimas que hay en ellos.
4. Consumen excesivas cantidades de fluidos con las comidas, lo cual arrastra las enzimas.

También, a medida que envejecemos, nuestra capacidad de fabricar enzimas disminuye. El estrés también obstaculiza la producción de enzimas digestivas.

Prueba rápida

La mayor parte de la digestión tiene lugar en:

a. El estómago
b. El intestino delgado
c. El intestino grueso

Respuesta: b. El intestino delgado.

Vimos anteriormente que muchas personas, en especial individuos de más de cincuenta años de edad, tienen niveles más bajos de ácido clorhídrico, que es necesario para una adecuada digestión. Además, millones de estadounidenses consumen antiácidos, Pepcid, Mylanta, Zantac 75, Prilosec y otras medicinas que reducen el ácido clorhídrico. Otras personas tienen una mala digestión porque están estresados o toman anticonceptivos u otras medicinas que afectan lo bien que las vitaminas son absorbidas. Cada una de esas cosas puede contribuir a las deficiencias de vitaminas y minerales.

Lo fundamental es que para estar sano usted, casi sin duda, necesita comenzar a tomar suplementos nutricionales. Cuáles tomar y en qué cantidades será el tema del resto de esta sección. Comencemos echando un vistazo a las deficiencias que son más comunes y de cuáles podría estar usted sufriendo.

ELEMENTOS BÁSICOS PARA UNA VIDA SANA

PUNTOS PARA MEDITAR: *Los granos integrales como cebada, mijo, avena y arroz integral contiene más de los nutrientes que necesitamos que sus homólogos refinados, como el arroz blanco o el pan blanco. Una digestión adecuada es esencial para ayudar al cuerpo a absorber los nutrientes que nuestros cuerpos necesitan. Sin embargo, aun la dieta más sana necesita ser suplementada con nutrientes.*

PASO DE ACCIÓN: *Piense en tomar un multivitamínico diariamente (ver Apéndice A). Por favor, consulte con su médico si está tomando medicación antes de comenzar a tomar cualquier suplemento.*

DÍA 37: Las deficiencias de nutrientes más comunes

Las lecturas de hoy día pueden ser un tanto técnicas, pero le pido que me comprenda. Recuerde que escribí este libro para el enriquecimiento de su vida y la vitalidad de sus años. Aunque hay mucha información para el día de hoy, también proveo muchos consejos útiles y sugerencias para ayudarlo a obtener todos los nutrientes que necesita.

La mayoría de las personas tiene la idea equivocada de que las vitaminas les darán energía instantánea. Las vitaminas no son estimulantes. La palabra *vitamina* significa literalmente "vital amino", y son ciertamente necesarias para muchos procesos biológicos, incluyendo el crecimiento, la digestión, la agudeza mental y la resistencia a la infección. Las vitaminas capacitan al cuerpo para utilizar carbohidratos, grasas y proteínas, y aceleran las reacciones químicas. Las vitaminas y los minerales *no son opcionales* para su salud; están en el *fundamento mismo* de su salud.

Qué sucede cuando no obtiene los nutrientes suficientes

La mayoría de estadounidenses no obtiene siquiera las cantidades básicas recomendadas de vitaminas y minerales. Los siguientes son los hechos sobre las vitaminas y minerales de los que carecen la mayoría de estadounidenses, lo que hacen esos nutrientes, dónde se encuentran, y lo que sucede cuando no obtiene los suficientes.

Vitamina E

Los estudios demuestran que el 93 por ciento de los estadounidenses hacen una ingesta inadecuada de vitamina E,[1] lo cual disminuye el daño de los radicales libres de las membranas lípidas y protege el corazón, los vasos sanguíneos y los tejidos del pecho, el hígado, los ojos y la piel. La vitamina E disminuye los coágulos sanguíneos, lo cual reduce aún más el riesgo de ataque al corazón. La mayoría de las personas obtiene vitamina E de productos vegetales y aceite, como los aderezos para ensaladas, aunque los aceites vegetales prensados en frío (como el aceite de oliva extra virgen) generalmente tienen más vitamina E. (La mayoría de aceites vegetales son procesados con calor.) También puede obtenerse vitamina E de las verduras de hoja verde oscuro, legumbres, frutos secos, semillas, granos integrales,

(

arroz integral, harina de maíz, huevos, leche, harina de avena y germen de trigo. Fuentes comunes de vitamina E incluyen las siguientes:[2]

Alimento	Cantidad de vitamina E
Aceite de germen de trigo, 1 cucharadita.	20.3 mg (unas 30 IU)*
Almendras, secas, 1 oz.	6.72 mg (unas 10 IU)
Batata, 1 mediana	5.93 mg (unas 9 IU)

* Una IU (International Unit) es una unidad de medida utilizada en farmacología que se basa en la actividad biológica de la sustancia que se está midiendo.

Yo recomiendo la vitamina E natural, que contiene las ocho formas de vitamina E: alfa-, beta-, delta-, y gamma-tocoferol, y alfa-, beta-, delta-, y gamma-tocotrienol. Los nombres de todos los tipos de vitamina E comienzan o bien con "d" o con "dl". La "d" es la forma natural, y la "dl" es la forma sintética, que proviene del petróleo. La forma sintética tiene solamente un 50 por ciento de la actividad de la vitamina E natural.[3] Pero la vitamina E ha estado rodeada de una tremenda confusión y hasta de controversia desde su descubrimiento en el año 1922. Un reciente estudio concluyó que en los pacientes con enfermedades vasculares o diabetes, los suplementos continuados con la fuente natural de vitamina E (400 IU) no previene el cáncer o los eventos cardiovasculares, y puede en realidad aumentar el riesgo de fallo cardíaco.[4] Esa conclusión tuvo desafortunadas consecuencias, porque la mayoría de estadounidenses ya carecen de las cantidades suficientes de este importante nutriente. Algunos médicos aconsejaron a sus pacientes que no tomaran vitamina E en suplementos.

El estudio ambién pasó por alto los beneficios de la vitamina E. Otro estudio demostró que los hombres que toman 50 IU al día, contrariamente al valor recomendado diario de 30 IU, tenían un 41 por ciento menos de muertes por cáncer de próstata que quienes no recibieron vitamina E en suplemento.[5] Ese es un significativo beneficio.

Una forma de vitamina E, gamma tocoferol, es sumamente importante. Un estudio halló que los hombres con la más alta concentración de gamma tocoferol tenían cinco veces menor riesgo de desarrollar cáncer en la próstata que los hombres con los más bajos niveles.[6] La vitamina gamma tocoferol podría proteger una persona de desarrollar cáncer colorectal y Alzheimer.

La deficiencia prolongada de vitamina E puede finalmente causar graves complicaciones neurológicas, incluyendo modo de andar poco firme, pérdida de coordinación muscular, debilidad muscular, neuropatía periférica y menores reflejos. Además, puede causar infertilidad, problemas de menstruación, abortos y reducir el período de vida de las células rojas. Hablaré más detenidamente sobre cuánta vitamina E y qué tipo tomar en los dos próximos días.

Magnesio

El *magnesio* se necesita para la formación de proteínas, ácidos grasos y huesos, pero el 56 por ciento de estadounidenses no consumen lo suficiente.[7] El magnesio se utiliza para fabricar nuevas células, en la relajación de los músculos y en la coagulación de la sangre. Ayuda a formar ATP, que nos da energía; ayuda en más de trescientas reacciones diferentes de enzimas

> ### El magnesio y la regularidad
>
> Su colon necesita magnesio para ayudarlo a pasar por la peristalsis, que empuja los alimentos y los elimina. La mayoría de estadounidenses no toman cantidades adecuadas de fibra, magnesio y agua.

en el cuerpo, ayuda a prevenir el espasmo muscular, los ataques al corazón y las enfermedades cardiacas; ayuda a disminuir la presión arterial, y alivia el asma. También ayuda a prevenir la osteoporosis y a regular el colon y los intestinos. La cantidad diaria recomendada para la persona promedio de quince a cincuenta años de edad es de 400 mg. El magnesio se encuentra en los frutos secos, semillas, verduras de hoja verde oscuro, granos y legumbres. Es fácil ver por qué muchos estadounidenses son deficientes en este importante mineral, porque muchos comen comidas rápidas y comidas basura en lugar de "alimentos vivos". Fuentes comunes de magnesio incluyen:[8]

Alimento	Cantidad de Calcio
Halibut, 3 oz., de ración cocinada	90 mg
Almendras, 1 oz., seca y tostada	80 mg
Anacardoss, 1 oz., secos y tostados	75 mg
Espinacas, orgánicas, congeladas, ½ taza, cocinadas	75 mg
Guisantes, ½ taza, cocinados	45 mg

A fin de obtener su ingesta diaria de referencia (RDI), tendría que comer unas cinco onzas de almendras al día (unos 140 gr). Si no obtiene bastante magnesio, puede que experimente pérdida de apetito, náuseas y fatiga. Si la deficiencia empeora, los pacientes pueden desarrollar debilidad y tics musculares, ritmo cardiaco irregular, calambres en las piernas, insomnio y tics en los ojos. Los síntomas de deficiencia también incluyen estreñimiento, dolores de cabeza, cambios de personalidad y espasmos coronarios. El magnesio es un elemento fundamental de su salud.

Calcio

El *calcio* también lo necesita el cuerpo en cantidades relativamente grandes. Cerca del 99 por ciento del calcio reside en los huesos y dientes. El 1 por ciento restante circula en la sangre y realiza la crítica función de regular la contracción muscular, la contracción del corazón y la función nerviosa. El calcio le proporciona unos huesos fuertes y previene la osteoporosis. Hasta baja la presión sanguínea. Algunos estudios sugieren que cuando se toma el calcio adecuado en la dieta y en forma de suplemento, disminuye el riesgo de cáncer de colon.[9]

El calcio se encuentra en mayores cantidades en estos alimentos:[10]

Alimento	Cantidad de Calcio
Yogurt, natural, bajo en grasa, 8 oz.	415 mg
Soja o leche de arroz con calcio 8 oz.	80–500 mg
Nabos, 4 tazas, hervidos	396 mg
Col rizada, cocinada, 4 tazas	376 mg
Leche, desnatada, 8 fl. oz.	302 mg
Queso Cheddar, 1.5 oz.	206 mg
Tofú, firme, hecho con sulfato de calcio, ½ taza	204 mg
Queso Cottage, 1% grasa de leche, 1 taza sin envasar	138 mg
Espinacas, ½ taza, cocinadas	120 mg

Los niños y adolescentes de edades entre ocho y dieciocho años necesitan 1300 mg al día, las personas de edades entre diecinueve y cincuenta años necesitan 1000 mg al día, y los individuos de más de cincuenta y un años de edad necesitan 1200 mg al día.[11] El problema es que si no consume usted el calcio suficiente en su dieta, su cuerpo al final comenzará a comerse el calcio de los huesos para mantener los niveles de calcio en sangre. Esto puede conducir silenciosamente a la osteopenia y la osteoporosis, que literalmente significa "huesos porosos", o huesos que carecen de minerales y de masa. Muy pocas mujeres obtienen de su dieta todo el calcio que necesitan, y cuando son viejas su esqueleto encoge. Los primeros huesos son la mandíbula y las vértebras de la espalda, y por eso las personas ancianas pierden sus dientes y altura. La deficiencia de calcio pueden producir calambres en las piernas y músculos, y hasta hemorragias, ya que el calcio es esencial para la coagulación de la sangre.

Los estudios demuestran que más del 75 por ciento de los estadounidenses no llegan a las actuales recomendaciones de ingesta de calcio.[12] La baja ingesta de calcio se ha convertido en un importante problema de salud pública en los Estados Unidos.

Vitamina A

Se calcula que el 44 por ciento de los estadounidenses carecen de la adecuada ingesta de *vitamina A*,[13] la cual nos protege del cáncer y las enfermedades del corazón, previene la ceguera nocturna y otros problemas oculares, ayuda a que la piel se repare a sí misma y ayuda en la formación de los huesos y los dientes. La vitamina A es importante para el sistema inmunológico, protegiéndonos contra los resfriados, la gripe y las infecciones de riñones, de vejiga, de pulmones y de membranas mucosas.

El beta-caroteno se convierte en vitamina A en nuestro cuerpo, y se encuentra en las zanahorias, los albaricoques, las verduras con mucha hoja, el ajo, la col rizada, las papayas, los duraznos, los pimientos rojos y las batatas.[14] La ingesta diaria recomendada para la mayoría de adultos es de 2300 a 3000 IU al día. Las mujeres que amamantan necesitan 4000 IU al día. Los niños necesitan solamente de 1000 a 2000 IU al día.[15]

Tenga cuidado de no sobrepasarse a la hora de tomar vitamina A. Las cantidades excesivas de vitamina A pueden conducir a daños en el hígado.[16] Las dosis superiores a 10,000 IU al día de vitamina A probablemente fueran responsables, según se dijo en la revista *New England Journal of Medicine,* de uno de cada cincuenta y siete defectos de nacimiento en los Estados Unidos.[17] Sin embargo, eso no se refiere a beta-caroteno u otro carotenoide. Las mujeres que están en riesgo de quedarse embarazadas deberían mantener sus niveles suplementarios de vitamina A por debajo de 5000 IU o escoger carotenoides en lugar de vitamina A.[18] Además, los carotenoides —como el beta-caroteno— son más seguros que la vitamina A porque el cuerpo los convertirá en vitamina A sin producir vitamina A en cantidades tóxicas.[19]

La tabla en la siguiente página proporciona algunas fuentes de vitamina A y beta-caroteno:[20]

Fuente de Vitamina A		Fuentes de Beta-Caroteno	
Alimento	Cantidad Vitamina A	Alimento	Cantidad Vitamina Beta-caroteno
Aceite de hígado de bacalao, 1 cuch.	2,000 IU	Zanahorias, hervidas, ½ taza de rodajas	13,418 IU
Leche, semid, 1taza	500 IU	Zanahoria cruda, 17 cm	8,666 IU
Queso cheddar, 1oz.	249 IU	Cantalupo, a dados, 1 taza	5,411 IU
		Espinaca cruda, 1 taza	2,813 IU
		Mango, a rodajas, 1 taza	1,262 IU
		Durazno, 1 mediano	319 IU

La carencia de vitamina A en su cuerpo puede causar cabello y piel secos, ojos secos, mal crecimiento, resfriados frecuentes, trastornos cutáneos, sinusitis, insomnio, fatiga e infecciones respiratorias.[21]

Vitamina C

La *vitamina C* ayuda a formar colágeno, una proteína que da estructura y mantiene los huesos, cartílagos, músculos y vasos sanguíneos. También juega un papel en la sanidad de las heridas. La ingesta adecuada es de 90 mg al día para los hombres adultos y 75 mg para las mujeres adultas, pero los estudios demuestran que el 31 por ciento de los estadounidenses no obtienen la cantidad suficiente.[22] Fuentes comunes de vitamina C incluyen:[23]

Alimento	Cantidad de vitamina C
Guayaba, 1 mediana	165 mg
Pimiento rojo, ½ taza	95 mg
Papaya, 1 mediana	95 mg
Naranja, 1 mediana	60 mg
Brócoli, ½ taza, al vapor	60 mg
Fresas, ½ taza	45 mg
Cantalupo, ½ taza	35 mg

Yo recomiendo un vaso de 11 cl de jugo de naranja acabado de exprimir y con su pulpa todos los días. La deficiencia de vitamina C causa debilidad, fatiga, encías hinchadas, sangrado por la nariz y, en casos extremos, escorbuto.[24] Durante el estrés hay un mayor requisito de vitamina C. También se afirma que reduce el riesgo de padecer cataratas y daños en la retina, aumenta la función inmunológica y disminuye la toxicidad por metales pesados. Una mayor ingesta de vitamina C se relaciona con un menor riesgo de cáncer de cerviz, de estómago, de colon y de pulmones. También reduce la oxidación LDL, que causa la acumulación de placa en las arterias, y sostiene una presión sanguínea saludable.[25]

> **¡Es un hecho!**
>
> Según la USDA, solamente uno de cada cuatro estadounidenses ingiere la cantidad adecuada de vitamina K.

Vitamina K

Los estudios sugieren que el 73 por ciento de los estadounidenses no tiene una adecuada ingesta de vitamina K,[26] la cual es importante en la coagulación sanguínea, para la mineralización ósea y para regular el crecimiento celular.[27] La ingesta diaria de referencia de vitamina K para los hombres entre diecinueve años de edad en adelante es de 120 mcg. Para las mujeres de esas edades está en 90 mcg.[28] La vitamina K se encuentra en:[29]

Alimento	Cantidad de vitamina K
Col de bruselas, 1 taza, cocinada	460 mcg
Brócoli, 1 taza, cocinado	248 mcg
Coliflor, 1 taza, cocinada	150 mcg
Acelgas, 1 taza, cocinadas	123 mcg
Espinacas, 1 taza, crudas	120 mcg
Carne de res, 3.5 oz.	104 mcg

La mayoría de la cantidad de vitamina K que hay en el cuerpo es sintetizada por las bacterias buenas de los intestinos; pero cuando toma usted antibióticos, aumento su necesidad de vitamina K. Los antibióticos matan muchas de las bacterias buenas y, como resultado, las que quedan no pueden producir cantidades adecuadas de vitamina K.[30]

La deficiencia de vitamina K se relaciona con mayor facilidad para sufrir heridas y sangrados y un mayor riesgo de osteoporosis. Se ha demostrado que la vitamina K es un sostén para prevenir la calcificación o endurecimiento en las arterias.[31] La presencia de vitamina K en las verduras con muchas hojas puede que sea una de las razones por al cual los vegetarianos tienen una menor incidencia de piedras en los riñones.[32]

Fibra dietética

Menos de un 5 por ciento de personas ingieren más de la cantidad adecuada de fibra dietética. Contrariamente a la creencia popular, la lechuga no es la mejor fuente de fibra; en realidad, tiene muy bajo contenido en fibra. Por ejemplo, una taza de lechuga romana tiene solamente 0.7 gramos de fibra, una taza de lechuga iceberg tiene solamente un gramo de fibra y una taza de lechuga "butterhead" tiene 1.3 gramos de fibra.

Fibra dietética

La *fibra dietética,* como vimos en el Día 19 en el pilar de los alimentos vivos, es vital para su salud. La fibra insoluble ayuda a prevenir el cálculo biliar y controla el síndrome de intestino irritable, el estreñimiento y casi cualquier trastorno del aparato gastrointestinal. La fibra soluble ayuda a controlar el colesterol y el azúcar en sangre. La fibra insoluble en general no causa excesivos gases, mientras que la soluble sí lo hace. Para más información sobre este tema, refiérase a mi libro *What Would Jesus Eat?*

La fibra dietética la constituyen sencillamente polisacáridos no digeribles, que se encuentran en las paredes celulares de las plantas.[33] La mayoría de las personas obtienen fibra de los cereales integrales, frutos secos, semillas, alubias, frutas y verduras; sin embargo, los estudios demuestran que el 96 por ciento de los estadounidenses no tienen una ingesta adecuada de fibra.[34] Algunas buenas fuentes incluyen:[35]

Alimento	Cantidad de fibra dietética
Alubias pintas, ½ taza, cocinadas	7.4 gramos
Alcachofa, 1 mediana, cocinada	6.5 gramos
Frijoles, ½ taza, cocinados	5.8 gramos
Manzana, 7 cm de diámetro	5.7 gramos
Higos, 3 pequeños	5.3 gramos
Naranja, 7 cm de diámetro	4.4 gramos
Guisantes, ½ taza, cocinados	4.3 gramos
Frambuesas, ½ taza	4.2 gramos
Cebada, ½ taza, cocinada	4.2 gramos
Moras, ½ taza	3.8 gramos
Mango, mediano	3.7 gramos
Plátano, 17 cm de largo	2.8 gramos
Tallarines integrales, ½ taza	2.3 gramos
Pan integral, 1 rebanada mediana	1.9 gramos
Arroz integral, ½ taza, cocinado	1.7 gramos

Una ingesta inadecuada de fibra se relaciona con mayor estreñimiento, hemorroides, diverticulosis, diverticulitis, irregularidades intestinales y cáncer colorectal. Además, se vincula con niveles altos de colesterol, el síndrome del intestino irritable, la acumulación de toxinas y el pobre control de azúcar en la sangre en los diabéticos. Se calcula que la mayoría de estadounidenses come doce gramos de fibra o menos al día; pero la meta recomendada es de veinticinco a treinta gramos al día.[36]

Vitamina B6

La *vitamina B6* realiza muchas funciones en el cuerpo, pero los estudios demuestran que el 28 por ciento de las mujeres de diecinueve años de edad en adelante no ingieren adecuadas cantidades de esta vitamina.[38] Es necesaria para más de cien enzimas implicadas en el metabolismo de las proteínas; también es esencial para el metabolismo celular de los glóbulos rojos. Los sistemas nervioso e inmunológico la necesitan para funcionar con eficacia. Ayuda a aumentar la cantidad de oxígeno que se lleva a los tejidos, y ayuda a mantener el nivel de azúcar en sangre en un espectro normal. Es muy importante en la síntesis de los neurotransmisores: serotonina y dopamina.[39]

> **Cambiar lentamente**
>
> Cuando se cambia de una dieta baja en fibra a una dieta alta en fibra, debe hacerse poco a poco. Si lo hace demasiado repentinamente, podría experimentar hinchazón o gases.[37]

Alimento	Cantidad de Vitamina B6
Patata, mediana, asada	0.70 mg
Plátano, mediano	0.68 mg
Pollo, ½ pechuga, cocinada	0.52 mg
Ajo, 1 oz.	0.35 mg
Col de bruselas, 1 taza, hervida	0.28 mg
Col rizada, 1 taza, enjuagada, hervida	0.24 mg
Semillas de girasol, sólo pepitas, 1 oz., secas y tostadas	0.23 mg
Pimientos rojos crudos, 1 taza, a rodajas	0.23 mg
Pedazos de brócoli, 1taza, al vapor	0.22 mg
Sandía, 1 taza	0.22 mg
Jugo de tomate, 6 oz.	0.20 mg
Aguacate crudo, ½ taza, a rodajas	0.20 mg

La *vitamina B₆* se encuentra en los cereales, el pescado, las aves, las carnes rojas y algunas verduras. La ingesta recomendada para los adultos de edades entre diecinueve y cincuenta años es de 1.3 mg al día, y aproximadamente 1.6 mg para las personas de más de cincuenta años.[40]

Signos de deficiencia de vitamina B₆ incluyen: irritación cutánea, dolores de cabeza, lengua dolorida, depresión, confusión, convulsiones, anemia y síndrome premenstrual. Si tiene deficiencia de vitamina B₆, B₁₂ o ácido fólico, entonces los niveles de homocisteína, que es un aminoácido tóxico, pueden elevarse en la sangre. La homocisteína tiene un efecto tóxico en las células de las paredes arteriales, causando que se forme placa en ellas. Elevados niveles de homocisteína en sangre se relacionan con un mayor riesgo de enfermedades cardiovasculares y también con el Alzheimer.[41]

Vitamina D

Los estudios indican que el 20 por ciento de los niños y adultos de hasta cincuenta años de edad y el 95 por ciento de los adultos de más de cincuenta años no ingieren una adecuada cantidad de *vitamina D*,[42] que es necesaria para que el cuerpo absorba el calcio y el fósforo. Es críticamente importante para el crecimiento y para el normal desarrollo de huesos y dientes.[43] Puede proteger contra el cáncer de la próstata y el seno. Cuanto mayores sean los niveles de vitamina D en sangre, menor es el riesgo de cáncer de colon y colorectal.[44]

> **¿Sabía que...?**
>
> El catorce por ciento de los estadounidenses tienen una ingesta inadecuada de vitamina B₆ de los alimentos.

Pero la deficiencia de vitamina D es común entre las mujeres jóvenes (solamente del 20 al 40 por ciento obtiene la cantidad necesaria) y en personas de más de cincuenta años de edad, particularmente mujeres, para las cuales la deficiencia de vitamina D es una epidemia.[45] Muy pocas personas en general obtienen suficiente vitamina D (400 IU) solamente de su dieta.[46]

La exposición al sol es la fuente más importante de vitamina D, porque la piel sintetiza vitamina D como respuesta a los rayos UV. La mayoría de las personas necesita solamente de diez a quince minutos de exposición directa a la luz solar, dos veces por semana, sin ponerse crema solar, para obtener la vitamina D que necesita.[47] Sin embargo, pocos médicos lo recomiendan, ya que puede aumentar el riesgo de cáncer de piel en algunos individuos.

Hay pocas buenas fuentes de vitamina D. El aceite de hígado de bacalao ofrece una increíble cantidad de 1360 IU por cucharada. Yo no recomiendo el aceite de hígado de bacalao porque tiene demasiadas toxinas; también tiene que ser demasiado procesado, haciéndolo así inestable, y contiene un alto porcentaje de grasas oxidadas. Cien gramos de salmón cocinado nos da 360 IU; y una taza de leche con vitamina D nos da unas 100 IU.[48]

La vitamina D_3 es la forma activa de la vitamina D. En su forma activa, la vitamina D eleva la absorción de calcio del intestino delgado. Aunque la dosis recomendada de la vitamina D en adultos mayores de cincuenta años es de 400 a 600 IU al día, la National Osteoporosis Foundation (Fundación nacional de osteoporosis) recomienda 800 IU para quienes estén en riesgo.[49]

La deficiencia de vitamina D se relaciona con la osteoporosis y fracturas de cadera. En una comprobación en mujeres con osteoporosis, hospitalizadas por fracturas de cadera, se descubrió que el 50 por ciento tenía signos de deficiencia de vitamina D.[50]

Potasio

El *potasio* es un mineral que ayuda a los músculos a contraerse, mantiene el equilibrio de los fluidos, envía impulsos nerviosos y libera energía de los alimentos. El potasio es necesa-

> **¿Sabía que...?**
>
> Menos del 5 por ciento de la población come más de la ingesta adecuada de potasio.[51]

rio para regular la presión arterial, la función neuromuscular y los niveles de acidez. El cuerpo necesita sodio y potasio para mantener una buena salud. Ambos ayudan a regular la entrada y salida de fluidos en las células del cuerpo. Según un nuevo informe, la mayoría de los adultos consume excesivas cantidades de sodio, y muchos no consumen suficiente potasio. La razón es que los alimentos procesados y las comidas rápidas son altos en sodio, y las frutas y la mayoría de verduras son altas en potasio. La dieta del estadounidense promedio carece de cantidades adecuadas de frutas y verduras. El Institute of Medicine of the National Academies of Science recientemente emitió recomendaciones para los niveles de ingesta de sodio y potasio, diciendo que los adultos sanos entre diecinueve y cincuenta años de edad deberían consumir aproximadamente 1,500 mg de sodio al día y 4,700 mg de potasio.

El potasio es uno de los principales electrolitos en el cuerpo, junto con el sodio y el cloro. Estos tres electrolitos juegan un papel químico clave en todas las funciones del cuerpo. El RDI (referencia de ingesta diaria) del potasio para cualquier persona mayor de diez años es de 2,000 mg.[52]

Alcance su ingesta diaria recomendada de potasio añadiendo estos alimentos a su menú diario: pescado, patatas, aguacates, albaricoques secos, plátanos, jugos de cítricos, productos lácteos y granos integrales. Todos ellos son maravillosas fuentes de potasio. Los alimentos principales son:[53]

Alimento	Cantidad de Potasio
Batata, asada	694 mg
Pasta de tomate, ¼ taza	664 mg
Remolacha, ½ taza, cocinada	655 mg
Yogurt, natural sin grasa, 8 oz.	579 mg
Jugo de ciruela pasa, ¾ de taza	530 mg
Jugo de zanahoria, ¾ de taza	517 mg
Halibut, 3 oz., cocinado	490 mg
Semillas de soja verdes, ½ taza, cocinadas	485 mg
Plátano, mediano	422 mg
Duraznos secos, ¼ taza	398 mg
Leche desnatada, 1 taza	382 mg
Cantalupo, ¼ mediano	368 mg
Frijoles, ½ taza, cocinados	358 mg
Jugo de naranja, ¾ de taza	355 mg

Eso significa que el adulto promedio tendría que comer el equivalente a tres batatas asadas cada día para obtener el RDI. No muchas personas comen batatas u otros alimentos altos en potasio cada día, y por eso necesitamos suplementos.

Comer demasiada sal puede disminuir el almacén de potasio del cuerpo. La mayoría de los estadounidenses consume demasiado sodio y cantidades inadecuadas de potasio. La baja ingesta de potasio se relaciona con la presión arterial alta, el derrame cerebral, la irregularidad de latidos del corazón, el resollo y el asma, alteración en los estados mentales incluyendo nervisismo y depresión, piel reseca, insomnio y fatiga.

Yodo

El *yodo* es esencial para una apropiada función de la tiroides. Sin una adecuada ingesta de yodo, la glándula tiroides es incapaz de producir cantidades adecuadas de hormonas tiroideas. Una deficiencia de yodo puede causar hipotiroidismo, trastornos de desarrollo cerebral y bocio (aumento de la tiroides). En los niños, el hipotiroidismo como resultado de una deficiencia de yodo puede causar un crecimiento mal desarrollado, retraso mental y problemas de habla y de audición.

Aunque el yodo aún no es reconocido como una deficiencia importante en los Estados Unidos, yo he descubierto que muchos de mis pacientes son deficientes en yodo. Algunos investigadores creen que la deficiencia de yodo va en aumento en los Estados Unidos. El número de octubre de 1988 de la revista *Journal of Clinical Endocrinology and Metabolism* informaba que el porcentaje de estadounidenses que no consumen suficiente yodo se ha multiplicado por más de cuatro en los últimos veinte años.[54]

Los estadounidenses consumen menos yodo porque nuestra tierra tiene deficiencia de yodo, en especial en el interior y en las áreas montañosas. Además, aproximadamente el 50 por ciento de las personas utiliza sal sin yodo. Los panes y las pastas ya no contienen yodo, sino que contienen bromuro, el cual actúa como un goitrogen e inhibe la unión del yodo. El fluoruro y el cloro, que se encuentran en gran parte de nuestra agua potable, también inhiben la unión del yodo.

Además de las enfermedades enumeradas anteriormente, un bajo índice de yodo está relacionado con las enfermedades de fibroquistes en las mamas y los poliquistes en los ovarios, haciendo así más probable que las mujeres sufran problemas físicos como resultado de una deficiencia de yodo.[55] La evidencia demuestra que una adecuada ingesta de yodo marca la diferencia en cuanto a proteger de esas enfermedades.

Estas vitaminas y minerales, y muchos otros, son absolutamente esenciales para una buena salud y una larga vida. Mantener deficiencias continuadas de cualquiera de ellos es como pedirle a su auto que haga su trabajo sin el combustible adecuado. Daré recomendaciones concretas acerca de los suplementos de vitaminas y minerales, pero antes echemos un vistazo a los antioxidantes y fitonutrientes, dos fascinantes ingredientes que elevan su salud muchísimo.

ELEMENTOS BÁSICOS PARA UNA VIDA SANA

PUNTOS PARA MEDITAR: *Una dieta sana raramente proporcionará todos los nutrientes que usted necesita. De hecho, la mayoría de estadounidenses ni siquiera obtiene las cantidades básicas de las vitaminas y minerales recomendados. Los nutrientes que normalmente faltan en la dieta estadounidense incluyen: vitaminas A, B6, C, D, E y K, magnesio, calcio, fibra y potasio.*

PASO DE ACCIÓN: *Si no tiene un historial de cáncer o precáncer de la piel, considere pasar de cinco a diez minutos diarios bajo el sol sin bloqueador solar. Esto hace posible que su cuerpo produzca cantidades adecuadas de vitamina D. No olvide usar gafas de sol.*

DÍA 38: Su necesidad de antioxidantes

Digamos que come usted de cinco a trece raciones de frutas y verduras al día y que toma un multivitamínico que contiene adecuadas cantidades de vitamina E, vitamina C, selenio y beta-caroteno cada día. Usted cree que está consumiendo todos los antioxidantes que necesitará para evitar la enfermedad; sin embargo, lo más probable es que no esté tomando los antioxidantes correctos.

¿Quire vivir y cumplir cien años?

Por lo general, los niveles de antioxidantes en la sangre bajan con la edad. Sin embargo, unos investigadores italianos descubrieron que los centenarios (los individuos de cien años o más) necesitan considerablemente niveles más altos de vitaminas A y E que sus homólogos más jóvenes. Los investigadores italianos concluyeron que "es evidente que los centenarios saludables muestran un perfil particular en el cual los niveles de vitamina A y E parecen ser esenciales en la garantía de su extrema longevidad".[1]

Antes de hablar de los antioxidantes, es críticamente importante entender los radicales libres: cómo comienzan y cómo podemos protegernos de ellos. Comencemos hablando del proceso de oxidación, que es un proceso químico. Cuando los metales como el hierro se oxidan, se produce herrumbre. Cuando la oxidación se produce en superficies pintadas, la pintura comienza a resquebrajarse. Cuando corta usted una manzana por la mitad, comienza a ponerse marrón en unos minutos debido a la oxidación. La oxidación también se produce cuando los alimentos se estropean, la carne se pudre y las grasas se ponen rancias. Los radicales libres causan la oxidación.

Por tanto, ¿qué es exactamente un radical libre? Si quiere, imagine un átomo que tiene un núcleo con electrones alrededor de él. A medida que los electrones dan la vuelta al núcleo, normalmente se emparejan. Cuando un electrón se queda desparejado, intenta atraer un electrón de otro átomo o molécula a fin de regresar a un estado de equilibrio. Los radicales libres son sencillamente átomos con electrones desemparejados. Los radicales libres son muy agresivos, y al robar electrones de otros átomos, dañan las células en el proceso. Dañan las membranas celulares y las membranas nucleares, y finalmente pueden dañar el ADN en el núcleo de la célula. También, cuando los radicales libres roban electrones de otros átomos, esos átomos se convierten en radicales libres ellos mismos, conduciendo a una reacción en cadena. Puede crearse un círculo vicioso, y llevar al daño y la destrucción de células y finalmente a enfermedades crónicas.

Ahora bien, los radicales libres se generan en nuestros cuerpos simplemente por respirar. El metabolismo normal crea radicales libres conocidos como especies reactivas de oxígeno (ROS). Tal como el humo proviene de un fuego, los radicales libres provienen de un metabolismo normal y una producción de energía en las mitocondrias de nuestro cuerpo. Los alimentos —incluyendo grasas hidrogenadas y parcialmente hidrogenadas, excesiva ingesta de alimentos altamente procesados, excesivo azúcar, alimentos fritos, excesivas cantidades de grasas poliinsaturadas en frutos secos, semillas, aderezos para ensaladas, aceites de cocinar y salsas, entre otras— también crearán excesivos radicales libres.

Muchas enfermedades son inflamatorias y crean tremendas cantidades de radicales libres, incluyendo la mayoría de cánceres, artritis, enfermedades de la arteria coronaria, asma, Alzheimer, Parkinson, esclerosis múltiple, lupus y colitis. Los enfriados frecuentes, la gripe, infecciones de sinus, bronquitis e infecciones de vejiga y de levadura crean más radicales libres. Los traumas por torceduras, esguinces, dolores musculares e incluso un ejercicio excesivo crean una tremenda cantidad de radicales libres. Por eso quienes se entrenan demasiado, al igual que los corredores de largas distancias y de maratón, parecen envejecer con más rapidez.

Y finalmente está nuestra exposición a los tóxicos. Desgraciadamente, nadie está exento. Hay pesticidas y otras toxinas en nuestros alimentos, el agua y el aire, y esas toxinas crean una carga añadida al hígado. En el proceso de desintoxicación que realiza el hígado se producen más radicales libres, y la carga tóxica puede ser tan grande que el hígado sea incapaz de mantener el ritmo de desintoxicación. Esas toxinas aumentan en el cuerpo, lo cual causa la producción de más radicales libres. Inhalar humo de cigarrillos y gases de expulsión de los autos, beber agua del grifo con cloro y otros productos químicos, comer la dieta estándar estadounidense, que

> **Bebidas superantioxidantes**
>
> ¿Cuál de las siguientes bebidas tiene más antioxidantes?
>
> a. Té verde
> b. Café
> c. Chocolate caliente
>
> *Respuesta: c. Chocolate caliente.* *El chocolate negro extraído de semillas de cacao orgánico tiene el mayor nivel de antioxidantes. Por tanto, beba (con moderación, desde luego), pero no se ponga azúcar y escoja productos lácteos bajos en grasa.*

tiene productos químicos y alimentos inflamatorios: todo ello produce una inundación de radicales libres que causan enfermedades, las cuales crean aún más radicales libres. Se convierte en un círculo vicioso de radicales libres en constante aumento. Desgraciadamente, los estadounidenses acuden corriendo a sus médicos, los cuales les recetan medicamentos que apagan los síntomas y sin embargo crean una mayor carga sobre el hígado y en realidad hacen que se produzcan más radicales libres.

La respuesta a los radicales libres es sencilla: antioxidantes. Los antioxidantes tienen la capacidad de neutralizar los radicales libres. Los antioxidantes son para los radicales libres lo que el agua es para un incendio fuera de control en un bosque. Desde luego, también conlleva elegir más alimentos vivos, la desintoxicación y los otros pilares de la salud. Pero los antioxidantes son la clave más importante para el enigma del radical libre.

Simplemente piense en lo que sucede cuando exprime jugo de limón sobre una rodaja de manzana. La vitamina C y los antioxidantes bioflavonoides en el limón apagan los radicales libres, ralentizando el proceso de oxidación, lo cual significa que se necesita *mucho más* tiempo para que la rodaja de manzana se ponga marrón. Por eso normalmente se añaden antioxidantes a los alimentos procesados: para prevenir que el oxígeno se combine con diferentes componentes del alimento. Sin ellos, muchos alimentos procesados se pondrían duros, rancios o incomibles.

Los investigadores han sabido durante años que hay literalmente miles de compuestos distintos que funcionan como antioxidantes. Muchos se encuentran en alimentos y suplementos, y otros en realidad son producidos por nuestros propios cuerpos. Correcto, nuestros cuerpos han desarrollado un poderoso ejército de antioxidantes que neutralizan los radicales libres. Al consumir alimentos vivos que contienen poderosos antioxidantes y fitonutrientes, tomar suplementos con antioxidantes concretos, y apoyar nuestros propios antioxidantes producidos por el cuerpo, seremos capaces de apagar muchas reacciones de radicales libres.

Hay diferentes antioxidantes que son capaces de neutralizar los radicales libres en cada parte del cuerpo. Yo creo que es importante tener adecuadas cantidades de tres antioxidantes clave producidos por el cuerpo y cinco antioxidantes clave obtenidos de los suplementos. En lugar de hablar de todos los antioxidantes, me centraré en los antioxidantes clave y otros cuantos más.

Los antioxidantes clave que nuestros cuerpos producen incluyen: glutatione, superóxido dismutasa (SOD) y catalase.

Glutatione

El glutatione es un potente antioxidante que se produce en el hígado y trabaja en todo el cuerpo en las células, tejidos y fluidos para desintoxicar los radicales libres creados por el oxígeno conocido como especie de oxígeno reactivo (ROS). Sencillamente actúa como un potente desintoxicante y apagador de radicales libres. Cuando alguien es expuesto a un alto nivel de toxinas, el glutatione se elimina con más rapidez de la que se

> **¡Es un hecho!**
>
> De un 90 a un 95 por ciento de los 60 a 100 trillones de células que hay en su cuerpo son reemplazadas cada año.

produce, preparando el escenario para las enfermedades inducidas por las toxinas, incluyendo el cáncer. El glutatione puede sintetizarse de tres aminoácidos: cisterna, ácido glutámico y glicina. También puede obtenerse en la dieta al consumir frutas y verduras frescas, pescado cocinado y carnes. La vitamina C y el N-acetil cisterna (NAC) aumentan el ritmo de síntesis del glutatione. Sin embargo, altas cantidades de NAC puede aumentar la formación de radicales libres. Yo recomiendo entre 250 y 800 mg de NAC al día. La hierba leche de cardo ayuda a prevenir la eliminación de glutatione y puede en realidad elevar el nivel de glutatione en el hígado hasta un 35 por ciento. Para elevar los niveles de glutatione, NC, vitamina C y leche de cardo son importantes suplementos a considerar. Además hay un suplemento oral de glutatione que se ha demostrado clínicamente que se absorbe de modo intacto y efectivo[2] (ver Apéndice A para más información sobre el Recancostat).

Superóxido Dismutasa (SOD)

El SOD es un antioxidante que también funciona para desintoxicar el radical libre superóxido a peróxido de hidrógeno, que es también un radical libre. El SOD trabaja entonces con otro antioxidante, el catalase, para descomponer el peróxido en agua; también trabaja con el glutatione para inactivar tanto el peróxido como los peróxidos lípidos. El SOD está compuesto de tres minerales básicos: cobre, zinc y manganeso. El cobre y el manganeso provienen de granos integrales y frutos secos, y el zinc proviene de las yemas de huevo, leche, harina de avena, frutos secos, legumbres y carne. Los suplementos de SOD son, en general, ineficaces. Sencillamente tomar una buena multivitamina que contenga adecuadas cantidades de cobre, zinc y manganeso normalmente ayudará a proporcionar las cantidades adecuadas de SOD en la mayoría de las personas sin enfermedades. Sin embargo, en individuos ancianos —sobre todo aquellos con enfermedades— los suplementos con cobre, cinc y manganeso podrían no ser suficientes. Probablemente necesitaría una combinación de poderosas hierbas antioxidantes, las cuales aumentarían la producción de catalase en el cuerpo. Lea para que sepa más sobre esas hierbas.

Catalase

El catalase es un potente antioxidante y es una enzima dependiente del hierro. Está diseñado para prevenir una acumulación de peróxido de hidrógeno —otro radical libre— en el cuerpo. El catalase en la piel convierte el peróxido de hidrógeno en agua; también oxigena la epidermis para formar una piel más suave y más joven.

Recuerdo que hace unos años cuando trabajaba en mi libro *Toxic Relief*, experimenté con diferentes tipos de grasas, incluyendo grasas en agua, en jugos y grasas parciales. En un ayuno de siete días a base de agua, observé unos pequeños puntos blancos que comenzaron a formarse en mis brazos y piernas, y rompí el ayuno de inmediato. Parecía como si diminutas gotas de lejía hubieran caído sobre mi piel; pero lo que ocurrió fue que mi sistema había formado muchos radicales libres y peróxido de hidrógeno. Durante el ayuno yo había agotado mi catalase, y no tenía suficiente antioxidante catalase para convertir el peróxido en agua. Desde entonces he observado que muchos pacientes con esos diminutos puntos blancos han recibido ayuda de los suplementos. El SOD y el catalase son en realidad enzimas metabólicas que trabajan juntas, y son la primera línea de defensa del cuerpo contra el estrés oxidante. Los suplementos de SOD y de catalase, sin embargo, son generalmente ineficaces, ya que son descompuestos durante la digestión.

Desgraciadamente, el envejecimiento se relaciona con altos niveles de radicales libres y poca producción de SOD y catalase. Sin embargo, una combinación singular de hierbas antioxidantes es capaz de aumentar la producción de estos potentes antioxidantes.[3] Al catalase y al SOD se les denomina antioxidantes catalizadores. Un catalizador sencillamente fomenta una reacción y no es consumido en la reacción. En otras palabras, estos potentes antioxidantes pueden apagar millones de radicales libres y no se gastan en el proceso, sino que pueden continuar destruyendo más radicales libres en otro momento. Estas enzimas antioxidantes trabajan en el interior de la célula. Las hierbas que contienen esta potente combinación de antioxidantes incluyen el té verde, el Ashwagandha, la cúrcuma, la bacopa y la leche de cardo. Otro potente suplemento antioxidante contiene hierbas de cúrcuma y de sinergia (ver Apéndice A para información sobre Protandim).

Otros antioxidantes

Lester Packer, PhD, es profesor de biología molecular y celular en la universidad de California-Berkeley; es también un destacado investigador de antioxidantes y autor del libro *The Antioxidant Miracle*.[4] El Dr. Packer ha identificado cinco antioxidantes específicos que afirma que son los antioxidantes clave para proteger contra las enfermedades cardíacas, el cáncer, el Alzheimer, las cataratas y otras enfermedades asociadas con el envejecimiento. Él cree que el cuerpo está mejor protegido por una mezcla de antioxidantes que trabajen en sinergia. Teoriza que los antioxidantes son más eficaces y capaces de prevenir daños celulares cuando están presentes en una combinación equilibrada. Dicho con palabras sencillas: trabajan mejor en equipo. Los cinco antioxidantes más importantes, según el Dr. Packer, incluyen: vitamina C, vitamina E, coenzima Q_{10}, ácido alfa-lipoico y glutatione (del que ya hemos hablado).

Los antioxidantes trabajan protegiendo diferentes partes de la célula; por tanto, un equipo de antioxidantes proporcionará protección contra radicales libres a la célula completa. La vitamina C protege el interior de la célula, soluble en agua, y la vitamina E soluble en grasa protege áreas concretas de la membrana exterior adiposa de la célula. Además, hay ocho formas diferentes de vitamina E (como mencioné en el Día 37): alfa-, beta-, delta-, y gamma-tocoferol, y alfa-, beta-, delta-, y gamma-tocotrienol. El ácido alfa-lipoico protege tanto el interior de la célula como el exterior de la membrana celular.

La mayoría de los complejos vitamínicos contendrán vitamina C y solamente una forma de vitamina E (d-alfa-tocoferol). Además, la mayoría de las personas no obtiene ácido lipoico, coenzima Q_{10} o glutatione, o un suplemento que aumente el glutatione. Como dije en el Día 37, hay que evitar la forma sintética de vitamina E que es derivada del petróleo. Se llama "dl-alfa-tocoferol" o "dl-alfa-tocoferyl".

Ácido lipoico

El ácido alfa-lipoico es un compuesto natural que es sintetizado por plantas y animales, y hasta por seres humanos.[5] En su forma reducida (ácido R-dihydrolipoico, o R-DHLA) funciona como un potente antioxidante para proteger el hígado y ayuda a desintoxicar el cuerpo de los efectos de las medicinas y la radiación. Enlaza los iones metálicos y previene que generen radicales libres. Neutraliza los radicales libres tanto en las partes solubles en agua del cuerpo como en las solubles en grasa. El DHLA también ayuda al cuerpo a "reciclar" y a extender el periodo de vida de la vitamina C, el glutatione, la coenzima Q_{10} y la vitamina E. Se ha demostrado que el ácido lipoico eleva los niveles de glutatione intracelular; mejora el metabolismo de la insulina en la diabetes tipo 2 y se ha utilizado para tratar la neuropatía diabética en Alemania durante más de veinte años. La forma R del ácido alfa-lipoico es también una forma excelente de ácido lipoico. Las dos formas más potentes de ácido lipoico son la R-DHLA y la R (ver Apéndice A).

Coenzima Q_{10}

La *coenzima Q_{10}* (CoQ_{10}) es un potente antioxidante que está concentrado en el núcleo de las células. Juega un papel crítico en la producción de energía en cada célula del cuerpo. Las deficiencias se ven comúnmente en enfermedades periodontales, enfermedades cardiacas, diabetes, VIH y SIDA. La cantidad de coenzima Q_{10} producida por el cuerpo disminuye con la edad, por eso recomiendo encarecidamente que sea suplementada en individuos con más de cincuenta años de edad. Sin embargo, sí que debería tomar suplementos de coenzima Q_{10} si está tomando medicamentos para disminuir el colesterol, como Mevacor, Pravachol, Lipitor, and Zocor. No toda la coenzima Q_{10} es igual. Muchas formas son sintéticas y no tienen estudios que demuestren que la CoQ_{10} es en realidad absorbida en la célula. Hay también una mejor forma de coenzima Q_{10} que en realidad es absorbida en el cerebro y es capaz de proteger las neuronas.[6] Recientemente se desarrolló una forma reducida de CoQ_{10}. Esta forma reducida es un antioxidante más potente que la coenzima Q_{10} regular. Dese cuenta que tanto como un treinta por ciento de la población es posible que no pueda convertir y equiparar cantidades de CoQ_{10} a su forma activa de ubiquinol o CoQ_{10} reducido (ver Apéndice A). La coenzima Q_{10} se encuentra en las sardinas, las espinacas, los cacahuetes y la carne de res.

Carnosina

La *carnosina* es un nuevo y emocionante —y el menos común— de los nutrientes considerados por muchos de ser un poderoso antioxidante y por otros un poderoso agente que elimina del cobre y cinc. La carnosina inhibe la peroxidación de lípidos y la formación y cruce de proteínas de *productos finales de glicación avanzada*. Recuerde que en el Día 18 aprendimos que los *productos finales de glicación avanzada* se forman a partir de reacciones entre azúcares y proteínas. Se vinculan con cataratas, Alzheimer, cáncer y placa arterial. La carnosina es una gran fuente para combatir la producción de peligrosos radicales libres.

Curiosamente, la carnosina se halla mayormente en las carnes rojas, y los vegetarianos tienen niveles más altos de *productos finales de glicación avanzada* que los consumidores de carnes. Sin embargo, la ingesta en exceso de carnes rojas está vinculada al cáncer y las enfermedades del corazón. Por lo tanto, ejerza moderación.

Hay sólo algunos importantes antioxidantes más que hay que mencionar brevemente. Los extractos de semilla de uva y de corteza de pino son proanthocyanidins que son aproximadamente veinte veces más potentes que la vitamina E y cincuenta veces más potentes que la vitamina C. Con frecuencia se recomiendan para los trastornos vasculares.

Es también muy importante recordar que los alimentos vivos son una poderosa fuente de antioxidantes. Usted puede conseguir bastantes antioxidantes de los siguientes alimentos: arándanos, fresas, frijoles rojos, pintos, negros, alcachofas, manzanas, pecanas, cerezas, ciruelas rojas y negras, vegetales familia de las Crucíferas, brécol, repollo, coliflor, tomates, sandías, zanahorias, cantalupos, batatas, naranjas, clementinas, limones, limas, toronjas, espinacas, lechuga romana, cebollas, ajos, soja y té verde.

Como puede ver, hay tres antioxidantes principales producidos por el cuerpo y cinco importantes antioxidantes que necesitan ser suplementados. Más adelante esta semana aprenderá las dosis necesarias para estos potentes antioxidantes. Ahora veamos los fitonutrientes.

ELEMENTOS BÁSICOS PARA UNA VIDA SANA

PUNTOS PARA MEDITAR: *Los antioxidantes son para los radicales libres lo que el agua es para un gran incendio fuera de control en un bosque. Los antioxidantes clave que nuestro cuerpo produce incluyen: glutatione, superóxido dismutasa y catalase. Cinco antioxidantes que trabajan como equipo incluyen: vitamina C, vitamina E (sus ocho formas), coenzima Q_{10}, ácido lipoico y glutatione. La carnosina es un nutriente que también puede ser un poderoso antioxidante.*

PASO DE ACCIÓN: *Si tiene usted más de cincuenta años de edad, comience a planear su sistema de defensa de antioxidantes para ayudar a prevenir enfermedades y retrasar el proceso de envejecimiento. Sin embargo, puede que quiera comenzar a hacerlo desde los cuarenta años, en especial si sufre usted de alguna enfermedad crónica.*

DÍA 39: El poder de los fitonutrientes

Los otros ingredientes principales para una salud óptima se denominan fitonutrientes (también llamados fotoquímicos). Los fitonutrientes son sustancias biológicamente activas que dan a las frutas y verduras su color, sabor, olor y resistencia natural a las enfermedades. Pueden tener importantes beneficios para la salud del cuerpo.

Los fitonutrientes quizá jueguen el papel más importante en la prevención del cáncer y de las enfermedades cardiacas. Algunos investigadores calculan que algún día se catalogarán y comprenderán cuarenta mil fitonutrientes.[1] En el presente, hay más de dos mil fitonutriente conocidos. Estos compuestos protegen a las plantas de las pestes, de cantidades excesivas de radiación ultravioleta y de las enfermedades. Cada planta tiene miles de fitonutrientes distintos que proporcionan protección de los radicales libres porque contienen antioxidantes naturales.

En los seres humanos, el consumo de fitonutrientes se relaciona con menores tasas de muchos cánceres distintos. También protegen contra las enfermedades cardiacas y protegen o retrasan la progresión de la demencia y el declive cognitivo relacionado con la edad. Éstos aumentan la longevidad y se relacionan con menores índices de enfermedades crónicas, y nos protegen contra las cataratas y la degeneración macular. El consumo regular de fitonutrientes es el mejor seguro natural de salud que puedo recomendar para proteger a una persona de todas las enfermedades degenerativas, incluyendo el cáncer y las enfermedades cardiacas.

Los fitonutrientes trabajan mucho en el cuerpo, salvándolo de varias amenazas de las que probablemente usted nunca haya sido consciente. Por ejemplo, el saponin, que se encuentra en frijoles, lentejas, garbanzos y semillas de soja, puede prevenir que las células cancerígenas se multipliquen. Un fitonutriente que se encuentra en el tomate interfiere en el proceso químico que crea carcinógenos. La lista de cosas maravillosas que hacen los fitonutrientes continúa.[2]

> **El poder sanador de las plantas**
>
> Aproximadamente dos terceras partes de todas las medicinas se derivan de las plantas.[3]

En cuanto a 2005, la USDA y el Departamento de Sanidad y Servicios humanos de los Estados Unidos recomiendan que los estadounidenses consuman de cinco a trece raciones de frutas y verduras al día, pero la mayoría de estadounidenses no consume ni siquiera el mínimo de cinco raciones. La CDC, en un sondeo nacional realizado en 2002, informó de que el 82 por ciento de los hombres y el 72 por ciento de las mujeres no llegan a comer las cinco raciones de frutas y verduras al día.[4] Desgraciadamente, eso significa que la mayoría de los estadounidenses pierden de aprovechar los grandes beneficios que brindan los fitonutrientes que las frutas y vegetales contienen.

Arco iris de salud

Las frutas y verduras pueden agruparse según su color. Cada grupo tiene su propio conjunto de fitonutrientes que proporcionan beneficios protectores únicos.

Normalmente, los fitonutrientes son clasificados por sus estructuras químicas. Esa es una clasificación extensa, y también bastante confusa, ya que muchos fitonutrientes proporcionan similar protección. Las principales clasificaciones incluyen:

- *Organo-sulfuros,* como las verduras crucíferas y los compuestos de sulfuro en el ajo
- *Terpenoides,* como el limonene en los cítricos al igual que los carotenoides, tocoferoles, tocotrienoles, etc.
- *Flavonoides,* incluyendo ciertas frutas y verduras con pigmentos rojos/púrpura
- *Isoflavonoides* y *lignans* que se encuentran en los alimentos de soja y las linazas
- *Ácidos orgánicos* que se encuentran en granos integrales, perejil, regaliz y frutas cítricas

Ya que hay tantos fitonutrientes diferentes, también se clasifican por familias, y esto depende de las similitudes en su estructura. Como puede ver, ¡puede ser bastante confuso! Por eso a mí me gusta agruparlos sencillamente por color.

Nuestro objetivo debería ser incluir tantos colores como sea posible en nuestra dieta diaria. Aproximadamente la mitad de todos los estadounidenses ni siquiera come una pieza de fruta al día, y la mayoría de los demás comerá la misma fruta o verdura día tras día. Necesitamos tratar de consumir, y hacerlo, los siete colores del arco iris de los fitonutrientes cada día para recibir la protección que necesitamos. Para hacerlo, tenemos que comer una variedad de alimentos. Comer una colorida ensalada cada día y tomar un potente fitonutriente en polvo son dos maneras fáciles de asegurarse de que está consumiendo los siete grupos de colores de fitonutrientes (ver Apéndice A).

Piense en los fitonutrientes como un "arco iris de salud", la promesa de Dios de mantenerlo sano. Veamos cada grupo.

Rojo

Tomates, sandía, guayaba y pomelo romo contienen un potente carotenoide llamado *licopeno*, que es unas dos veces más potente que el beta-caroteno. El licopeno es el principal pigmento responsable del color rojo. El licopeno es el carotenoide más abundante en la próstata, y altos niveles en sangre de licopeno están relacionados con la prevención de las enfermedades cardiacas y el cáncer de próstata. Un estudio dirigido por investigadores de Harvard examinó la relación entre los carotenoides y el riesgo de cáncer de próstata. Solamente el carotenoide licopeno se asoció con la protección. Los hombres que comieron más de diez raciones de alimentos basados en el tomate a la semana tuvieron un 35 por ciento menos de riesgo de cáncer de próstata comparado con los que comieron menos de 1.5 raciones por semana. En este estudio, el único alimento basado en el tomate que no se relacionó con la protección fue el jugo de tomate. Los hombres en este estudio con mayor protección contra el cáncer de próstata consumieron al menos 6.5 mg al día de licopeno de productos de tomate.[5] Los hombres de más de cuarenta años de edad deberían especialmente comenzar a comer más tomates orgánicos y salsa de tomate orgánica cocinados con aceite de oliva extra virgen para obtener la protección contra el cáncer de próstata. Alrededor de un hombre de cada seis puede desarrollar cáncer de próstata durante su vida.[6]

Rojo/púrpura

Arándanos, moras, frambuesas, uvas, berenjenas, col roja y vino rojo contienen un potente flavonoide llamado antocyanidin, que es el pigmento responsable de los colores brillantes y bellos rojo/azulado y púrpura. Esos colores en realidad nos atraen hacia esas atractivas frutas y verduras, que a su vez nos protegen de muchas enfermedades. El antocyanidin protege a las células del daño de los radicales libres en las partes del cuerpo solubles en agua y solubles en grasa. Tienen aproximadamente cincuenta veces la actividad antioxidante de la vitamina C y son veinte veces más poderosas que la vitamina E.

También pueden ayudar a prevenir la artritis y la arteroesclerosis.

La corteza de pino, las semillas y pieles de las uvas y los arándanos contienen otro flavonoide llamado proantocyanidin, que es una importante fuente de antioxidantes. Estos potentes fitonutrientes —antocyanidin y proantocyanidin— fortalecen y reparan el tejido conectivo y estimulan la síntesis del colágeno. Ayudan a fortalecer los capilares y mantienen la elastina, que ayuda a mantener la elasticidad en nuestra piel y vasos sanguíneos, ayudando así a prevenir las arrugas y varices.

El resveratrol se encuentra en las pieles y semillas de las uvas rojas, el jugo de las uvas púrpura y el vino tinto; es un compuesto fenólico que inhibe el desarrollo del cáncer en animales y ayuda a prevenir la progresión del cáncer. También disminuye la adherencia de las plaquetas, previniendo los coágulos sanguíneos, y ayuda a los vasos sanguíneos a permanecer abiertos y flexibles. Este potente fitonutriente también eleva el HDL, o colesterol "bueno".

> ## Usted dice "tomate"; yo digo "tomate"
>
> ¿Sabía que los tomates son realmente una fruta y no una verdura? Eso se debe a que botánicamente hablando, un tomate es el ovario, junto con su semilla, de una planta con flor; de ahí que sea una fruta. Pero a finales del siglo XIX, cuando las leyes arancelarias de los Estados Unidos impusieron un impuesto a las verduras, pero no a las frutas, la verdad sobre los tomates se cuestionó. La Corte Suprema de los Estados Unidos zanjó esta controversia en 1893, declarando que el tomate es una verdura, junto con el pepino, la calabaza, las judías y los guisantes, utilizando la popular definición que clasifica las verduras por uso, que generalmente se sirven con la cena y no con el postre. El caso se conoce como *Nix v. Hedden*.[7]

Las fresas y arándanos también contienen potentes flavonoides. Hay más de cuatro mil flavonoides únicos, pero las frutas y verduras enumeradas anteriormente son algunas de las mejores fuentes de ellos. Los flavonoides tienen actividad anti-inflamatoria, anticarcinógena, anti tumoral y antiviral. Son potentes antioxidantes y enlazan metales. También son importantes suplementos dietéticos para prevenir el cáncer y las enfermedades del corazón.

Naranja

Las frutas y verduras de color naranja, incluyendo zanahorias, mangos, cantalupos, calabaza, batatas, ñame y albaricoques, tienen altas cantidades de carotenoides. Normalmente, cuanto más naranja sea la fruta o verdura, mayor será la concentración de provitamina A carotenoide. Hay más de seiscientos carotenoides, con unos cincuenta que pueden ser transformados en vitamina A. Las frutas y verduras naranja en general son altas en beta-caroteno.

La langosta y el salmón son rosas porque han ingerido plantas que contienen carotenoides, los cuales han coloreado sus tejidos. Hasta las yemas de huevo obtienen su color amarillo de los carotenoides que come la gallina.

Los carotenoides apagan el oxígeno activo, que es un oxígeno reactivo (radical libre) que daña células y tejidos. También ayudan a prevenir el cáncer y las enfermedade cardiacas. Los antioxidantes vitamina E, vitamina C, ácido lipoico y coenzima Q_{10} ayudan a reponer los carotenoides en los tejidos. El cuerpo convierte el beta-caroteno en vitamina A cuando es necesario. El beta-caroteno sobrante es capaz de apagar las reacciones de radicales libres y prevenir la oxidación del colesterol, ayudando así a prevenir la formación de placa en las arterias. Una dieta alta en carotenoides, en especial alfa-caroteno, protege contra el cáncer. Comer sólo una zanahoria pequeña al día puede ayudar a protegerlo del cáncer.[8]

> **¿Sabía que...?**
>
> Los hombres ancianos que comen muchas verduras de color verde oscuro y amarillo tienen un 46 por ciento de disminución de riesgo de enfermedades cardiacas comparados con hombres que comen pocas de esas verduras.[10]
>
> Las verduras de mucha hoja contienen dos pigmentos, luteína y zeaxantin, que protegen el ojo de daños.

Sin embargo, ¡los suplementos de beta-caroteno sintético lo que hacen es aumentar el riesgo de cáncer del pulmón en los fumadores! En un estudio de 29,000 hombres en Finlandia que fumaban y bebían alcohol, se les dio beta-caroteno (20 mg al día) y/o vitamina E. Hubo un 18 por ciento de aumento de cáncer de pulmón en el grupo del beta-caroteno.[9]

El beta-caroteno utilizado en suplementos es principalmente la forma sintética, trans. Los alimentos como zanahorias proporcionan carotenoides mezclados e incluyen las formas naturales, que son mejores que los antioxidantes sintéticos. En lugar de tomar solamente beta-caroteno, considere las frutas y verduras naranjas orgánicas que tengan carotenoides mezclados, los cuales trabajan juntos para proteger el cuerpo. Los suplementos de beta-caroteno sintético pueden desencadenar cáncer en personas fumadoras, y por esa razón yo recomiendo los alimentos naranja altos en carotenoides en lugar de suplementos de beta-caroteno.

Naranja/amarillo

Naranjas, mandarinas, limones, pomelo amarillo, papaya, piña y nectarinas son ricos en vitamina C y citrus bioflavonoides y nos protegen contra el daño de los radicales libres, ya que son potentes antioxidantes. Los citrus bioflavonoides incluyen: rutina, quercetina, hesperidina y naringina. Son capaces de aumentar los niveles intracelulares de vitamina C. Los citrus bioflavonoides fortalecen los vasos sanguíneos sosteniendo el colágeno y fortaleciendo las células que forman el interior de las paredes de los vasos sanguíneos. También mantienen el colágeno que forma tendones, cartílagos y ligamentos. Previenen la liberación y producción de compuestos que fomentan alergias e inflamación. También se han utilizado tanto para prevenir como para tratar heridas, hemorroides y venas varicosas.

> **¿Sabía que...?**
>
> Cuando se forman células anormales, éstas están diseñadas en un cuerpo saludable para experimentar la muerte de las células o apoptosis, para que no se forme el cáncer. Las células del cáncer no mueren, pero continúan creciendo y esparciéndose.

Amarillo/verde

Espinacas, coles rizadas, nabos, lechuga romana, puerros y guisantes son normalmente ricos en luteína y zeaxantin. La *luteína* es el principal carotenoide presente en la parte central de la retina del ojo denominada *mácula*. La luteína es capaz de reducir el riesgo de degeneración macular, que es la principal causa de ceguera en adultos ancianos.

Un estudio descubrió que los adultos con la mayor ingesta en la dieta de luteína tenían un riesgo de degeneración macular un 57 por ciento menor comparado con los individuos con la menor ingesta. Además, de todos los diferentes carotenoides, la luteína y el zeaxantin eran los más fuertemente relacionados con esta protección.[11] La luteína también puede proteger el cristalino del ojo del daño de la luz solar, retrasando el desarrollo de las cataratas.

Muchas personas no entienden por qué las verduras de color verde oscuro son ricas en esos potentes carotenoides: luteína y zeaxantin. Los carotenoides también están presentes en verduras de mucha hoja verde oscura, donde su color se oculta por el pigmento verde llamado *clorofila*, que también nos protege contra el cáncer.

Verde

Brócoli, col, coles de bruselas, coliflor, berro, col china, col rizada, hojas de nabo y hojas de la mostaza son consideradas verduras crucíferas. Esos luchadores contra el cáncer contienen más fitonutrientes con propiedades anticáncer que cualquier otra familia de verduras. La palabra *crucífera* proviene de la misma raíz que *crucificar*, que significa "poner en una cruz". Las flores de las verduras crucíferas contienen dos componentes que tienen apariencia similar a la forma de una cruz. Los potentes fitonutrientes que luchan contra el cáncer en la familia de las verduras crucíferas incluyen indoles, isotiocyanates y sulforafanes, que son compuestos que contienen sulfuro. También contienen fenoles, coumarines, ditioltiones y otro fitonutrientes aún por descubrir. Los indoles, incluyendo el DIM y el indole-3-carbinol, son potentes fitonutrientes anticáncer que son capaces de suprimir el crecimiento del cáncer del seno, la próstata, el colon el de endometrio y la leucemia.[12] Estimulan las enzimas desintoxicadotas en el aparato gastrointestinal y en el hígado. Nos protegen contra los carcinógenos, que son agentes causantes de cáncer. El indole-3-carbinol sostiene un sano equilibrio estrógeno y disminuye el riesgo de cánceres relacionados con la mujer. Los sulforafanes estimulan las enzimas desintoxicadotas del hígado. Los isotiocyanates inhiben las enzimas que activan los carcinógenos y estimulan las enzimas que eliminan los agentes causantes de cáncer.

Los estudios han relacionado una alta ingesta de verduras crucíferas, en especial la col, con menores índices de cánceres, especialmente cánceres de pecho, de próstata y de colon. Los brotes de brócoli tienen unas de las mayores concentraciones de fitonutrientes protectores. Los brotes nuevos de brócoli que tienen unos tres días contienen de veinte a cincuenta veces más sulforafane que el brócoli maduro.

DIM

Un potente y nuevo fitonutriente se ha descubierto recientemente en las verduras crucíferas. El DIM, o diindolylmetano, se encuentra en las verduras crucíferas como el brócoli y la coliflor. El DIM es vitalmente importante en el equilibrio estrógeno y puede ayudar a prevenir cánceres relacionados con la mujer, como el de mama, útero, ovario y la displasia cervical, que es una enfermedad pre-cancerosa marcada por cambios en las células del cuello del útero.[13]

Comer solamente verduras no le proporcionará las cantidades adecuadas de DIM. Tendría que comer casi un kilo de brócoli cada día para obtener las cantidades adecuadas de DIM. Es por eso que recomiendo un suplemento (ver Apéndice A).

Blanco/verde

Las cebollas y el ajo contienen potentes fitonutrientes. Las cebollas contienen el flavonoide quercetin. El quercetin tiene propiedades antiinflamatorias, actividad antiviral y propiedades anticáncer. El quercetin es recomendado con frecuencia por los nutricionistas para tratar tanto alergias como asma. Manzanas, vino tiento y té negro también contienen quercetin. El quercetin es la razón de que la gente diga: "Una manzana al día mantiene a distancia al médico". Las cebollas y el ajo también contienen compuestos de sulfuro orgánico, que el hígado puede utilizar para la desintoxicación.

Varios de los componentes en el ajo tienen importantes efectos anticáncer. El ajo también inhibe la formación de nitrosaminas, que son compuestos causantes de cáncer que se forman durante la digestión. El ajo tiene una importante actividad antimicrobiana contra las bacterias, los virus, los hongos y hasta los parásitos. Además, el ajo tiene actividades que disminuyen el colesterol y puede hasta bajar la presión arterial y también ayudar a prevenir coágulos de sangre.

Otros potentes fitonutrientes que hay que mencionar incluyen el té verde, el curcumin y la soja.

Los constituyentes activos del té verde son polifenoles, en especial la catequiza denominada *epigallocatechin gallate* (EGCG). Los polifenoles en el té verde han demostrado reducir el riesgo de cánceres gastrointestinales, incluyendo cánceres de estómago, de intestino delgado, de colon y de páncreas, al igual que los cánceres de pulmón y de mama. Como antioxidante, el té verde es doscientas veces más potente que la vitamina E y quinientas veces más potente que la vitamina C. Proporciona potentes antioxidantes para ayudar a reparar el ADN dañado; también activa las enzimas de desintoxicación en el hígado, que ayuda a defender el cuerpo contra el cáncer. La cantidad normal de té verde que consumen los japoneses es de unas tres tazas al día. Yo recomiendo té verde orgánico en bolsitas de té sin dioxina.

Curcumin

El curcumin es la sustancia que da a la cúrcuma su brillante color amarillo. La cúrcuma es el principal ingrediente del curry en polvo. Es una hierba de la familia del jengibre. La cúrcuma tiene importante actividad antioxidante, y el curcumin es su componente más potente. Tanto la cúrcuma como el curcumin tienen efectos anticáncer en todos los pasos de la formación de cáncer. El curcumin tiene potentes propiedades antiinflamatorias, en especial en la inflamación aguda como torceduras, esguinces musculares y articulaciones inflamadas. También puede ayudar a las personas con Alzheimer y especialmente en la prevención del Alzheimer al reducir la inflamación.[14] También ayuda a bajar el colesterol y a prevenir coágulos de sangre.[15]

Soja

Las semillas de soja y los productos de soja como el Tolú, el tempe, la harina de soja y la leche de soja contienen potentes fitonutrientes llamados isoflavonas e inhibidores de proteasa. Los productos de soja deben ser no-OMG (organismos genéticamente modificados). Las isoflavonas genistein y daidzein pueden ayudar a bloquear el desarrollo de tumores al prevenir el desarrollo de nuevos vasos sanguíneos que alimenten el tumor. Esto puede ser eficaz contra el cáncer de próstata y el de mama. Las isoflavonas también parecen ofrecer protección contra otros tipos de cáncer, enfermedades cardiacas y osteoporosis.[16] Sin embargo, el uso de isoflavonas en pacientes con cáncer es controvertido, y debería hablarse con el oncólogo.

Me resulta fascinante y encantador que nuestros cuerpos estén diseñados para comer productos de todo el espectro de colores. Cada uno proporciona fitonutrientes únicos que tienen la capacidad de protegerlo de enfermedades como el cáncer y las enfermedades cardiacas. También pueden tomarse en forma de suplemento.

Valoración de los productos

Otra manera de juzgar los beneficios de cada fruta y verdura es por su capacidad de absorción de oxígeno radical, u ORAC. Es una herramienta estándar utilizada por los nutricionistas para medir la capacidad antioxidante de los alimentos. Cuanto más alto sea el ORAC, más alta es la concentración de antioxidantes en ese alimento, y mayor protección proporciona contra los radicales libres.

En estudios de sangre animal y humana acerca del envejecimiento en el Agricultural Research Service's Human Nutrition Research Center (la principal agencia científica del Departamento de Agricultura de los Estados Unidos), comer muchos alimentos altos en ORAC elevaba el poder antioxidante de la sangre humana de un 10 a un 25 por ciento.[17] Basados en esos descubrimientos, podemos ver que el primer paso para elevar nuestro nivel antioxidante es aumentar la ingesta de alimentos con un ORAC alto. Aunque aún no hay un estándar establecido, de 3,000 a 5,000 unidades ORAC al día de una variedad de fuentes antioxidantes se considera un buen nivel de ingesta.[18]

Un estupendo estudio en el ejemplar de junio de 2004 de la revista *Journal of Agriculture and Food Chemistry* probó el poder antioxidante de más de cien tipos distintos de frutas, verduras, frutos secos y especias. Elaboraron una lista de los principales alimentos antioxidantes. Los veinte primeros son:[19]

1. Frijoles rojos mexicanos (secos)
2. Arándanos silvestres
3. Alubias rojas
4. Alubias pintas
5. Arándanos cultivados
6. Arándanos
7. Alcachofas (cocinadas)
8. Moras
9. Ciruelas pasas
10. Frambuesas
11. Fresas
12. Manzanas Red Delicious
13. Manzanas Granny Smith
14. Pacanas
15. Cerezas
16. Ciruelas negras
17. Patatas rojizas (cocinadas)
18. Alubias negras (secas)
19. Ciruelas rojas
20. Manzanas Gala

Los arándanos contienen polifenoles que protegen el cerebro de la inflamación y del estrés oxidante, que a su vez puede proteger el cerebro de los efectos degenerativos del envejecimiento y de daños causados por el ictus isquémico.[20] Los arándanos pueden incluso ayudar a prevenir la enfermedad de Alzheimer y de Parkinson. Cuando a ratas que sufrían síntomas similares al Alzheimer se les dieron suplementos con arándanos en sus dietas, fueron capaces de rendir normalmente en pruebas que implicaban la memoria y la conducta motora.[21] Yo recomiendo una ración de arándanos orgánicos cada día.

Cuanto más sabemos sobre los fitonutrientes y los antioxidantes, más entendemos lo increíblemente beneficiosos que son. Hay miles de ellos, y muchos aún por descubrir. Además de comer alimentos con un alto ORAC y alimentos variados y de colores brillantes, recomiendo tomar antioxidantes y fitonutrientes en forma de suplemento, porque usualmente no podemos ingerir todos los colores del arcoiris de fitonutrientes. Dese cuenta que consumir esos poderosos nutrientes diariamente nos protege del desarrollo de enfermedades del corazón, cáncer, degeneración macular y de prácticamente todas las enfermedades degenerativas. Estoy a punto de llegar a mis recomendaciones, pero antes permítame aclarar parte de la importante confusión que con frecuencia rodea al tema de los suplementos, las multivitaminas y otros productos.

ELEMENTOS BÁSICOS PARA UNA VIDA SANA

PUNTOS PARA MEDITAR: *Los fitonutrientes dan a las frutas y verduras su color. Las frutas y verduras pueden agruparse según el color y proporcionar un arco iris de salud, protegiéndonos del cáncer y las enfermedades cardiacas. El rojo —tomates, sandía— contiene licopeno. El rojo/púrpura —arándanos, uvas— contiene un potente flavonoide llamado antocyanidin. El naranja —zanahorias, cantalupos, batatas— contiene carotenoides. El naranja/amarillo —naranjas, mandarinas— contienen bioflavonoides. El amarillo/verde —espinacas, hojas de la mostaza— contiene luteína. El verde —brócoli, col— son verduras crucíferas que contienen múltiples y potentes nutrientes, sobre todo el DIM y la indole-3- carbinol. El blanco/ verde —cebollas, ajo— contiene quercetin.*

PASO DE ACCIÓN: *Cada día planee comer una ensalada que contenga todos los colores del arco iris de fitonutrientes.*

DÍA 40: La confusión sobre las vitaminas

Si alguna vez ha entrado en una tienda de dietética, probablemente se haya sentido del mismo modo que muchas personas: abrumado por estante tras estante repleto de miles de multivitaminas, minerales y suplementos individuales que afirman cada uno de ellos ser la clave para su salud. Los suplementos nutricionales se han convertido en grandes negocios, y la confusión reina para el pobre consumidor.

Los suplementos ya no son un mercado pequeño como solían ser. Los estadounidenses ahora gastan más de 17 mil millones de dólares al año en suplementos para la salud y el bienestar.[1] Y, sin embargo, la mayoría de enfermedades crónicas siguen en aumento. Por ejemplo, en 2002, las enfermedades coronarias produjeron una de cada cinco muertes, y una persona de cada cuatro tuvo alguna forma de enfermedad cardiovascular.[2] En 2005, los hombres en los Estados Unidos tenían ligeramente menos de uno de cada dos en riesgo de desarrollar cáncer (significando la probabilidad de desarrollar cáncer o morir de él durante la vida); para las mujeres el riesgo era un poco más de una de cada tres.[3] Aparentemente, los suplementos nutricionales no están ayudando como debieran. ¿Por qué? Hay varias razones importantes.

Desacuerdo sobre qué nutrientes necesitamos

Hay una gran confusión entre los consumidores sobre qué cantidad de ciertos nutrientes necesitan. Algunos científicos dicen que el cuerpo humano necesita cuarenta nutrientes esenciales; algunos dicen que cincuenta. Cada década, la lista de nutrientes esenciales cambia, y por eso yo creo en un enfoque conservador en cuanto a los suplementos. Los científicos bien informados están en desacuerdo sobre los beneficios para la salud de los fitonutrientes, ciertos antioxidantes, ciertas vitaminas, etc. Algunos las consideran centrales para una buena salud; otros creen que son periféricos. La lista de controversias continúa.

Pero los expertos en salud no ayudan al crear una sopa de letras de ingestas recomendadas: referencia de ingesta diaria (RDI), tolerancia diaria recomendada (RDA), valor diario (DV), valor de referencia diaria (DRV), ingesta adecuada (AI) y límite superior tolerable (UL). Pocas personas saben qué significan esas cosas, cómo se comparan unas con otras o cómo se miden. Y, sin embargo, la gente sigue apoyándose demasiado en los porcentajes que leen en las etiquetas de nutrición, pensando que esos porcentajes representan cantidades saludables. De hecho, esas cantidades recomendadas no le dicen cuánto necesita para estar sano; solamente cuánto necesita para evitar las más notorias enfermedades por deficiencia, como el raquitismo (causado por falta de vitamina D), el beriberi (falta de vitamina B_1) o el escorbuto (falta de vitamina C). Si obtuviera el 100 por ciento de su RDA por cada nutriente cada día, evitaría esas enfermedades poco comunes, pero no necesariamente estaría sano. Como mucho, tendrá una salud marginal, y seguirá estando expuesto a los estragos de las enfermedades degenerativas y posiblemente al cáncer y las enfermedades cardiacas. Esas ingestas diarias recomendadas con frecuencia están muy por debajo del nivel ideal requerido para una salud óptima.[4]

Es importante que los consumidores entiendan que a medida que el conocimiento de la nutrición aumenta, las recomendaciones cambian. Los nutrientes que ahora llamamos no-esenciales pueden un día considerarse esenciales. Las RDA y RDI son guías imperfectas, pero útiles. Es tarea de cada persona obtener conocimiento leyendo libros como este, investigando y haciéndose cargo de su propia salud.

Los peligros ocultos en los suplementos

Ahora que los suplementos nutricionales se han convertido en un gran negocio, muchas compañías farmacéuticas se han subido al vagón y están fabricando multivitaminas, grasas omega-3 (píldoras de aceite de pescado) y muchas otras que se venden en enormes cantidades en tiendas de descuento y supermercados. Pero muchas compañías están más interesadas en sus beneficios que en la salud de la gente, y escogen la opción más barata en lugar de la más sana. La evidencia está en las píldoras mismas.

La mayoría de suplementos nutricionales producidos en masa contienen nutrientes sintéticos de mala calidad, los cuales no son remotamente tan beneficiosos para usted como los nutrientes naturales y, de hecho, ser perjudiciales.[5] Esas multivitaminas y suplementos minerales fabricados por el hombre normalmente se hacen a partir de sales minerales, que el cuerpo absorbe mal y, por tanto, son vastamente menos efectivos, pero muy baratos. Los fabricantes parecen creer que pueden estandarizar, procesar y fabricar vitaminas de la misma manera en que fabrican medicamentos recetados, lo cual, a propósito, no es un proceso natural. El resultado es una inferior calidad de suplementos, y usualmente rellenos de excipientes tóxicos que no esperaba usted que estuvieran en sus pastillas diarias.[6] Algunas grandes compañías farmacéuticas hasta utilizan ingredientes como el tóxico aceite de habas de soja, parcialmente hidrogenado como rellenos para sus suaves pastillas gelatinosas que contienen aceites de pescado, vitamina E, etc. También añaden colores artificiales, que pueden haber sido extraídos de alquitrán mineral, y los ponen en sus pastillas y cápsulas. Un amigo mío los llama "tóxicos pegados".

Más del 7 por ciento de la población de los Estados Unidos tiene alguna sensibilidad a esos productos químicos, y en esos casos el suplemento tiene un efecto dual, causando efectos secundarios nada sanos a la vez que proporciona vitaminas y minerales inferiores.[7] Cuanto mayor sea la pastilla, normalmente más agentes vinculantes y rellenos contienen.

Aceites rancios

Uno de los mayores culpables está en los suplementos de aceite de pescado. A petición mía, muchos pacientes vienen a mi consulta y me traen sus cápsulas de aceite de pescado. Yo pincho una aguja y saco una gota, la pongo en sus dedos y hago que la prueben. Ellos normalmente hacen muecas y dicen: "¿Por qué me ha hecho probar esto? Es horrible". Y, sin embargo, ¡se tragan esas píldoras diariamente sin pensar en lo que hay dentro!

Los aceites de pescado y los suplementos de omega-3 pueden ser buenos para usted, pero muchos de los aceites de pescado en forma de suplemento son rancios. Pruébelos y lo verá. Las grasas se oxidan con rapidez y se vuelven tóxicas, causando aún más daño de radicales libres a su cuerpo. Hacen más daño que bien. Algunos aceites de pescado no tendrán un olor o sabor a rancio y, sin embargo, siguen conteniendo altas cantidades de peróxidos lípidos.[8] Ver el Apéndice A para más información sobre los suplementos de omega-3.

Además, el aceite de pescado es un producto altamente inestable. En cuanto es extraído del pescado y expuesto al oxígeno, la luz, el calor o los metales, comienza a oxidarse o ponerse rancio. El aceite de pescado en este último estado de oxidación olerá rancio. En las primeras etapas de la oxidación, la mayoría de productos de aceite de pescado no olerán todavía pero seguirán siendo dañinos. No solamente eso, sino que también muchos aceites de pescado no son probados en PCB, mercurio u otras toxinas que pueden entrar en el cuerpo por medio del suplemento.[9]

Ciertas empresas añaden formas de vitamina E y de aceite de limón, lo cual ayuda a evitar que el aceite de pescado se vuelva rancio.[10] ¡Pero tenga cuidado con lo que toma! Los aceites de pescado son muy sanos, pero si toma usted los incorrectos, podría invitar más inflamación y toxinas en su cuerpo.

Si ha estado tomando suplementos ciegamente por el consejo de algún vecino o debido a algo que oyó en la radio, es momento de que cave más profundamente y descubra lo que hay dentro de esas píldoras que consume usted cada día. Los suplementos nunca deberían ser al azar, sino investigados, pensados y adaptados a su estado y necesidades concretas. De otro modo, puede que esté tomando cosas que nunca quiso en sus pastillas.

ELEMENTOS BÁSICOS PARA UNA VIDA SANA

PUNTOS PARA MEDITAR: *¿Contiene alguno de los suplementos que está tomando actualmente los rellenos u agentes tóxicos mencionados en el día de hoy? Los suplementos, como las medicinas recetadas, se han convertido en un negocio de millones y millones de dólares. Las cantidades recomendadas de nutrientes no le dicen qué cantidad necesita para estar sano, sino qué cantidad necesita para prevenir la enfermedad. Chaveta emptor; que el consumidor esté atento: hay suplementos que pueden estar dañándole, como los aceites rancios de pescado.*

PASO DE ACCIÓN: *Compruebe sus suplementos de aceite de pescado pinchándolos con una aguja y oliendo o probando una pequeña gota. Si huele y sabe realmente "a pescado", puede apostar a que está rancio.*

DÍA 41: Megadosis

Un día un hombre entró en mi consulta con un maletín inmenso; hasta lo llevó a la sala de exámenes.

Le pregunté qué era aquello, y él me dijo: "Son mis suplementos", y abrió el maletín para revelar docenas de suplementos nutricionales, que probablemente valdrían miles de dólares. Dijo que tomaba algunos para la artritis, para la presión arterial alta, otras para la diabetes y para los problemas de digestión. Sencillamente el tremendo número de cápsulas de gelatina y rellenos que él tomaba le causarían problemas de digestión a la mayoría de las personas.

Algunas personas se emocionan tanto con tomar suplementos de vitaminas que se sobrepasan y comienzan a tomar megadosis. Yo lo veo con frecuencia en mi consulta. La gente llega quejándose de problemas de piel, de digestión y otras cosas. Algunas veces resulta que están tomando demasiadas vitaminas, minerales y otros suplementos, y en realidad se están haciendo daño a sí mismos.

Puede que esto le sorprenda, pero las personas menos sanas que veo son las que toman megadosis de suplementos. Esto tiene que ver con la mentalidad que tienen con respecto a los suplementos. Tienen un problema y quieren tratar los síntomas con un suplemento, al igual que otras personas tratan los problemas con medicinas. Utilizan suplementos de la misma manera en que los médicos utilizan las medicinas: para tratar los síntomas pero no la causa. A veces esos pacientes no quieren hacer cambios en su estilo de vida y en su dieta, y por eso confían en píldoras que compran en la tienda de dietética.

Pero tomar píldoras en altas dosis puede hacerle daño. El sencillo hecho es que las píldoras se hacen con muchas más cosas que la vitamina, mineral o extracto que usted espera estar consumiendo. Como aprendimos ayer, esas píldoras con frecuencia contienen todo tipo de agentes vinculantes, rellenos, geles, grasas tóxicas y tintes.[1] Algunos de mis pacientes me dicen que toman cientos de píldoras cada día (sí, literalmente. Sin embargo, ellos son la excepción de la regla). Obtienen buenos precios en suplementos en la tienda de dietética o mediante catálogos de vitaminas, pero luego se quejan de fatiga, diarrea, terrible indigestión, vómitos y gases. Sus suplementos han dejado de ser la cura y ahora les causan problemas. Las personas algunas veces no producen suficiente ácido clorhídrico en sus estómagos y enzimas pancreáticas de su páncreas para digerir toda esa gelatina y rellenos que hay en sus suplementos. Sus píldoras entonces pasan a sus deposiciones debido a una mala digestión. Tomar megadosis también puede crear sensibilidades y alergias a esos suplementos.

Demasiado de algo bueno

Al igual que cualquier otra cosa en la vida, tomar demasiado de algo bueno puede al final hacer daño al cuerpo. Tomar megadosis de un tipo de vitamina o mineral no es distinto. Por ejemplo, las megadosis de vitamina B_6 pueden llevarnos a la neuropatía o dañar los nervios de brazos y piernas.[2] Demasiada vitamina A hará enfermar el hígado.[3] Demasiado selenio fomenta el deterioro del hígado,[4] y demasiada vitamina E se relaciona con una posible enfermedad cardiaca.[5] Tomar cantidades masivas de vitamina C, como era moda en décadas pasadas, puede causar piedras en los riñones.[6] Además, los nutrientes trabajan en sinergia; simplemente suplementar con grandes dosis de una vitamina o un mineral puede causar desequilibrios en otro vitamina o mineral. Por ejemplo, un adecuado equilibrio de cobre y zinc es en proporción de uno a diez, y tomar megadosis de zinc afectará muchísimo a esa proporción. Para una ingesta adecuada, ver las tablas enumeradas en el Apéndice B de este libro.

> **¿Sabía que...?**
>
> Tomar demasiada vitamina D puede causar:
> - Náuseas
> - Estreñimiento
> - Pérdida de peso
> - Confusión[7]

En el revolucionario artículo de la revista *Journal of the American Medical Association* que cité al principio de este pilar, ambos autores advirtieron que los niveles de dosis excesivas pueden tener efectos tóxicos.[8] Una prueba tal provino de la prueba ATBC, la cual intentaba determinar los efectos a largo plazo de los suplementos de vitaminas en las personas fumadoras. Los investigadores hicieron un seguimiento de los participantes otros ocho años después de que terminara la prueba para asegurarse de la exactitud de sus resultados. El estudio probó los efectos del alfa-tocoferol (una forma de vitamina E) y del betacaroteno en la prevención del cáncer.[9]

El estudio ATBC concluyó que los hombres que fumaban y tomaron betacaroteno tenían un 18 por ciento más de incidencia de cáncer de pulmón y un 8 por ciento más de tasa de mortalidad en general. Hicieron la hipótesis de que el excesivo betacaroteno estaba de algún modo empeorando la proliferación de células pulmonares inducidas por el fumar. Los participantes que tomaban vitamina E tenían un 32 por ciento menos de casos de cáncer de próstata y un 41 por ciento menos de muertes por cáncer de próstata, pero el riesgo de muerte por derrame cerebral con hemorragia aumentaba en un 50 por ciento en los hombres que tomaban suplementos de alfa-tocoferol.[10] Esta información demuestra que si tiene usted una enfermedad concreta como hipertensión o cáncer de pulmón, las megadosis de suplementos pueden en realidad matarlo.

Si está tomando altas dosis de cualquier vitamina, mineral o suplemento, o altas dosis de una combinación de ellos, puede que se esté situando a usted mismo en el camino del daño. Debe de dejar de hacer lo que hace y cambiar su mentalidad hacia los suplementos, pues no son una cura para todo. Cuando se trata de suplementos, más no es necesariamente mejor. Debe recordar que los suplementos son simplemente eso: para suplementar una dieta sana. No son la dieta misma. Mientras tenga usted una dieta sana, no tiene por qué cubrir todas sus necesidades nutricionales con suplementos. Las píldoras no deberían ser su principal fuente de nutrición; una dieta sana es su fundamento, y los suplementos están simplemente para complementar su dieta para asegurarse de recibir adecuadas vitaminas, minerales, antioxidantes y fitonutrientes.

Cuando uno de mis pacientes está tomando megadosis, frecuentemente hago que descanse de tomar suplementos durante una a dos semanas. Después de una semana o dos sin suplementos, los síntomas a menudo desaparecen. Después de eso puede que haga que un día por semana no tome ningún suplemento. Generalmente, limito sus suplementos de alimentos integrales tal vez a una buena multivitamina, antioxidante, fitonutriente, suplemento de omega-3 y enzima digestiva, y para las mujeres, lo mismo con calcio extra.

En su celo por la salud, no tome megadosis. No trate los suplementos como si fueran medicinas. Por el contrario, aprenda a escoger los tipos de suplementos más sanos y a evitar los impostores. Le daré consejos sobre cómo hacerlo en el siguiente capítulo.

ELEMENTOS BÁSICOS PARA UNA VIDA SANA

PUNTOS PARA MEDITAR: *Los suplementos no existen para sustituir una dieta sana; existen para complementarla. Tomar suplementos en altas dosis o tomar una excesiva cantidad de suplementos puede en realidad hacerle daño. En general, los pacientes menos sanos que veo son quienes toman megadosis.*

PASO DE ACCIÓN: *Si ha estado tomando megadosis de suplementos, descanse de ellos durante una o dos semanas. Los resultados puede que le sorprendan.*

DÍA 42: Cómo elegir los suplementos correctos

¿Qué constituye una buena multivitamina? La respuesta es: las mismas cosas que hacen que los alimentos vivos sean saos. Como vimos anteriormente en la semana, la mayoría de multivitaminas están hechas de ingredientes sintéticos y rellenos tóxicos. Puede que tengan todas las vitaminas que usted necesita, pero esas vitaminas normalmente en cantidades menos que óptimas y en una forma barata hecha de sales minerales, las cuales se absorben mal. Las personas que toman esas píldoras, normalmente no obtienen la nutrición que necesitan.

> **¡Es un hecho!**
>
> La mayoría de multivitaminas contiene sales minerales en lugar de minerales quelatados. Los minerales quelatados son minerales unidos a aminoácidos, los cuales mejoran la absorción de minerales.

Esos suplementos químicamente basados también carecen de la combinación vital de nutrientes que caracterizan a los alimentos vivos. La naturaleza nunca produce nutrientes aislados. Las naranjas, por ejemplo, contienen mucho más que vitamina C. Las zanahorias contienen mucho más que betacaroteno. Cuando usted se las come, obtiene una miríada de vitaminas, fitonutrientes, flavonoides y más sustancias que interactúan de maneras que no se comprenden plenamente, pero que reconocemos que son sanas.

Cuando aísla uno de esos nutrientes y lo toma en altas dosis, en especial en forma sintética, su cuerpo puede tratarlo como una sustancia extraña, ¿y por qué no? Cuando se consumen solamente vitaminas sintéticas, generalmente no hay sinergia o equilibrio. Es similar a tomar un medicamento. Pasa por alto la complejidad de la nutrición.

Por ejemplo, las empresas farmacéuticas ahora están subiéndose al vagón de los fitonutrientes, al darse cuenta de que tienen cierto atractivo para los consumidores; pero los fabricantes normalmente toman un único fitonutriente y lo meten en cápsulas y suplementos. El problema es que los fitonutrientes, casi sin ninguna duda, no deben ser consumidos uno a uno. No hay una sola fruta o verdura en el mundo que contenga solamente un tipo de fitonutrientes, vitamina o mineral. Los nutrientes pueden aislarse, pero no estoy seguro de si tendrán un efecto sano cuando se toman en altas dosis. Por el contrario, los suplementos más sanos combinan las enzimas, coenzimas,

Aprobado por el Dr. Colbert

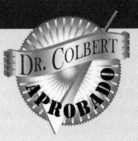

Yo normalmente recomiendo una suplementación con enzimas pancreáticas y/o HCL, especialmente para pacientes de más de cincuenta años de edad. Prefiero que los suplementos nutricionales sean en forma de cápsulas vegetales, no tengan excipientes (rellenos) y no estén irradiados. Ver al Apéndice A, "Productos recomendados", para obtener información adicional.

elementos traza, antioxidantes, activadores, fitonutrientes, vitaminas y minerales, y muchos otros elementos, los cuales trabajan juntos en sinergia. Esos suplementos se denominan suplementos de alimentos integrales, y en general son los que yo recomiendo.

El nutricionista Paavo Airola, MD, PhD, en su libro *How to Get Well* afirmó: "Cuando usted toma vitaminas naturales, como por ejemplo en la forma de escaramujo, levadura de cerveza o aceite vegetal, obtiene todas las vitaminas y factores similares a vitaminas que naturalmente hay en esos alimentos. Es decir, todos los que ya están descubiertos al igual que los que aún no se han descubierto".[1] En otras palabras, las vitaminas integrales pueden proporcionar equilibrio y sinergia nutricionales, mientras que las vitaminas sintéticas normalmente no lo hacen.

Los suplementos integrales combinan porciones de las plantas que sabemos que son sanas y esas porciones que aún no hemos descubierto que sean sanas. Yo creo que es sabio hacerlo porque el conocimiento médico se expande con tanta rapidez que se queda anticuado prácticamente cada pocos años. Un nutriente del que no habíamos oído nada hace un año puede de repente descubrirse que protege contra ciertos tipos de cáncer o de enfermedad.

Usted necesita una multivitamina completa, hecha con ingredientes vivos y combinada con una nutrición viva.

Cómo escoger un suplemento

La razón por la cual tenemos tantas deficiencias de vitaminas y minerales se debe a que la mayoría de los estadounidenses han aceptado las comidas rápidas y los alimentos procesados, y rara vez consumen cantidades adecuadas de granos integrales, frutas frescas, verduras y frutos secos y semillas, los cuales son excelentes fuentes de esos nutrientes. (Para más información, lea mi libro *What Would Jesus Eat?*). Por tanto, necesitamos suplementos, preferiblemente suplementos integrales.

Mi objetivo es simplificarle la vida, y no complicarla. A la hora de escoger un suplemento, debería usted buscar una multivitamina que contenga las trece vitaminas y de diecisiete a veintidós minerales con un 100 por ciento de valores diarios. También necesita grasas omega-3 y un fitonutriente en polvo. ¡Eso es todo! Para comprobar qué valores diarios son adecuados para su edad y sexo, por favor refiérase a las tablas del Apéndice B. Dese cuenta que si usted consume una dieta saludable, posiblemente obtendrá al menos 50 por ciento del valor diario de vitaminas y minerales.

Si tiene usted más de cincuenta años de edad, posiblemente necesitará antioxidantes extra, calcio extra y vitamina D, sublingual B_{12} y quizá enzimas digestivas. Si usted ya padece de una enfermedad o simplemente desea más protección, comience a tomar antioxidantes extra después de los cuarenta años de edad.

Los básicos para todos

Al escoger un suplemento (ver Apéndice A), esto es lo que yo recomiendo para todos, cualquiera que sea la edad:

1. Escoja una multivitamina completa que tenga al menos un 100 por ciento de valor diario (DV) o ingesta diaria de referencia (RDI). (Ver la tabla siguiente). Comience poco a poco, porque podrían sentarle mal al estómago. Empiece con la mitad de la cantidad recomendada y tómelas por separado durante el día después de comidas. Conforme vaya tolerando, aumente la cantidad, pero no exceda el cien por ciento del valor diario.

COMPONENTES DE UNA MULTIVITAMINA COMPLETA	
Vitaminas	Vitamina A, vitamina B_1 (tiamina), vitamina B_2 (riboflavina), vitamina B_3 (niacina), vitamina B_5 (ácido pantoténico), vitamina B_6 (pyridoxine), vitamina B_{12}, biotina, ácido fólico, vitamina C, vitamina D, vitamina E, vitamina K
Minerales	Boro, calcio, cromo, cobalto, cobre, yodo, hierro, magnesio, manganeso, molibdeno, fósforo, potasio, selenio, silicona, sodio, sulfuro, vanadio, zinc

2. Escoja una grasa omega-3 de alta calidad para tomarla diariamente. Comience poco a poco con una diaria y aumente según su tolerancia.

3. Escoja un fitonutriente en polvo. Ese polvo debería contener una combinación de frutas y verduras orgánicas, como de colores rojo, amarillo, verde, naranja y púrpura. Comience poco a poco con sólo una cucharadita diaria y aumente la cantidad según su tolerancia. Los alimentos vivos pueden causar gases e hinchazón conforme su cuerpo vaya ajustándose a éstos.

Para las personas de más de cincuenta años de edad

Si tiene usted cincuenta años de edad o más, debería tomar una multivitamina, un fitonutriente en polvo y grasas omega-3; asegúrese también de obtener antioxidantes extra, calcio, vitamina D, enzimas digestivas y la sublingual B_{12}. (Ver Apéndice A para productos recomendados.)

1. Vitamina E (tocoferoles y tocotrienoles mezclados), 200 a 400 IU al día (podría estar en una multivitamina). Cuide de no excederlos 400 IU de vitamina E diaria
2. Vitamina C, 250 mg dos veces al día (puede estar presente en una multivitamina)
3. Coenzima Q_{10}, 100 mg al día
4. Ácido alfa-lipoico R-forma o R-DHLA, 100 mg al día
5. N-acetil cisteína (NAC), 250 a 500 mg al día, o Recancostat (glutatione), una cápsula una o dos veces al día
6. Hierbas turméricas y sinergísticas (como Protandim), una vez al día
7. Calcio y vitamina D: calcio, 400 mg tres veces al día, y vitamina D, 400 IU o más al día. Los hombres generalmente necesitan sólo 400 mg de calcio dos veces al día.
8. Enzimas digestivas y/o HCL, una después de cada comida
9. Sublingual B_{12}, 1,000 mcg al día

Yo recomiendo un suplemento de sublingual B_{12} para pacientes de más de cincuenta años de edad. Después de los cincuenta, muchos estadounidenses no producen adecuadas cantidades de ácido clorhídrico, el cual se necesita para enlazar B_{12} al factor intrínseco para la absorción en el íleon, que es la última parte del intestino delgado.[2]

El Apéndice B contiene tablas que categorizan cada uno de estos nutrientes esenciales según la edad y el sexo. Úselas como pauta para determinar la cantidad que es correcta para usted.

Los suplementos en cápsulas con base vegetal tienen muchas menos probabilidades de contener componentes tóxicos. Algunas cápsulas de gelatina están hechas de subproductos animales, y con la preocupación por la enfermedad de las vacas locas es mejor, si es posible, asegurarse de que el suplemento esté en una cápsula con base vegetal hecha de concentrados de hierbas y de vegetales.

La importancia de las grasas omega-3

Los aceites de pescado de alta calidad, o grasas omega-3, son vitalmente importantes para una buena salud. Comprenda que muchas enfermedades degenerativas mortales son inflamatorias, como el cáncer, las enfermedades cardiacas, el Alzheimer, la artritis, la enfermedad autoinmune, y muchas otras. El aceite de pescado es capaz de disminuir la inflamación de modo significativo. Creo que las grasas omega-3 son grasas especiales que el cuerpo necesita tanto como necesita vitaminas. Gran parte de la investigación sobre estas potentes grasas se hizo en los años ochenta después de observar que los indios Inuit, que son esquimales, rara vez sufrían ataques de corazón o artritis reumatoide, y sin embargo su dieta contenía una enorme cantidad de grasa de peces, focas y ballenas, que son todos muy ricos en grasas omega-3.

Al disminuir la inflamación, el aceite de pescado puede ayudar a tratar y prevenir enfermedades como cáncer, enfermedad cardiaca, artritis reumatoide, soriasis, migraña, dolores de cabeza, alergias, enfermedad de Alzheimer y hasta diabetes. El aceite de pescado también ayuda a equilibrar y estabilizar neurotransmisores en el cerebro, lo cual puede ser útil en pacientes con trastorno de déficit de atención, depresión y trastorno bipolar.

Observe que cambiamos el aceite en nuestros vehículos cada cinco mil a seis mil kilómetros. ¿Acaso no deberíamos comenzar a darnos a nosotros mismos un "cambio de aceite" regularmente a fin de poder prevenir multitud de enfermedades?

Fitonutrientes

Hemos visto la importancia de estos potentes pigmentos de las plantas para prevenir las enfermedades cardiacas y el cáncer. Yo creo firmemente que *todas* las personas necesitan estos suplementos diariamente, y las multivitaminas sencillamente no los proporcionan. Desgraciadamente, muchos de nosotros, al igual que nuestros hijos, tampoco nos acercamos a ingerir las porciones de frutas y vegetales diarias que recomienda el Departamento de Agricultura de Estados Unidos (USDA, por sus siglas en inglés). Estamos cayendo víctimas de la enfermedad como resultado de esa carencia. Un fitonutriente en polvo debería proporcionar una combinación de coloridas frutas y verduras orgánicas como de colores rojo, amarillo, verde, naranja y púrpura, al igual que fibra, a fin de tener protección de fitonutrientes diariamente.

Vivir en una salud divina

Siempre habrá diversidad de opiniones sobre qué vitaminas y minerales tomar y sobre las cantidades necesarias. Antes de realizar cualquier cambio dramático en la cantidad de vitaminas y minerales que añade usted a su dieta diaria, consulte siempre con su médico personal. Hay otros suplementos nutricionales que son importantes, incluyendo sulfato de glucosamina carnosina, gingko biloba y suplementos para la salud de la próstata. Sin embargo, de los que hablamos hoy son el *fundamento* para una buena salud. También, la terapia natural de sustitución de hormonas bioidénticas es extremadamente importante para mujeres y hombres, en especial de más de cincuenta años de edad. Refiérase al Apéndice A como guía para hallar médicos adiestrados en la sustitución hormonal natural en su área.

A medida que se investigue más sobre suplementos nutricionales, descubriremos que algunos suplementos pueden ser más sanos de lo que creíamos y que otros pueden ser menos sanos. Es imposible eliminar toda la confusión con respecto a los suplementos, así que debemos hacer todo lo que podamos con la información que se nos da por el momento. Este pilar de la salud representa la investigación más actual y demostrada sobre suplementos nutricionales para darle un estupendo comienzo para vivir en una salud divina. (Ver el Apéndice A para productos recomendados.)

ELEMENTOS BÁSICOS PARA UNA VIDA SANA

PUNTOS PARA MEDITAR: *Todas las personas necesitan una buena multivitamina y un suplemento de fitonutriente. Además, todos necesitan grasas esenciales en forma de un aceite de pescado de alta gradación. Si tiene usted más de cincuenta años de edad, también necesitará antioxidantes extra, calcio extra y vitamina D, una sublingual B_{12} y quizá una enzima digestiva y/o HCL.*

PASO DE ACCIÓN: *Si es menor de cincuenta años de edad, comience a tomar una buena multivitamina de alimentos integrales, un fitonutriente en polvo y un suplemento de omega-3. Si tiene más de cincuenta años, añada a esta lista antioxidantes extra, calcio extra y vitamina D, una sublingual B_{12} y tome una enzima digestiva después de cada comida.*

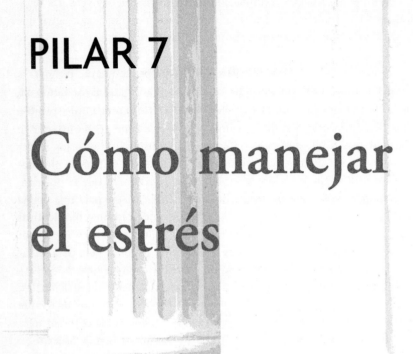

PILAR 7

Cómo manejar el estrés

DÍA 43: El estrés y su salud

Hace muchos años mi pastor algunas veces me pedía que me dirigiera a la iglesia para hablar sobre temas de salud. Cuando llegaba el momento de subir a la plataforma yo estaba lleno de sudor, sintiéndome como si quisiera salir corriendo por la puerta más cercana y desaparecer en la noche de modo que no tuviera que enfrentarme a los pocos cientos de personas que había en la audiencia. Tenía terror a hablar en público. Recuerdo que mi pastor en una ocasión puso su mano en mi hombro y dijo: "Estás sudando mucho. ¿Hace tanta calor aquí?". Yo no tuve la valentía de decirle que estaba terriblemente asustado por estar al frente junto con él. Aquellos momentos de estrés y muchas otras lecciones sobre estrés que aprendí de la manera difícil en mi propia vida me han enseñado mucho acerca de este tema.

Algunas personas pasan por la vida estresadas. Simplemente conducir cuando hay mucho tráfico las estresa; y también lo hace saludar a un vecino o llamar para preguntar por una factura. Esa reacción de estrés, tan útil en momentos de verdadera emergencia, se convierte en un cambio autodestructivo que finalmente puede conducir al agotamiento y la enfermedad.

El estrés puede ser bueno

El estrés bueno es sano, como una boda o un ascenso. El estrés es también la reacción natural de nuestro cuerpo ante una amenaza o una amenaza percibida. Causa una repentina liberación de adrenalina y otras hormonas que hacen que la presión arterial suba, que el corazón lata con mayor rapidez y que los pulmones tomen más aire, entre otros eventos fisiológicos. Esas hormonas del estrés le proporcionan una fuerza extra y una agudeza mental durante unos pocos momentos, y le capacitan para luchar o bien huir.

Pero cuando la respuesta del estrés ocurre con demasiada frecuencia o se prolonga, esas hormonas del estrés que debían salvar su vida comienzan en realidad a hacerle daño. Pueden dejarle sintiéndose deprimido, ansioso, enojado o con un bajo impulso sexual, y predisponerlo a la obesidad, la diabetes tipo 2, colesterol alto, hipertensión y todo tipo de enfermedades. Las mismas hormonas que salvan su vida en una emergencia pueden realmente comenzar a destruir su salud.

Las consecuencias del estrés

En junio de 2005, el *Wall Street Journal* dedicó toda una sección de su periódico al tema de cómo vivir más tiempo. El artículo de portada de la sección decía: "Cada vez más, los investigadores están considerando el estrés —cuánto estrés afrontamos en toda una vida, y lo bien que nos enfrentamos a él— como uno de los factores más significativos para predecir lo bien que envejeceremos".[1] El artículo concluía que el estrés "mata" a personas tanto o más que los malos hábitos de salud como fumar, beber alcohol o no hacer ejercicio.

El estrés no es solamente un problema mental; es la causa de muchas de las enfermedades y achaques que yo trato en mi consulta. Muchos estudios recientes han demostrado esto. El renombrado Nun Study ha demostrado que elevados niveles de estrés inhiben y deterioran el hipocampo, la parte del cerebro relacionada con la memoria y el aprendizaje. Un hipocampo más pequeño es un signo de la enfermedad de Alzheimer.[2]

> **Examen final**
>
> En un estudio, se demostró que los estudiantes eran más propensos a agarrar un resfriado, desarrollar llagas o tener infecciones cuando tenían estrés durante la semana de exámenes finales.[3]

Un estudio a largo plazo de la universidad de Londres demostró que un estrés mental crónico y descuidado tenía seis veces más predicción de cáncer y enfermedades cardiacas que el fumar cigarrillos, niveles altos de colesterol y presión sanguínea alta.[4] En un estudio de la Clínica Mayo sobre personas con enfermedad cardiaca, el estrés psicológico era el más fuerte indicador de futuros eventos cardiacos.[5]

En un estudio durante diez años, las personas que no eran capaces de afrontar su estrés de modo eficaz tenían un índice de muertes un 40 por ciento más alto que las que "no tenían estrés".[5]

Estrés, derrames y enfermedad

Un estrés excesivo a largo plazo puede hacer que sea usted obeso y no esté sano. Como respuesta al estrés a largo plazo, la hormona cortisol aumenta, lo cual puede causar un aumento de la presión sanguínea, puede causar la liberación de grasas y azúcar en el flujo sanguíneo, y puede causar ganancia de peso, elevados triglicéridos, colesterol alto y azúcar en sangre. El cortisol salvará su vida si es usted un prisionero de guerra o está experimentando hambre, porque disminuye el ritmo metabólico y ayuda a preservar las reservas de grasa. Pero la mayoría de nosotros ni somos prisioneros de guerra ni experimentamos hambre, y por eso los altos niveles de cortisol normalmente conducen a una ganancia de peso.

Las personas estresadas también tienden a desarrollar ojeras y líneas de expresión en sus frentes, alrededor de los ojos y alrededor de la boca. Algunas hasta tienen ojos saltones, mandíbula apretada y narices ensanchadas. Los cirujanos plásticos están sacando partido de la epidemia de estrés, realizando lifting faciales y ofreciendo inyecciones de Botox y otras cosas.

El cortisol afecta al "bucle de control" que regula las hormonas sexuales. Un cortisol elevado se relaciona con un descenso de DHEA y testosterona, lo cual puede conducir a un menor impulso sexual y a disfunción eréctil. En las mujeres, un cortisol elevado se relaciona con menores niveles de progesterona y testosterona. Durante los periodos de estrés crónico, la progesterona en realidad es convertida en cortisol en el cuerpo, lo cual puede conducir a una deficiencia de progesterona. Esto, a su vez, puede llevar a problemas menstruales y síndrome premenstrual, al igual que a importantes síntomas menopáusicos como sudores nocturnos y sofocos. Los niveles de estrógenos se desequilibran en presencia de un cortisol alto.

El estrés crónico normalmente se ha relacionado también con la depresión. Elevados niveles de cortisol causan un desequilibrio de neurotransmisores en el cerebro, notablemente serotonina y dopamina. En un estudio científico, hasta siete de cada diez pacientes con depresión tenían las glándulas suprarrenales más grandes, algunos con glándulas que eran 1.7 veces el tamaño de una glándula normal en una persona que no está deprimida.[7] En otras palabras, la glándula adrenal se engrandece como resultado de la demanda de más cortisol. El cortisol, en cambio, causa un desequilibrio de esos importantes neurotransmisores.

El estrés excesivo puede predisponer a una persona a desarrollar o empeorar cada aflicción concebible. Claramente, las enfermedades son con frecuencia las heridas de metralla del estrés. Si quiere usted afrontar su estrés, antes debe aprender a identificar las causas del estrés.

Causas de estrés

Las causas de estrés son demasiado familiares para la mayoría de los estadounidenses. Problemas económicos, de relaciones, de trabajo, de salud o eventos traumáticos repentinos están a la cabeza de la lista, seguidos por una miríada de estresantes menores como problemas con la computadora, el tráfico, un mal servicio al cliente, ropa sucia apilada para lavar, limpiar la casa, llevar a los niños a actividades extraescolares, el conflicto continuado con amigos o familiares, la soledad, y hasta molestas luces o hasta ruidos cerca de la casa. El estrés viene en dos categorías:

1. Cosas que podemos y debemos controlar
2. Cosas que no podemos controlar

En el resto de esta sección le ayudaré a aprender a afrontar el estrés ganando en esos dos campos de batalla. Permita que lo ilustre con dos ejemplos.

Por mucho tiempo yo fui el rey del desorden del estrés en la oficina de mi casa. Recibía material tan "importante" —libros, artículos, revistas, videos, etc.— que sentía que tenía que leerlo todo. No podía llegar a tirar nada. Tenía montones por todas partes de cosas "indispensables". Un escritorio normal no era suficiente espacio para todo, así que tuve que conseguir una mesa muy grande para utilizarla como escritorio. Entonces mi desorden se trasladó como "la mancha" a la mesa de la cocina. Apilaba libros y artículos por toda la casa, hasta en mi dormitorio, creando montones tan alto como la rodilla dondequiera que iba. Mi esposa, Mary, o yo entrábamos en la cocina, en mi oficina o en nuestro dormitorio y de inmediato nos sentíamos estresados. Ninguno de los dos podía soportar estar en esos lugares.

> ### ¡Qué dolor de cabeza!
> Los estadounidenses consumen dieciséis toneladas de aspirinas al año, debido en gran parte a dolores de cabeza y dolores causados por el estrés.[8]

Pero el problema del desorden estaba dentro de mi esfera de control. Un día, acepté la responsabilidad de mi desordenado dominio y tiré tantas cosas como pude, hasta donde pude soportar, y archivé lo que me quedó. He seguido con ese sistema hasta la actualidad, y mi oficina, la cocina y hasta nuestro dormitorio están organizados y son agradables. Emprendí la acción y reduje mi estrés.

Pero también hay problemas que no podemos controlar. En el 2004 soportamos tres importantes huracanes en un periodo de dos meses, y yo estaba muy estresado. Durante días estuvimos sin electricidad, y hacía muchísimo calor. Mi oficina estuvo cerrada unos cuantos días después de cada huracán.

El tejado tenía goteras, y entraba la lluvia a nuestra sala. Nuestro apartamento de la playa quedó inundado y la mayor parte de la moqueta destruida. El hedor de la basura que se apilaba era terrible, porque los camiones de la basura no podían entrar debido a los árboles caídos y los troncos que bloqueaban las carreteras. Yo me tumbaba en la cama pensando: *¿Y si no tenemos electricidad durante semanas y no puedo abrir mi consulta o pagar las facturas, y entonces terminamos teniendo una gran deuda? ¿Y si cuesta mucho reparar el tejado y arreglar el apartamento? ¿Y si no puedo encontrar a nadie que arregle el tejado porque hay muchos tejados dañados?*

Después de cada huracán esos pensamientos corrían por mi mente, y yo en realidad estaba creando más estrés para mí mismo del que causaban los huracanes.

Aunque cada huracán no duraba más de un día y dejaba muchos escombros que tardaban varios días en ser limpiados, yo continuaba con estrés durante varias semanas después. Mis percepciones estaban en la raíz de mi estrés, y determinaban el modo en que yo veía la situación: positiva o negativa. En lugar de tener una actitud agradecida, yo tenía una actitud de "preocupación". Ese hábito emocional estaba desencadenando una liberación continua de hormonas del estrés. Como ve, aunque los traumáticos huracanes habían pasado, yo seguía reviviendo el estrés en mi mente una y otra vez, y lanzando hormonas del estrés en el proceso.

Todo el mundo tiene que tratar con estrés no deseado e incontrolable en su vida: desastres naturales, inesperadas pérdidas de empleo, la muerte de un ser querido, un accidente o una enfermedad. Todas esas cosas están en su mayor parte fuera de nuestra esfera de control. Es necesario que cambiemos nuestras percepciones y cambiemos nuestras reacciones.

Cuando comencé a practicar el tener presente las cosas disfrutando del momento actual y a volver a encuadrar las situaciones practicando la gratitud, mis percepciones y reacciones cambiaron. Fui capaz de aceptar mis circunstancias.

Usted aprenderá estas poderosas técnicas de reducción de estrés en los próximos días.

El séptimo pilar de la salud —cómo manejar el estrés— es tan importante que escrito todo un libro sobre ello titulado *Stress Less*.[9] Le aliento a que lo adquiera si el estrés es un problema para usted o para alguna persona querida. Durante la próxima semana nos enfocaremos cada día en técnicas sencillas y demostradas para ayudarle a relajarse y afrontar el estrés.

ELEMENTOS BÁSICOS PARA UNA VIDA SANA

PUNTOS PARA MEDITAR: *El estrés puede ser malo (como experimentar un revés económico), pero también puede ser bueno (como casarse). El estrés generalmente está en dos categorías: situaciones que podemos controlar, y situaciones que son incontrolables y están más allá de nuestra capacidad o conocimiento. Si no aprendemos a manejar bien el estrés, finalmente afectará a cada parte de nosotros, desde el interior.*

PASO DE ACCIÓN: *El primer paso hacia disminuir el estrés es identificar qué cosas puede usted controlar y qué cosas están por encima de su control.*

DÍA 44: Practicar el ser consciente

Dan era colega mío y uno de los hombres más orientados hacia objetivos que nunca haya conocido. Cuando era adolescente, no podía esperar a graduarse en el instituto y asistir a la universidad. Trabajaba mucho y se graduó en la universidad con un año de antelación. Luego entró en la facultad de medicina y terminó de los primeros de su clase. Su siguiente objetivo era finalizar su periodo de cirugía, lo cual hizo en cinco años. Después, entró en un grupo de prácticas donde estaba de guardia una noche cada dos, lo que significaba que normalmente estaba despierto toda la noche. En aquella época se había empujado tanto a sí mismo y durante tanto tiempo que olvidó cómo disfrutar de su vida.

A Dan le encantaba la diversión en las vacaciones, pero la mayor parte del año sencillamente iba impulsado. Rara vez pasaba tiempo de calidad con su esposa y sus hijos o se divertía con ellos. Se divorció y se volvió a casar tres veces y tuvo un hijo con cada una de esas tres esposas. Sus hijos se volvieron rebeldes.

Cada vez que Dan lograba un objetivo, rápidamente establecía uno nuevo. A lo largo de los años, las "vacaciones" se convirtieron en su mayor objetivo. Dan parecía vivir y trabajar para su periodo de dos semanas de vacaciones cada año. Centraba su atención en ese futuro y lamentaba su pasado. Vivía en un constante estrés mental.

Disfrutar del momento actual

Dan necesitaba aprender a "ser consciente". Este concepto, estudiado y explicado mejor por Herbert Benson, MD, es la práctica de aprender a prestar atención a lo que a uno le ocurre de momento a momento. Según Benson, para ser consciente uno debe disminuir el ritmo, realizar una actividad cada vez y llevar la plena atención tanto a la actividad que se desarrolla como a la experiencia interna de ella.[1] El ser consciente proporciona un antídoto potencialmente poderoso para las causas comunes del estrés diario.

La definición que Benson hace de ser consciente me recuerda a las palabras de Jesús: "Así que, no os afanéis por el día de mañana, porque el día de mañana traerá su afán. Basta a cada día su propio mal" (Mateo 6:34). Jesús nos enseñó a ser conscientes del presente, no del futuro. El apóstol Pablo de igual manera nos enseñó a olvidar "lo que queda atrás", queriendo decir el pasado. Ser consciente significa abandonar cualquier pensamiento que no esté relacionado con el momento presente y encontrar algo para disfrutar del momento presente.

Pero igual que mi colega Dan, la mayoría de las personas no vive en el momento presente. Desean un momento diferente, ya sea pasado o futuro. Realizan los movimientos necesarios para funcionar en el momento presente, pero piensan en cosas como: "Seré feliz cuando..."

- "tenga un lugar más grande donde vivir".
- "obtenga ese ascenso".
- "mis hijos hayan terminado la escuela".
- "pague todas estas facturas".
- "tenga un nuevo auto".

El ser consciente funciona de modo diferente. Entrena la mente para abandonar cualquier pensamiento que no esté relacionado con el momento presente y encontrar algo de lo que disfrutar en el presente, continuamente. Cuando camine o conduzca, preste atención a los hermosos paisajes, al sonido de los pájaros y los grillos y a la sensación de los cálidos rayos de sol o el frescor del aire. Enfóquese en la manera en que se siente su cuerpo a medida que pasa por los movimientos rutinarios de conducir, abrir la puerta o caminar hasta su destino. Durante los descansos en el trabajo y en la noche, niéguese a pensar en metas, proyectos o tareas que no sean parte del momento presente. Si le viene a la mente un pensamiento estresante, escoja pasar a otro pensamiento que esté relacionado con lo que está viendo, oyendo, oliendo o sintiendo en ese momento.

Si tiene que detenerse ante un semáforo en rojo cuando conduce al trabajo, no se frustre sino considérelo como una oportunidad para dar gracias por su auto, su trabajo, su jefe, etc. A la mayoría de las personas en países del tercer mundo les encantaría tener el auto que usted tiene, su trabajo y su jefe. Deje de quejarse por lo que no tiene, y comience a practicar la gratitud por lo que sí tiene. Puede practicar la gratitud disfrutando de la música, las vistas que tiene delante, el hecho de tener aire acondicionado o calefacción en su auto; y el hecho de tener un auto y estar lo bastante bien para poder conducir.

Cuando practique el ser consciente, sus músculos y su cuerpo se relajarán, y su estrés es liberado. Yo aliento a mis pacientes a dar un paseo en auto por el campo, a caminar, a oler las flores o a ir al zoo y ver los animales. Eso les enseña a estar absorbidos en el momento presente de modo que sus mentes puedan desestresarse de modo natural.

Para tener una salud completa tanto mental como física, el ser consciente debe convertirse en un modo de vida, un patrón continuo para practicar la relajación durante el día. Haga de ser consciente una costunbre, al practicarlo diariamente.

Agradecimiento y gratitud

Nada ejemplifica mejor el ser consciente que el agradecimiento y la gratitud. El libro de Salmos está lleno de la poesía de la gratitud, como ésta:

Bendice, alma mía, a Jehová,
y bendiga todo mi ser su santo nombre.
Bendice, alma mía, a Jehová,
y no olvides ninguno de sus beneficios.
El es quien perdona todas tus iniquidades,
el que sana todas tus dolencias;
el que rescata del hoyo tu vida,
el que te corona de favores y misericordias;
El que sacia de bien tu boca
de modo que te rejuvenezcas como el águila.
—Salmo 103:1–5, énfasis añadido

Es interesante que la Biblia diga que entremos por sus puertas con gratitud, porque una "actitud de gratitud" le ayuda a quitar el enfoque de su situación y dirigirlo a Aquel que puede hacer que todo ayude a bien para usted. Hebreos 13 nos dice que demos continuamente sacrificio de alabanza, no solamente cuando tengamos ganas de hacerlo: "fruto de labios que confiesan su nombre" (versículo 15). Pablo dijo: "Dad gracias en todo, porque esta es la voluntad de Dios para con vosotros en Cristo Jesús" (1 Tesalonicenses 5:18).

La gratitud y el agradecimiento van mano a mano. Yo recomiendo que comience usted cada día identificando al menos veinte o treintas cosas concretas, tanto grandes como pequeñas, por las cuales está agradecido. Haga esto con su familia en el desayuno y cuando esté solo en la ducha. Hágalo parte de su diálogo mental dondequiera que vaya.

La gratitud y el ser consciente le llevarán muy lejos en cuanto a borrar el estrés de su vida.

Un día yo hablé de estas cosas con mi colega Dan. Le expliqué que no era mentalmente sano entretener todo pensamiento que le viniera a la cabeza, y que él tenía la capacidad de escoger lo que iba a pensar. Aunque Dan era un brillante médico y cirujano, nunca había considerado esas ideas.

Dan comenzó a aprender cómo vivir en el momento presente practicando la gratitud. Sustituyó sus viejos patrones de pensamiento por otros nuevos a medida que practicaba el ser consciente. Ahora está felizmente casado y disfruta pasando tiempo con sus hijos, que lo visitan regularmente y que dejaron atrás sus caminos rebeldes una vez que su padre comenzó a demostrar un amor genuino y gratitud hacia ellos y expresó su deseo de pasar tiempo con ellos. Él ya no vive para las vacaciones, sino que disfruta cada uno de los días de su vida. Su tensión y sus niveles de estrés se han visto enormemente reducidos.

Obtendrá usted beneficios similares cuando comience a vivir en el momento presente en lugar de vivir en el pasado o en el futuro y a medida que alabe y dé gracias a Dios cada momento de cada día.

ELEMENTOS BÁSICOS PARA UNA VIDA SANA

PUNTOS PARA MEDITAR: *Ser consciente es entrenar sus pensamientos para abandonar cualquier cosa distinta al momento presente. En lugar de enfocarse constantemente en obtener cosas mayores, mejores o más caras, sea consciente de lo que tiene en este momento, y resístase a compararse a usted mismo o sus posesiones con otras personas. Aprenda a recoger rápidamente los beneficios y bendiciones que tiene delante de usted, y muestre (o exprese) su gratitud con regularidad.*

PASO DE ACCIÓN: *Regrese a la "lista de apreciación" que compuso el Día 11 (bajo el pilar sobre el sueño). Tome algún tiempo para actualizarla y escribir diez cosas por las cuales esté agradecido. Luego ponga la lista donde pueda verla a lo largo del día (como en el espejo del baño o en la puerta del refrigerador).*

DÍA 45: Remodelación

Una mujer de cuarenta y siete años de edad vino a mi consulta. Había sufrido cáncer de mama que se había extendido hasta los huesos. Le habían quitado los dos pechos, y ahora tenía cáncer en la espina dorsal. Estaban a punto de darle radiaciones en la espina, y se enfrentaba a más operaciones. Yo le realicé un completo examen físico y de nutrición para detectar la fuente de la enfermedad recurrente en su cuerpo. Luego comprobé cuál era su sistema de creencias, y fue entonces cuando descubrí el principal problema.

Esta mujer no creía que merecía ser sanada. Se sentía responsable de la felicidad de su esposo, y debido a que su esposo era una persona desgraciada, sentía que era culpa de ella. Creía que él se merecía otra esposa, y ella quería morir a fin de que él pudiera ser feliz.

Yo le dije a esta mujer que su piloto automático estaba fijo en un destino: la muerte. Le dije: "Usted podría luchar con ese piloto automático al igual que un capitán de avión que luchara con el control de los alerones, pero en cuanto lo suelte regresará otra vez a piloto automático. Su sistema de creencias está fijo en la enfermedad y la muerte. No hay mucho que yo pueda hacer hasta que usted cambie eso".

Afortunadamente, ella aceptó mi consejo y yo le ayudé a cambiar su piloto automático con una lista de pasajes de la Escritura, afirmaciones y una técnica para desestresarse llamada *remodelación*.

Cambie su perspectiva

Ser consciente es aprender a vivir en el momento presente. Remodelación es aprender a ver el pasado, presente y el futuro bajo una luz positiva. La remodelación llama a una persona a quitar su enfoque del punto de vista presente a fin de "ver" a otra persona o situación desde una nueva perspectiva.

Este es un sencillo ejemplo del concepto de remodelación. Teníamos un hermoso cuadro en la sala de nuestra casa, pero siempre se pasaba por alto porque el marco del cuadro no le hacía justicia. Mi esposa finalmente decidió remodelarlo poniéndole un nuevo marco muy bonito. El resultado fue increíble. Era como si el cuadro casi cobrara vida, y prácticamente todos lo observaban al instante de entrar en la sala. Personas que habían estado en mi casa docenas de veces y nunca lo habían observado ahora quedaban sorprendidas por su belleza. Me preguntaban dónde había comprado ese notable nuevo cuadro. Yo respondía que habíamos tenido ese cuadro ahí colgando todo el tiempo, pero nadie lo había observado nunca hasta que cambiamos el marco.

Sí, es cierto que usted no puede controlar todo lo que le ocurre, pero sí que puede controlar sus percepciones e interpretaciones de lo que ocurre. Cualquier psicólogo le dirá que sus percepciones y reacciones son más importantes para su salud mental y física que el evento mismo.

Cada pensamiento que usted tiene produce un efecto dominó en todo su ser: su cuerpo físico y sus emociones. Los pensamientos estresantes hacen daño a su cuerpo y su mente, al igual que una granada que estalla. Proverbios 16:22 afirma que la mente es la fuente de vida. Sabemos por estudios sobre estrés que la mente también puede ser una fuente de muerte. Eso significa que debemos aprender a remodelar cada evento en nuestras vidas que percibamos como trágico, doloroso, traumático o negativo de alguna manera.

Conocí a una mujer que había sido testigo de cómo su padre mataba a su madre con una pistola. Esta mujer pasó muchos años atrapada en la ansiedad y los ataques de pánico, pensando en el hecho de que su madre había muerto delante de ella. Mi esposa finalmente le dijo: "Mira de lo que Dios te protegió en lugar de ver lo que el enemigo hizo con éxito. Aquel día no te mataron a ti. Te salvaron la vida". Aquella mujer comenzó a remodelar su pasado y verlo bajo una mejor luz y, como resultado de ello, poco a poco superó la ansiedad y los ataques de pánico.

Desgraciadamente, muchas personas escogen revivir la experiencia dolorosa del pasado. Cuando no se cumplen sus expectativas, aun en detalles pequeños, lo consideran una crisis de proporciones épicas. Debido a la manera en que han sido "programadas" para pensar, bien por su educación o bien por elección propia, nunca son liberadas y nunca comienzan a remodelar eventos según el estándar de verdad de Dios. Pero para lidiar con el estrés, debemos reconocer y "derribar" cualquier percepción que sea contraria a la verdad. El programa de manejo de estrés de Él es mucho mejor de lo que nos ha sido programado en la niñez.

La remodelación es un concepto del que el psicólogo Albert Ellis fue pionero, cuya Terapia Emotiva Racional trató de ayudar a personas a sustituir las creencias y percepciones irracionales por afirmaciones racionales y realistas. Cuando surgían pensamientos negativos de manera espontánea,

Ellis decía: Debería usted desafiarlos y evaluarlos. No se limite a aceptarlos automáticamente.[1]

Eso es exactamente lo que el apóstol Pablo quería decir cuando dijo: "destruimos argumentos" y "siendo transformados por medio de la renovación del vuestro entendimiento".

Destruimos argumentos y toda altivez que se levanta contra el conocimiento de Dios, y llevamos cautivo todo pensamiento para que se someta a Cristo.

—2 Corintios 10:5, énfasis añadido

No se amolden al mundo actual, *sino sean transformados mediante la renovación de su mente.* Así podrán comprobar cuál es la voluntad de Dios, buena, agradable y perfecta.

—Romanos 12:2, énfasis añadido

Jesús dijo en Juan 16:33, "En el mundo tendréis aflicción; pero confiad, yo he vencido al mundo". Santiago, el hermano de Jesús, nos enseñó el significado de la remodelación cuando afrontamos pruebas:

Hermanos míos, considérense muy dichosos cuando tengan que enfrentarse con diversas pruebas, pues ya saben que la prueba de su fe produce constancia.

—Santiago 1:2–3

Santiago nos estaba dando la perspectiva de Dios. La remodelación escritural es una de las maneras más poderosas de liberar estrés. Es sencillamente sustituir nuestros temores, preocupaciones, fracasos, tristeza, dolor y vergüenza por las promesas de Dios.

Una mujer a la que traté había sido asaltada en su propio auto mientras estaba en una cabina telefónica en una estación de servicio. Dos brutos casi la violaron, pero no lo hicieron. Le robaron su auto recién estrenado, donde tenía su cartera. Aquella mujer tenía ataques de pánico porque sabía que los hombres tenían su identificación que les mostraba dónde vivía. Ella vivía con temor de que regresaran y la violaran.

Pero el hecho fue que no la violaron, y nunca regresaron a buscarla otra vez. Lo único que ella perdió fue su auto y su bolso, y el auto estaba asegurado. No perdió ningún otro dinero excepto el que llevaba en su bolso, pero sí que perdió su paz. Yo le dije que remodelara el evento en su mente. En lugar de revivir la experiencia traumática, le dije que comenzara a ser agradecida por haber sido protegida de cualquier daño.

Le dije:

—Deje que este sea un periodo en que los ángeles acampen alrededor de usted y estén en guardia para protegerla.

Ella dijo:

—Nunca lo había considerado de ese modo.

Cuando ella remodeló el evento, el temor y la ansiedad se resolvieron. Al remodelar, usted ve sus pruebas como sus maestras. Yo he descubierto que prácticamente todos los eventos traumáticos pueden remodelarse a fin de aprender una lección y expresar gratitud.

La historia de un superviviente del Holocausto, el Dr. Víctor Frankl, psiquiatra judío, es un poderoso ejemplo de remodelación. Un día él estaba desnudo y solo en un pequeño cuarto, y de repente comprendió que "lo último de la libertad humana" —su identidad interior— era precisamente la libertad que sus captores nazis no podían quitarle. Esa libertad fue el poder para escoger una respuesta. Frankl también alentó a sus compañeros de prisión a contar al menos una historia divertida cada día acerca de algo que tuvieran intención de hacer cuando fueran liberados. Frankl estaba remodelando sus pensamientos y también ayudando a sus compañeros de prisión a remodelar sus pensamientos. Él entendió el poder sanador de la risa, y finalmente llegó a desarrollar una escuela de psicoterapia llamada *pensamiento logo*, la cual incorpora el humor como un importante componente de la terapia. También les dio una visión de ser libres, ya que la historia divertida era sobre algo que quisieran hacer después de ser liberados.[2] Proverbios 29:18 dice que donde no hay visión, el pueblo perece.

Ayude a su corazón

Remodelar sus pensamientos puede tener un efecto muy real sobre su cuerpo, comenzando con su corazón. El corazón, contrariamente a los demás órganos principales, tiene un extenso sistema de comunicación con el cerebro y ejerce una influencia única y de gran alcance sobre las emociones y el cuerpo. El corazón es mucho más que una bomba; también funciona como una glándula hormonal, un órgano sensorial y un centro de codificación y procesamiento de información. El corazón también contiene aproximadamente cuarenta mil neuronas o células cerebrales. Con cada latido, el corazón transmite al cerebro y a todo el cuerpo complejos patrones de información neurológica, hormonal, de presión y electromagnética que juegan un importante papel para determinar sus emociones o cómo se siente usted.

El latido de su corazón no es monótonamente regular, sino que varía de momento a momento. La variabilidad del ritmo cardiaco es la medida de los cambios latido a latido en el ritmo del corazón a medida que el corazón se acelera y retarda en diferentes patrones. Esos cambios se ven especialmente influenciados por las emociones y actitudes de la persona. Cuando usted experimenta estrés y emociones negativas, como ira, frustración, temor y ansiedad, la variabilidad de su ritmo cardiaco se vuelve más errática y desordenada, y envía señales caóticas al cerebro. Esto hace que su sistema quede "fuera de sincronismo". El resultado es un estrés excesivo con emociones tóxicas, pérdida de energía y un añadido desgaste natural de su mente y su cuerpo. Como contraste, las emociones positivas sostenidas, como la apreciación, el amor, la alegría y la compasión, están relacionadas con patrones muy ordenados de variabilidad del ritmo cardiaco y una importante reducción de estrés.

> **¿Sabía que...?**
>
> El corazón es el oscilador biológico más fuerte del cuerpo, con un campo magnético cinco mil veces mayor que el cerebro. Es capaz literalmente de arrastrar al cerebro a sincronizarse con él.

En otras palabras, las emociones tóxicas como la ira, el resentimiento, el temor, la ansiedad, la tristeza y la depresión crean un estrés excesivo, mientras que las emociones positivas como la gratitud, el gozo, el amor y la paz realmente liberan estrés. Esto ahora puede medirse con un instrumento llamado "variabilidad de ritmo cardiaco".

El corazón tiene un campo magnético que es aproximadamente cinco mil veces más fuerte que el cerebro y un campo eléctrico que es de cuarenta a setenta veces más fuerte que el cerebro. Para ilustrar este punto, considere la siguiente historia.

Christian Huygens fue un relojero que vivió en el siglo XVII e inventó el reloj de péndulo. Una noche, mientras estaba tumbado en la cama admirando su colección de relojes, observó que todos sus relojes de péndulo se movían al unísono unos con otros. Él sabía que no los había programado de esa manera, así que se levantó de la cama y reajustó todos los péndulos a fin de que todos estuvieran fuera de sincronismo entre ellos. Sin embargo, tras un breve periodo de tiempo todos los relojes de péndulo volvieron a moverse al unísono unos con otros. Él nunca entendió el porqué. Años después, se descubrió que el reloj más grande con el ritmo más fuerte era capaz de arrastrar a todos los demás péndulos cercanos a sincronizarse con él mismo. Esto se denominó *sincronización*.[1]

El mayor reloj de péndulo con el ritmo más fuerte arrastraba a todos los péndulos cercanos a sincronizarse con él mismo. El corazón, al practicar la gratitud y la acción de gracias, es capaz con su poderoso campo magnético, cinco mil veces más fuerte que el cerebro, de apropiarse de los pensamientos del cerebro y llevarlos al movimiento de péndulo de la gratitud en lugar de al de las emociones programadas del cerebro de temor, preocupación, ira, amargura, tristeza, depresión, etc. Por eso Proverbios 4:23 nos enseña que guardemos nuestro corazón con toda diligencia, porque de él mana la vida. Si mantenemos gratitud, paz, gozo y amor en nuestro corazón, entonces éste es capaz de controlar el cerebro, y de nuestra boca saldrá gratitud, paz, gozo y amor.

Según el Institute of HeartMath, esos sentimientos profundos del corazón de gratitud, gozo, paz y amor aumentan la sincronización y la coherencia en los patrones del ritmo cardiaco, y éstos, a su vez, disminuyen el estrés. Sin embargo, es mucho más difícil que los pacientes experimenten gozo y amor, en especial si están ansiosos, deprimidos, enojados o tristes. Pero la gratitud y la acción de gracias son las emociones de entrada que son más fáciles de experimentar, y son potentes desestresantes. Para más información sobre este tema de HeartMath, ver el libro *Stress Less*.

"¿Cuándo me sentiré mejor?"

Para algunas personas, la remodelación toma tiempo, pero con frecuencia no. Depende de su disponibilidad a abandonar la vieja creencia. Puede que sienta que no es seguro abandonarla, porque si lo hace, el evento doloroso podría volver a suceder. Pero tengo noticias para usted. Si no abandona esa creencia distorsionada, es como si el evento doloroso le estuviera sucediendo una y otra vez. Es similar a un aguijón que está clavado en su carne y se ha partido, y ahora está infectado y enconado.

La perspectiva de hablar a grandes multitudes cuando mi pastor me llamaba al escenario me mantenía en un estado de estrés durante mucho tiempo, así que tuve que remodelar la situación. En lugar de verlo como una oportunidad para ponerme en vergüenza a mí mismo, finalmente comprendí que era una oportunidad para dar información sobre salud que ayudaría a muchas personas. De hecho, era una gran oportunidad para compartir mi conocimiento con miles de personas. Después de un tiempo lo veía como una oportunidad de oro, y no como un momento para apretar el botón del pánico. Ahora hablo por todo el país a multitudes grandes y pequeñas, y hasta conduzco un programa de televisión. Ninguna de esas cosas me molesta ya. Todos los otros hechos siguen siendo los mismos, pero yo he remodelado mi respuesta.

Ahora remodelo mi día cada mañana, y le aliento a usted a hacer lo mismo. Viva cada día como su fuera su último día. Desde la perspectiva de la eternidad, hasta los "grandes" problemas parecen pequeños. Santiago escribió: ¡Y eso que ni siquiera saben qué sucederá mañana! ¿Qué es su vida? Ustedes son como la niebla, que aparece por un momento y luego se desvanece" (Santiago 4:14).

Al permanecer consciente del presente, agradecido a Dios, y al remodelar todas las cosas que le sucedan según la verdad de la Palabra de Dios, será usted capaz de afrontar las principales fuentes de estrés en su vida.

ELEMENTOS BÁSICOS PARA UNA VIDA SANA

PUNTOS PARA MEDITAR: *Remodelar es aprender a quitar su enfoque de su punto de vista presente a fin de "ver" a otra persona u otra situación desde una nueva perspectiva. Al igual que Frankl, imagínese a usted mismo saliendo libre por el otro lado de su circunstancia. Imagine todos los efectos positivos que resultarán de la situación. El poder del corazón para volver a poner los pensamientos en "sincronismo" es una potente herramienta para remodelar la mente.*

PASO DE ACCIÓN: *En lugar de ver los desengaños, obstáculos y pruebas como un momento de quejarse, preocuparse o criticar, comience a remodelar y ver esos eventos como maestros. ¿Qué le enseñó esa situación a fin de poder evitar ese error la próxima vez?*

DÍA 46: El poder de la risa y el gozo

Cuando las personas acuden a mi consulta para ser tratadas o para que les ponga un programa de nutrición, yo a menudo les pregunto: "¿Con cuánta frecuencia se ríe usted?". Debería usted ver las miradas que me echan. Una respuesta común en pacientes de cáncer es: "Yo nunca me río". Podría decir que están pensando: *Tengo cáncer, Dr. Colbert. ¿De qué puedo reírme?*

Una de las recetas más inusuales que les doy a muchos de mis pacientes es reírse a carcajadas al menos diez veces al día. La verdadera risa ofrece uno de los métodos sanadores más poderosos y naturales que no tiene efectos secundarios. La risa disminuye las hormonas del estrés cortisol y epinefrina, y aumenta las hormonas buenas. Le mantiene justamente en el momento presente; le ayuda a remodelar y sentir gratitud, y le ayuda a ver los eventos negativos bajo una luz más positiva. No hay ni siquiera una cosa mala que la risa hará por su cuerpo y su mente.

Un estudio, sin embargo, afirmaba que los estadounidenses se sienten felices solamente el 54 por ciento del tiempo. Dicen que se sienten neutrales aproximadamente el 25 por ciento del tiempo y tristes el 21 por ciento del tiempo.[1] Si eso es cierto, no hay muchas personas felices en los Estados Unidos.

¿Se le ha ocurrido alguna vez que fue usted creado para ser feliz y lleno de gozo? La Biblia declara:

Alégrense siempre en el Señor. Insisto: ¡Alégrense! —FILIPENSES 4:4

El salmista declaró de Dios:

Me llenarás de alegría en tu presencia, y de dicha eterna a tu derecha.
—SALMO 16:11

Nehemías les dijo a los trabajadores que reconstruían los muros de Jerusalén:

El gozo del Señor es nuestra fortaleza.
—NEHEMÍAS 8:10

Jesús les dijo a los discípulos:

Les he dicho esto para que tengan mi alegría y así su alegría sea completa.

—JUAN 15:11

¿No es consolador saber que durante su última noche en la tierra, la principal preocupación de Jesús era que sus seguidores tuvieran gozo?

Beneficios de la felicidad

Yo creo que la Biblia es tan enfática acerca del gozo porque el gozo sostiene la vida: "Gran remedio es el corazón alegre" (Proverbios 17:22). Eso es literalmente cierto. Según Rich Bayer, PhD, Director General de Upper Bay Counseling and Support Services, Inc., las personas felices tienen más contacto social y mejores relaciones sociales que sus homónimos infelices. Estudios de personas positivas demuestran que ocupan un alto lugar a la hora de tener buenas relaciones con ellos mismos y con otras personas. Su vida amorosa también es mejor. Las personas felices tienden a ser más amables con otros y a expresar empatía más fácilmente. También tienen la capacidad de utilizar su inteligencia de modo más eficaz. Algunos estudios demuestran que las personas se vuelven mejores estudiantes cuando se sienten felices.[2]

Desde luego, las personas felices no tienen "más suerte" que otras personas. Ellas experimentan tragedias y dificultades, pero los estudios demuestran que las personas felices realizan una mejor tarea de remodelación.[3] Recuerdan los buenos eventos en sus vidas más fácilmente, y cuando suceden cosas malas, creen que las cosas finalmente saldrán bien. Ellas tienen esperanza.

La felicidad es una de las claves para una vida larga y satisfactoria. Los estudios también demuestran que las personas felices tienen menos problemas de salud.[4] La investigación entre personas mayores indica que las personas con emociones positivas viven

> ### Risa para el día
>
> El nuevo pastor estaba visitando los hogares de los feligreses. En una de las casas parecía obvio que alguien estaba en casa, pero nadie respondía a sus repetidos golpes en la puerta. Él sacó una tarjeta y escribió Apocalipsis 3:20, que dice: "He aquí, yo estoy a la puerta y llamo", y la metió en el marco de la puerta.
>
> Al domingo siguiente, cuando se estaba contando la ofrenda, vio que su tarjeta había sido devuelta con este mensaje críptico, y rompió a reír. El mensaje añadido era de Génesis 3:10, que dice: "Oí tu voz en el huerto, y tuve miedo, porque estaba desnudo".

Aprobado por el Dr. Colbert

Ríase a carcajadas diez veces hoy. Las buenas carcajadas son el equivalente a un buen entrenamiento de ejercicio aeróbico.

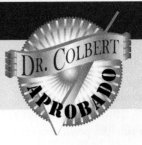

más que sus homólogos amargados. Las personas felices demostraron tener la mitad de probabilidad de quedar discapacitadas que las personas tristes en el mismo rango de edad. Y las personas felices tienen un umbral de dolor más alto que quienes están tristes.[5]

Cuando usted se ríe, potentes agentes químicos llamados endorfinas, que actúan de manera muy similar a la morfina, son liberados en el cerebro. Las endorfinas desencadenan un sentimiento de bienestar por todo el cuerpo y alivian el dolor.

En el departamento de medicina del comportamiento (Department of Behavioral Medicine) de la escuela médica de UCLA, un hombre llamado Norman Cousins condujo una extensa investigación sobre los beneficios físicos de la felicidad. Estableció el grupo de trabajo de investigación del humor, el cual coordinaba la investigación clínica sobre el humor en todo el mundo. Su investigación demostró conclusivamente que la risa, la felicidad y el gozo son perfectos antídotos para el estrés.[6]

Reírse a carcajadas puede ayudar a:

- Reducir el estrés
- Bajar la presión sanguínea
- Elevar el estado de ánimo
- Potenciar el sistema inmunológico
- Mejorar el funcionamiento cerebral
- Proteger el corazón
- Conectarlo con otras personas
- Fomentar la relajación instantánea
- Hacerle sentir bien[7]

Según la Association for Applied and Therapeutic Humor: "Sin humor los procesos de pensamiento tienen probabilidad de quedarse atascados y estrechamente enfocados, conduciendo a un mayor agotamiento y angustia".[8]

Escoger una buena actitud no disminuye la cantidad de sufrimiento que hay en su vida o en el mundo, pero ayuda a aligerar la carga. Aún cuando sufrimos, podemos escoger estar gozosos porque Él está con nosotros.[9]

El Dr. Lee Berk y su compañero de investigación, el Dr. Stanley Tan de la universidad Loma Linda en California, estudiaron los efectos de la risa en el sistema inmunológico y descubrieron una disminución general de hormonas del estrés que oprimen los vasos sanguíneos y suprimen la actividad inmunológica en las personas expuestas al humor. Los niveles de la hormona del estrés epinefrina eran menores en el grupo que anticipaba el humor y después de la exposición al humor. Los niveles de epinefrina siguieron bajos a lo largo de todo el experimento.[11]

Yo recomiendo a todos mis pacientes que se rían a carcajadas diez veces al día. Receto los DVDs de Carol Burnett, los de *Sanford and Son* y otros de humor limpio a mis pacientes. Cree un hábito de felicidad en lugar de un hábito de preocupación. Su felicidad no está a merced de otras personas o circunstancias y eventos de la vida. Un corazón alegre es su mejor arma contra el estrés. Para más información sobre este tema, por favor refiérase a mi libro *Deadly Emotions*.[12]

ELEMENTOS BÁSICOS PARA UNA VIDA SANA

PUNTOS PARA MEDITAR: *Cree un hábito de felicidad y de risa en lugar de un hábito de preocupación. Cuando se ríe, la risa disminuye las hormonas del estrés y libera estrés. La risa también potencia el sistema inmunológico, protege el corazón y mejora la salud general. Diez buenas risas a carcajadas al día son equivalentes a un buen entrenamiento de ejercicio aeróbico, y son las definitivas "eliminadoras de estrés".*

PASO DE ACCIÓN: *Busque un programa de televisión, un DVD o una película con humor limpio, véala esta noche, ¡y ríase mucho!*

DÍA 47: Perdonar

Una paciente llamada Carrie acudió a mí cuando tenía unos treinta y tantos años. Había sufrido de asma durante años, y a veces sus ataques de asma eran tan graves que acababan llevándola a la sala de urgencias del hospital. Carrie también tenía otro problema: se ofendía con mucha facilidad. Algunas veces cuando estaba estresada por alguna ofensa, tenía un ataque de asma. Yo le pedí que me contara su memoria más temprana relacionada con el asma, y ella me habló de cuando era una niña y estaba en el hospital. Otra niña estaba en la misma habitación, y recibía muchos juguetes y muñecas como regalos de sus padres; pero los padres de Carrie solamente llevaban libros para Carrie, y ningún juguete. Carrie estaba enojada y ofendida con sus padres por ese incidente. La ofensa seguía siendo tan real en la mente de Carrie —habiendo revivido y relatado durante tantos años la canción sobre lo que alguien le hizo—, que al contarme la historia a mí, ¡le provocó un ataque de asma!

Le dije a Carrie que ella estaba atascada en el pasado y que si verdaderamente quería ayuda para su enfermedad asmática, necesitaba dejar de repetir su historia de dolor y perdonar esa ofensa, la cual era principalmente una ofensa percibida y nada que sus padres hubieran querido hacerle con intención para herirla. Carrie estuvo de acuerdo, y cuando dejó de contar su historia de dolor, sus ataques de asma disminuyeron dramáticamente.

Revivir

Una de las causas secretas de estrés que plaga a millones de personas es la falta de perdón. Las personas recalientan o recuerdan una y otra vez la ofensa que les hicieron o que ellos perciben erróneamente que les hicieron, y su cuerpo inmediatamente responde con estrés. El cerebro en realidad no distingue entre recuerdos cercanos y lejanos cuando produce una respuesta de estrés bioquímico. Cree que la ofensa, que puede haber ocurrido hace décadas, está sucediendo en el momento. Cuando usted no perdona, se encierra en un estrés continuado similar a cuando se arranca una costra de una herida y ésta nunca se cura.

La mayoría de los individuos con mucho estrés son "revividores". Ellos constantemente contemplan, reviven y meditan en experiencias dolorosas de su pasado. Puede que se produjera un evento molesto hace quince años, pero un revividor puede recordar esa experiencia como si hubiera sucedido ayer; y su cuerpo literalmente se está cociendo en sus propios jugos de estrés cada vez que lo revive.

Yo he descubierto que, a la hora de tratar con pacientes muy enfermos, muchos de ellos comenzaron a caer cuesta abajo en una mala salud en el preciso momento en que comenzaron a albergar una ofensa. Su falta de perdón causó un tremendo estrés y les separó de algunas de las relaciones más importantes de la vida.

Una ofensa es similar a un resentimiento. Es cualquier circunstancia o queja que se perciba como injusta o dolorosa. Una ofensa normalmente produce lo que yo denomino "una historia de tristeza". Una historia de tristeza es cuando sucede algo en nuestra vida que no queríamos que sucediera, y tratamos el problema pensando demasiado en él y hablando demasiado sobre él.

¿Real o percibida?

Algunas ofensas son reales, y hasta intencionadas; sin embargo, la mayoría de ellas solamente son percibidas.

Hace años un médico muy conocido acudió a mi consulta para ser considerado como paciente. Aunque yo no había concertado una visita, por cortesía lo incluí en el horario. Sin embargo, en aquel día en particular yo había visto a algunos pacientes muy enfermos que necesitaban hospitalización, lo cual me ocupó más tiempo del normal. Cuando recibí a ese hombre, llevaba un par de horas de retraso. Unas semanas después supe por un amigo suyo que él quedo muy ofendido y pensó que yo deliberadamente le había hecho esperar, lo cual no fue el caso en absoluto. Sin embargo, él percibió esa ofensa como real aunque yo no tenía manera de saber que tendría que tratar a pacientes tan gravemente enfermos.

La vasta mayoría de las ofensas son imaginadas y no intencionadas; están basadas en nuestro propio pensamiento distorsionado. Por favor, refiérase a mi libro *Deadly Emotions* para obtener más perspectiva sobre esto.

Cuando sienta que ha sido ofendido o que la vida no ha sido justa con usted, resista la urgencia de permitir que eso se convierta en una ofensa. Decida no permitir que uno o más eventos negativos definan quién es usted. En lugar de eso, escoja perdonar y "soltarlo". El tremendo daño de una ofensa con la amargura que conlleva le mantiene cociéndose en agentes químicos de estrés.

Esto también es cierto cuando alguien nos ha hecho daño intencionadamente. Aceptar una ofensa es siempre opcional. Usted no tiene por qué poseer esa ofensa. Es como cuando el hombre de UPS llega a su puerta. Puede usted firmar para recibir el envío, o puede negarse a aceptarlo. Cuando recibe usted una ofensa, igualmente podría estar firmando para recibir una caja de serpientes de cascabel cuando se trata de su salud. Mi amiga Joyce Meyer dice que la amargura y la falta de perdón son como beber veneno y desear que muera la otra persona. He dicho que la amargura y la falta de perdón son como ácidos: consumen el envase que los guarda. Desgraciadamente, el envase podría ser usted.

El apóstol Pablo escribió: "Soportándoos unos a otros, y perdonándoos unos a otros si alguno tuviere queja contra otro. De la manera que Cristo os perdonó, así también hacedlo vosotros" (Colosenses 3:13).

Perdonar no significa que no fue usted herido; más bien es escoger no vivir en el sentimiento de la falta de perdón. Puede usted confiar en que Dios trate la ofensa y al ofensor. Perdonar en su forma más sencilla es soltar las viejas heridas y dejar a las personas y las situaciones en manos de Dios.

Si continúa usted aferrándose a la falta de perdón hacia alguna persona, no hace daño a esa persona; por el contrario, usted daña su propia salud. Por tanto, debería liberar su enojo y su amargura por causa de la propia conservación. Cuando perdona, suelta usted su derecho a juzgar, castigar y vengarse relacionado con la persona que le hizo enojar.

Para personas que luchan con el estrés causado por la falta de perdón, recomiendo encarecidamente mis libros *Deadly Emotions* y *Stress Less*. Lo que quiero que usted vea es que el perdón es parte del fundamento de una buena salud; y le ayudará a liberarse del estrés.

ELEMENTOS BÁSICOS PARA UNA VIDA SANA

PUNTOS PARA MEDITAR: *Cuando no perdona usted una ofensa, "revive" ese recuerdo y se mantiene atrapado en el estrés de revivir ese momento. Algunas ofensas son reales; algunas son percibidas. Todo se reduce a su percepción y a si escoge o no perdonar. El perdón es soltar viejas heridas y a personas que le han herido, lo cual le liberará del estrés.*

PASO DE ACCIÓN: *Use la declaración de muestra de la página siguiente para perdonar verbalmente y liberar a cualquier persona que pueda haberle herido.*

Una declaración para resolver la falta de perdón, el resentimiento y la amargura

Es útil primero imaginar a la persona a quien desea perdonar con los ojos cerrados; luego, cuando pueda ver su cara, diga el nombre con el cual le llamaba cuando llegó por primera vez a su vida, y perdónela tal como se describe a continuación.

Después, de la misma manera, perdone a todos los demás, uno por uno, que le hayan causado ira, resentimiento o dolor, o que hayan causado dolor o heridas a sus seres queridos. No olvide perdonarse a usted mismo, a Dios, a padres biológicos, a padrastros, a padres adoptivos, a abuelos, a hermanos, a cónyuge, a ex cónyuge(s), a hijos y a cualquier otra persona que le haya ofendido, ya sea que recuerde usted eventos concretos relacionados o no. Puede liberar la amargura o bien con esta afirmación o con la oración siguiente.

Escojo perdonar a [escriba el nombre] todos los de mi edad adulta, todos los de mis años de adolescencia, todos los de mis años de niñez, tanto consciente como inconscientemente, por cualquier cosa que él/ella me hayan hecho o no me hayan hecho. Escojo perdonar a [escriba el nombre] por cualquier cosa que él/ella puedan haber dicho o no dicho, lo cual en mi percepción haya causado dolor en mí o en cualquier otra persona que me importa. También escojo perdonar a todos aquellos hacia quienes tengo falta de perdón o resentimiento por alguna razón. Escojo sustituir toda amargura por amor, gozo y paz.

Esta es una oración como ejemplo:

Padre, reconozco que he pecado contra ti al no perdonar a quienes me han ofendido. Reconozco mi incapacidad para perdonarlos aparte de ti. Entiendo a Mateo 6:14-15, que dice: "Porque si perdonáis a los hombres sus ofensas, os perdonará también a vosotros vuestro Padre celestial; mas si no perdonáis a los hombres sus ofensas, tampoco vuestro Padre os perdonará vuestras ofensas". Desde que Jesús perdonó mis pecados y canceló mi deuda al derramar su sangre y morir por mí en la cruz, lo menos que podría hacer es perdonar a[llene el espacio con el nombre de la persona o las personas a perdonar], y cancelar la deuda que tienen conmigo. Por tanto, con tu ayuda y con todo mi corazón, escojo perdonar a [escriba el nombre]. Los suelto; ellos ya no me deben nada. Te pido que los bendigas y que los lleves a una relación más estrecha contigo. En el nombre de Jesús, amén.

DÍA 48: Margen

Hace unos años, llevé a mi hijo Kyle al aeropuerto, y salimos de la casa con dos horas de antelación, lo cual era tiempo más que suficiente para llevarlo hasta la puerta. Cuando comenzamos nuestro viaje mi hijo dijo: "Tengo mucha hambre. Tengo que comer algo". Así que nos detuvimos a comer pollo en el restaurante Chick-fil-A, pero la fila era larga y tardamos casi media hora hasta que finalmente pudimos pedir. Para entonces, ya eran las 4:30 de la tarde y el tráfico de las 5:00 ya había comenzado a formarse en la autopista. De repente no íbamos tan temprano como esperábamos. Después de estar en medio de un tráfico casi detenido, comprendimos que él perdería su avión a menos que tomáramos otra ruta. Mary conducía, y tomó una salida por el centro de la ciudad y nos llevó por calles laterales. Entonces nos quedamos detrás de un camión de Coca-Cola. A le vez que mi corazón latía con fuerza, Mary atravesó una doble línea amarilla. Parecía que todos los semáforos estaban en rojo, y las oportunidades de que mi hijo llegara a tiempo se reducían con el paso de los minutos.

Finalmente llegamos a distancia de unos dos kilómetros del aeropuerto. El tráfico estaba de nuevo detenido, pero estábamos en un Hummer, ¡y por eso teníamos posibilidades! Había un carril abierto para girar y así poder avanzar y ponernos delante de todo el tráfico, pero una acera alta evitaba que pasáramos, lo cual nos ahorraría un precioso tiempo. Mary se la saltó y adelantó a todos. Conductores enojados gritaban, levantaban sus amenazantes puños y hacían sonar el claxon, y yo estaba contento de no ocupar el asiento del conductor. Mi hijo llegó a tiempo al avión, pero no le sobró ni un solo minuto. Mi corazón estaba acelerado, sudaba mucho y todos discutíamos. Nos sentíamos agotados; pero todo aquel agotador estrés podría haberse evitado si hubiéramos dado suficiente margen simplemente saliendo mucho más temprano y dándonos mucho tiempo.

Una manera muy práctica y sabia de desestresar su vida es dejar margen en todo lo que haga. El margen es ese amortiguador entre sentirse abrumado y sentirse en paz. Darse dos horas para llegar al aeropuerto cuando solamente necesita una hora es margen. Cuando hace usted un presupuesto y gasta solamente el 80 por ciento de lo que gana, eso es margen.

He aprendido sobre el margen por el camino difícil, en episodios como el del avión de mi hijo. Hace años, cuando Mary y yo viajábamos, salíamos para el aeropuerto una hora antes de nuestro vuelo, dándonos unos escasos treinta minutos para llegar hasta el aeropuerto y treinta minutos para embarcar el equipaje y llegar a la puerta. Funcionaba la mayoría de las veces; sin embargo, causaba mucho estrés porque casi cada vez íbamos tarde. Hace unos años aprendimos que es mejor esperar en el aeropuerto sin estrés que llegar en el último minuto agotados por el estrés.

Establecer margen

En su libro *The Overload Syndrome* (El síndrome de la sobrecarga), el Dr. Richard Swenson sostiene que el margen es la diferencia entre vitalidad y agotamiento. Es donde obtenemos lugar para respirar y almacenamos reservas de energía.[1] Si siempre va usted apresurado o está siempre cansado, normalmente se debe a que no ha establecido suficiente margen en su horario.

Cuando vive sin suficiente margen en su tiempo, su economía, etc., instantáneamente se estresa. Puede que esté sobreestresado simplemente porque está demasiado ocupado. Puede que sean demasiados compromisos, demasiadas actividades, compuestas por una creciente lista de "quehaceres" añadida a un horario ya agitado.

Algunas personas están en rutina de "hacer más para poder tener más". Cuanto más tienen algunas personas, más quieren, y por eso más trabajan. Reconozca que al final esas cosas le poseerán a usted en lugar de que usted las posea, porque consumirán su tiempo y su energía; le robarán la paz y el gozo. Las personas comienzan a irritarle, y puede que se vuelva usted crítico o se queje demasiado, lo cual causa aún más estrés. Establecer margen le saca de esta trampa.

He leído toda la Biblia cierto número de veces, y he observado que Jesús nunca estaba apresurado. Él sabía cómo dejar margen en su vida. Necesitamos ir más despacio y al ritmo de Dios.

El margen no aparecerá mágicamente en su horario o en su economía. Debe usted planearlo y ponerlo ahí. Algunas personas deberían recortar sus compromisos aprendiendo a decir no o siendo menos ambiciosas. Otras tienen mucho tiempo en sus horarios, pero lo manejan mal y de todos modos llegan tarde crónicamente. He visto matrículas de autos que dicen: "Siempre tarde, pero vale la pena la espera". Esa es una actitud egoísta. Usted estresa a otras personas por llegar tarde, y roba el margen que ellos han dejado en sus horarios. Aprenda a ser puntual. Haga una lista de quehaceres cada noche antes de acostarse, y deje tiempo entre sus compromisos. Disminuirá su estrés y el estrés de las personas que podrían tener que esperarle.

Otras personas necesitan desesperadamente dejar margen en su economía. Una tercera parte de los estadounidenses dice que el dinero es una fuente de estrés muy importante para ellos.[2] El consejo financiero está por encima del ámbito de este libro, pero lo más básico es a menudo lo mejor: Gaste menos de lo que gana, liquide las tarjetas de crédito cada mes, establezca un fondo para emergencias igual a cuatro o seis meses de paga, y tenga un seguro médico. Esas cosas le protegerán cuando lleguen gastos inesperados.

Cuando tiene usted margen en su vida, a veces se encontrará en la consulta del médico o en otras citas cinco minutos antes en lugar de cinco minutos después. Saque el mayor partido a su tiempo llevando con usted trabajo, algo para leer o algo que escuchar.

Cuando a propósito establezca margen en su vida, su nivel de estrés descenderá de modo dramático.

ELEMENTOS BÁSICOS PARA UNA VIDA SANA

PUNTOS PARA MEDITAR: *El margen, según el Dr. Swenson, es la diferencia entre la vitalidad y el agotamiento. Yo digo que es el amortiguador entre sentirse abrumado y sentirse en paz. Cuando no establece un tiempo adecuado entre eventos o actividades donde sí tiene usted control, se sitúa en el punto de experimentar estrés. ¡Salga de la rutina del "hacer más para poder tener más"! El margen es dejar tiempo en su horario, su economía y las demás áreas de su vida a fin de eliminar ese estrés innecesario.*

PASO DE ACCIÓN: *En cualquier cosa que tenga que lograr hoy, establezca margen en sus tareas. Haga una lista de "quehaceres"; permítase tiempo para llegar de un lugar a otro. Priorice su horario y decida lo que puede posponer para otro día.*

DÍA 49: Practique hábitos que reducen el estrés

Al terminar este último pilar de la salud, permita que comparta otros hábitos muy importantes que le ayudarán a manejar el estrés.

Algunas personas se despiertan con música alta en la radio, ven telenovelas, escuchan programas matutinos de entrevistas de cotilleo mientras se preparan para el día, o escuchan música con letras deprimentes de camino al trabajo, y rememoran el dramático programa de televisión que vieron la noche anterior. ¡Y luego se preguntan por qué están estresados aun antes de llegar al trabajo!

Lo que entra en su mente se reflejará en su salud. La Biblia dice: "Sobre toda cosa guardada, guarda tu corazón; porque de él mana la vida" (Proverbios 4:23). Si está usted metiendo en su cabeza los problemas, fantasías y letras de otras personas, ¿qué resultados espera?

La Biblia dice: "Todo lo que es verdadero, todo lo honesto, todo lo justo, todo lo puro, todo lo amable, todo lo que es de buen nombre; si hay virtud alguna, si algo digno de alabanza, en esto pensad" (Filipenses 4:8).

Meditar en la Palabra de Dios

El fundamento más importante para una vida sin estrés es meditar en la Biblia. Es el hilo que se entreteje por todos los demás consejos: ser consciente, gratitud, remodelar, perdonar, reír, margen, etc. Yo a veces hago que mis pacientes ayunen de ver televisión, de leer revistas y de escuchar la radio durante cierto periodo de tiempo y memoricen versículos bíblicos, en especial 1 Corintios 13, el "capítulo del amor" que a menudo se oye recitar en las bodas. Le digo que lo lean en voz alta y que pongan su nombre en él: "Yo soy paciente. Yo soy amable. Yo no me exalto a mí mismo". Cuando su corazón está lleno de la Escritura, no hay mucho lugar para el estrés.

Vea que usted puede hacer todo lo que este libro aconseja, pero si usted no sigue los valores morales bíblicos, su vida estará llena de estrés. Viva una vida de mucha moral, sea una persona de palabra y honesta. No se engañe usted mismo al sembrar malos actos y privarse de un mundo maravilloso, feliz y de paz. Haga lo más posible por tratar a los demás como le gustaría que lo tratena usted. Entonces sí que estará viviendo su mejor vida.

Respirar

Tengo un amigo que es paramédico. Una vez le pregunté cuál era la diferencia entre personas que morían y personas que vivían tras experimentar heridas traumáticas. Él pensó por un instante y me dijo: "He presenciado individuos con traumas y daños serios que viven y a otros con menos e insignificantes daños morir porque simplemente renuncian a respirar".

Eso es más profundo de lo que se podría pensar. Cuando yo sufrí un derrame y estuve cerca de la muerte, seguía oyendo una voz que decía: "Solo duérmete. Deja de respirar". Yo luché contra ese impulso y me obligué a mí mismo a respirar, y viví".

La respiración correcta es una de las mejores técnicas de relajación continua y de desestresarse; y es una de las menos utilizadas. La mayoría de las personas no sabe cómo respirar adecuadamente. Pasan por la vida respirando superficialmente, justamente como hacen las personas en momentos de estrés; pero una respiración adecuada es una manera sencilla de disminuir sus sentimientos de estrés.

Observe a cualquier bebé recién nacido en el cuarto de los bebés, y verá sus pequeños estómagos elevarse y descender. Esa es una respiración abdominal o diafragmática, y es la manera en que deberíamos respirar. Sin embargo, en algún lugar entre la niñez y la madurez aprendemos a respirar con el pecho, lo cual es respirar con estrés. Normalmente solo los cantantes o músicos profesionales que tocan instrumentos de viento continúan practicando la respiración abdominal. Cuando estamos muy estresados, normalmente al principio mantenemos la respiración y luego respiramos con rapidez y superficialmente.

La respiración abdominal tiene un efecto calmante sobre el cerebro y el sistema nervioso, y ayuda a liberar dolor y estrés. También ayuda a los músculos a relajarse.

Para aprender respiración abdominal, túmbese de espaldas en una posición cómoda. Ponga su mano izquierda sobre el abdomen y su mano derecha sobre el pecho. Ya que la mayoría de los estadounidenses respiran con el pecho, sus hombros suben y bajan con cada respiración, contrariamente a que la cavidad abdominal sea la que suba y baje.

Primero, practique llenando la parte de debajo de sus pulmones permitiendo que su abdomen haga subir su mano izquierda, lo cual hace que su cavidad abdominal se expanda. Su mano derecha sobre su pecho debería seguir quieta. Asegúrese de que su respiración sea lenta y firme. Unas diez respiraciones abdominales lentas y profundas le dejarán sintiéndose relajado y calmado.

Recomiendo que lo practique cada noche durante cinco o diez minutos, y finalmente será capaz de hacerlo cuando esté estresado estando sentado, de pie o hasta cuando hable. Comprenda que no puede estar relajado y estresado a la misma vez, y la respiración abdominal ciertamente relaja el cuerpo. No espere hasta estar estresado para comenzar a practicar la respiración abdominal.

Quitar estresantes obvios

Cada uno de nosotros debería identificar regularmente los estresantes que hay en nuestro ambiente actual y quitar los que podamos. Entre ellos podría incluirse: desorden, nuestro horario y nuestras relaciones.

En primer lugar, ordene su mundo. Igual que yo finalmente ordené mi oficina y mi casa y tiré montones de cosas, debería usted embarcarse en una campaña para ordenar su vida. Comience con sencillas cosas físicas por la casa. Limpie y organice el garaje, su oficina y el cuarto de los niños. Proporciónese a usted mismo un ambiente agradable en el cual vivir. Esto le dará un sentimiento de confianza y control, y reducirá el estrés que siente día a día. Los estudios demuestran que cuando a la gente se le da control sobre los ambientes de su casa o de su trabajo, tiene mucho menos estrés.[1]

El poder del "no"

Luego, aprenda a decir no. Proverbios 29:18 dice: "Donde no hay visión, el pueblo perece". Una vez que obtenga una visión para su vida, no tendrá espacio para los objetivos que alguna otra persona tenga para usted, así que tendrá que volverse asertivo. Ser asertivo no significa ser agresivo. Sencillamente significa ser quien es usted y expresar sus sentimientos, esperanzas, sueños y deseos con confianza y sin temor al ridículo, la reprimenda o el castigo. Las personas asertivas tienen una buena autoimagen, una alta autoestima y barreras personales bien definidas; y son menos propensos al estrés que las personas que son o pasivas o agresivas.

Si tiende usted a ser pasivo, necesitará comunicar sus pensamientos, sentimientos, deseos y necesidades con más confianza. Puede que esté acostumbrado a hacer todo lo que la gente le pide para evitar el conflicto; entonces los problemas de esa persona se han convertido en los problemas de usted simplemente porque fue usted incapaz de decir no. Esos días deben llegar a su fin. Aun si no siente confianza en su interior, hable con más confianza. Dígale a la gente lo que espera y lo que le gusta, y no sea evasivo o apologético por ello. Hable de sus ideas con felicidad y respeto.

Aprobado por el Dr. Colbert

Yo pongo música cristiana en mi consulta para fomentar la sanidad en mis pacientes. La música inspiracional puede llenar su persona interior de paz y gozo. Mientras conduce o trabaja, ponga música inspiracional suave. Descubrirá que la paz de Dios llena su corazón.

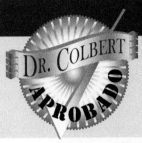

Aprender a decir no es una de las maneras más poderosas para disminuir su nivel de estrés. En mi libro *Stress Less* comparto mis maneras de decir no. Una de ellas es añadir la frase "en este momento" a su no. Por ejemplo:

- "No creo que sea una buena idea en este momento."
- "No estoy disponible para hacer eso en este momento."
- "No puedo incluir eso en mi horario en este momento."

Estas son otras frases útiles:

- "Tengo un conjunto de prioridades diferentes."
- "No creo que ese sea un curso de acción sabio para mí."

Cuando entienda usted su visión y sus metas, la confianza llegará con facilidad. Usted protegerá su tiempo y energía porque son infinitamente valiosos para usted.

Tenga cuidado con sus amigos y con su boca

Finalmente, rodéese de amigos positivos. Palabras, ideas y actitudes son contagiosas; por eso, escoja con cuidado a sus amigos. Mary y yo con frecuencia nos decimos el uno al otro: "Puedes identificar a las serpientes de cascabel por su cascabel. Puedes identificar a quienes te roban la energía por sus quejas". Las personas que roban la energía son personas que siempre están cantando la canción del "alguien me hizo algo malo". Cuanto más tiempo pase usted con ellos, más cansado se sentirá. Es como tener una batería agotada unida a usted, que le quita la energía. Lo que sucede con quienes roban la energía es que usted siempre los alienta y ellos siempre le desalientan. Usted se va de su presencia pensando: *Siempre me siento agotado cuando hablo con esa persona.* Pero ellos le dicen: "Siempre me siento muy bien después de hablar contigo". La Biblia dice que hagan todo sin queja, reparos ni murmuración.[2]

Está usted pidiendo un estrés innecesario si se rodea de personas que roban la energía.

No estoy diciendo que haya que evitar por completo a esas personas, sino limitar el tiempo que pase usted con ellas. No permita que su actitud negativa le robe toda su energía, gozo y fortaleza. Comprenda que una actitud negativa, al igual que una positiva, es contagiosa. Si pasa usted mucho tiempo con personas negativas, probablemente adoptará usted algunas de sus características.

¡Y tenga cuidado! Puede que la persona más importante que le roba la energía sea usted mismo. ¿Es usted un quejica? ¿Está constantemente pensando de modo negativo en su corazón? ¿Siempre evaluando y criticándose a usted mismo y a otros? Las palabras que se diga a usted mismo tienen una tremenda capacidad de causar o liberar estrés. Yo he descubierto que es muy importante para su salud que se ame y se acepte a usted mismo incondicionalmente.

Las palabras amables añaden dulzura al alma y sanan los huesos.[3] Escoja actitudes y palabras de amor, gratitud, apreciación y humildad. A medida que practique esto, estará cerrando la puerta al estrés y abriendo la puerta al gozo y la paz.

ELEMENTOS BÁSICOS PARA UNA VIDA SANA

PUNTOS PARA MEDITAR: *Piense en cosas buenas y positivas. Recuerde el viejo adagio: "Acentúe lo positivo; elimine lo negativo". Practique técnicas de respiración correcta (respiración abdominal), que le ayudarán a desestresarse. Aprenda el arte de decir no. No se preste voluntario o acepte más actividades de las que sea capaz de manejar. Limite el tiempo que pasa con personas pesimistas o quejicas. Si no tiene cuidado, ellos le robarán la energía y la vida que hay en usted.*

PASO DE ACCIÓN: *Tome cinco minutos hoy para practicar la técnica de respiración abdominal mencionada en la página 277. Si se encuentra en una situación estresante, tome un momento para practicar algunas respiraciones profundas antes de reaccionar.*

DÍA 50: Su día de Jubileo: la principal piedra del ángulo

Isaías 26:3 dice: "Tú guardarás en completa paz a aquel cuyo pensamiento en ti persevera; porque en ti ha confiado". ¿Puede siquiera imaginar perfecta paz? Esta es la misma paz que Jesús tenía en medio de la tormenta en el mar en Lucas 8:23-25. "Y se desencadenó una tempestad de viento en el lago; y se anegaban y peligraban" (versículo 23). Lo más probable es que fuera un tornado que causaba tremendos vientos y olas, que estaban rompiendo contra la barca y llenándola de agua. Yo solamente puedo imaginar el violento movimiento de la barca en el mar y el tremendo rugir de los vientos. Pero Jesús dormía tan profundamente que los discípulos tuvieron que despertarlo. Eso es perfecta paz en medio de la tormenta. Usted también puede experimentar paz en medio de la tormenta.

La manera más importante de vencer el estrés es mantener nuestras mentes enfocadas en las promesas de la Palabra de Dios y confiar en su Palabra, la cual trael perfecta paz. Desgraciadamente, la mayoría de las personas llenan sus mentes de estrés, temor y preocupación de las noticias en televisión, los programas que ven en televisión, las revistas, libros y periódicos que leen, las películas que ven, los amigos con los que tienen compañerismo, y por dar voz continuamente a sus temores, preocupaciones y estrés. La Palabra de Dios nos dice en Josué 1:8: "Nunca se apartará de tu boca este libro de la ley, sino que de día y de noche *meditarás* en él..." (énfasis añadido).

Yo enseño a mis pacientes a meditar en la Palabra de Dios especialmente para el insomnio, pero también para liberar estrés y vivir en paz. El Salmo 1:2 dice que un hombre bienaventurado se deleita "en la ley del Señor, y en su ley *medita* día y noche" (énfasis añadido). Cuando meditamos en la Palabra de Dios, sustituimos nuestros viejos y distorsionados procesos de pensamiento por los pensamientos de Dios, lo cual es sencillamente una remodelación o programación escritural de nuestra mente con la Palabra de Dios.

En la raíz de la mayoría de nuestro estrés, está el pensamiento distorsionado que aprendimos de nuestros padres y figuras de autoridad, como un entrenador o un maestro, cuando nos educaban. Al sustituir esos viejos patrones de pensamiento, percepciones y actitudes por los pensamientos, percepciones y actitudes de la Palabra de Dios, se produce una transformación en nuestra vida. Cuando practicamos y meditamos en sus pensamientos, el fruto del

Espíritu crece en nuestra vida. Como ve, el fruto crece y se dan dones. Hay demasiados cristianos que están orando por el fruto del Espíritu, cuando en realidad solamente viene al pasar el test de las pruebas y tribulaciones con una actitud de gratitud. Pero con práctica, paciencia, y la actitud de gratitud y meditación en su Palabra, el fruto del Espíritu crece *inmensamente* en nuestra vida.

> Mas el fruto del Espíritu es amor, gozo, paz, paciencia, benignidad, bondad, fe, mansedumbre, templanza.
>
> —GÁLATAS 5:22–23

Observe que el estrés, la preocupación, la ansiedad, la depresión, la tristeza, la ira y otras emociones tóxicas ni siquiera se mencionan.

Sin embargo, antes de recibir esta paz que sobrepasa todo entendimiento, primero tiene usted que recibir a Jesucristo, el Príncipe de paz como su Señor y Salvador. Si nunca ha hecho esta oración, por favor, hágala conmigo ahora:

> *Señor Jesús, quiero conocerte como mi Salvador y Señor. Creo que tú eres el Hijo de Dios y que moriste por mis pecados. También creo que tú resucitaste de la muerte y ahora estás sentado a la diestra del Padre orando por mí. Te pido que perdones mis pecados y cambies mi corazón a fin de poder ser tu hijo y vivir contigo eternamente.*
>
> *Gracias por tu paz. Ayúdame a caminar contigo para poder comenzar a conocerte como mi mejor amigo y mi Señor. Amén.*

Si ha hecho usted esa oración, nos regocijamos con usted por su decisión y su nueva relación con Jesús. Le recomiendo encarecidamente que se involucre en una buena iglesia que crea en la Biblia y comience a tener compañerismo con otros creyentes. También, comience a leer la Biblia cada día. Consiga cualquier versión de la Biblia que sea fácil de entender.

ELEMENTOS BÁSICOS PARA UNA VIDA SANA

PUNTOS PARA MEDITAR: *Jesús es el Príncipe de paz y le ofrece la paz que sobrepasa todo entendimiento.[1] El mejor liberador de estrés es orar y comenzar a aprender a echar todas sus preocupaciones sobre Jesús.[2] Practique confiar en la Palabra de Dios.*

PASO DE ACCIÓN: *Hoy es su día de jubileo; por tanto, ¡dé gracias a Dios en voz alta por su bondad! Al seguir con la práctica de estos principios bíblicos de los siete pilares de la salud, usted empezará a andar en salud divina.*

APÉNDICE A:
Productos recomendados

Por favor, mencione al Dr. Colbert como el médico referido para las empresas enumeradas a continuación.

Divine Health Nutritional Products
1908 Boothe Circle
Longwood, FL 32750
Teléfono: (407) 331-7007
Página Web: www.drcolbert.com
E-mail: info@drcolbert.com

Fitonutrientes en polvo: *Divine Health Living Food (fitonutriente completo con la protección de todo el arco iris de colores y mejor sabor); Divine Health Living Fruit and Veggie (vegetales de estupendo sabor); Divine Health Green Superfood*
Multivitamina integral: *Divine Health Living Multi*
B$_{12}$: *Divine Health B$_{12}$ Complex (metilcobalamina, forma activa de ácido fólico y B$_6$)*
Antioxidantes: *Divine Health CoQ$_{10}$; Divine Health R-Form Alpha Lipoic Acid; Divine Health Comprehensive E (tocoferoles mezclados); Divine Health Buffered Vitamin C; Divine Health High Potency Turmeric, Divine Health Carnosine*
Grasas Omega-3: *Divine Health Living Omega-3*
Enzimas y HCL: *Divine Health Digestive Enzyme; Divine Health Digestive Enzyme with HCL*
Ayudas naturales para dormir: *Divine Health Melatonin; Divine Health Sleep Formula (incluye L-theanine); Divine Health 5HTP*
Salud ósea: *Divine Health Cal-Mag-D$_3$ (calcio, magnesio, vitamina D$_3$)*
Desintoxicación del hígado: *Divine Health Milk Thistle*
DIM de alta potencia: *Divine Health Broccoli Balance*

Nutrición sinbiótica integral (para reparar la mucosa del aparato gastrointestinal y proporcionar microflora beneficiosa para el aparato gastrointestinal sensible y una nutrición integral): *RejuvaFood (jóvenes brotes de cebada verde y nutrientes sinbióticos para sanar el aparato intestinal y proporcionar una nutrición integral); De-Stress-B (super alimentos orgánicos, densos en nutrientes y que forman alcalinidad)*

Integrative Therapeutics, Inc.
9 Monroe Parkway, Suite 250
Lake Oswego, OR 97035
Pedir estos productos, contactar:

Divine Health Nutritional Products
Teléfono: (407) 331-7007
Página Web: www.drcolbert.com
E-mail: info@drcolbert.com
Antioxidante y desintoxicante del hígado: Recancostat (glutatione)
Antioxidante: UBQH (CoQ$_{10}$ reducido)

Metagenics
Página Web:
www.drcolbert.meta-ehealth.com

Desintoxicación del hígado: UltraClear Plus PH
Ayuda digestiva: Metagest (betaine hydrochloride y pepsina)
Suplementos de calcio: CalApatite with Magnesium; CalApatite with Boron
Fibra: MetaFiber (combinación soluble y fibra insoluble de fibra de arroz)

Nutri-West
6223 Parkway Blvd.
Land O'Lakes, FL 34639
Teléfono: (813) 996-7322
Fax: (813) 996-2738
Página Web: www.nutri-westfl.com
E-mail: info@nutri-westfl.com
Fitonutriente en tableta: Total Veggie
Ayudas digestivas: Total Enzyme; Hypo D (HCL)

Living Fuel, Inc.
P.O. Box 1048
Tampa, FL 33601
Teléfono: (866) 580-FUEL (3835)
PáginaWeb: www.livingfuel.com
E-mail: info@livingfuel.com
Fitonutrientes en polvo: Living Fuel Super Greens; Living Fuel Super Berry
Omega-3: Omega 3 and E

Vitalizer Plus
Pedir a Water and Air Essentials en:
Teléfono: (800) 399-4426
Fax: (214) 352-0585

Vital Nutrients
45 Kenneth Dooley Drive
Middleton, CT 06457
Teléfono: (888) 328-9992
Fax: (888) 328-9993
Página Web: www.vitalnutrients.net
Desintoxicación del hígado: DeTox Formula (una excelente fórmula para desintoxicar el hígado); NAC (N-acetil cisteína)

The Alkalizer Water Filter
24575A Hiawassee rd, Suite 192
Orlando, FL 32835
Fax: 407-876-6893
E-mail: info@alkalizer.com

Jupiter Ionizers Water Filters
Página Web: www.jupiterionizers.com

Bio-Identical Hormone Replacement Therapy
Accede a directorio de médicos en la Academia Americana de Medicina Anti-edad (American Academy of Anti-Aging Medicine)
Página Web: www.worldhealth.net

Lifeline Therapeutics, Inc
6400 S. Fiddlers Green Circle, Suite 1750
Englewood, CO 80111
Teléfono: (877) 682-6346 (8-PROTANDIM)
Página Web: www.protandim.com
E-mail: info@protandim.com
Antioxidantes: Protandim (hierbas turméricas y sinergísticas)

TheraSauna QCA Spas, Inc.
1021 State Street
Bettendor, IA 52722
Teléfono: (888) 729-7727
Páginas Web: www.therasauna.com ; www.qcaspas.com
E-mail: sales@qcaspas.com

Wellness Shower Filter
Página Web: www.wellnessfilter.com

Penta Water
6370 Nancy Ridge Drive, Suite 104
San Diego, CA 92121
Teléfono: (858) 452-8868
Fax: (858) 452-8890
Páginas Web: www.pentawater.com; www.hydrateforlife.com
Penta Water: Una agua excelente que está formada principalmente de conjuntos acuosos más pequeños a fin de hidratar mejor las células. Penta Water no tiene cloro, fluoruro, arsénico, bromo, cromio, MTBE y cientos de otros productos químicos que pueden encontrarse en otras aguas.

Neuroscience (solo para médicos)
373 280th Street
Osceola, WI 54020
Teléfono: (888) 342-7272
Fax: (715) 294-3921
Página Web: https://neurorelief.com/

APÉNDICE B: Vitaminas, minerales, y sus ingestas recomendadas

Además de los minerales de los que hablé en el Pilar 6, su cuerpo también necesita unos pocos más minerales esenciales y trazas. Los primeros cuatro minerales siguientes —fósforo, cloro, sulfuro y silicona— son minerales importantes que debemos tomar diariamente. Los minerales restantes los necesitamos en cantidades más pequeñas.

1. *Fósforo.* La dieta estadounidense es alta en fósforo, y no necesitamos suplementarlo. Las cantidades excesivas interfieren en la cantidad de calcio, y si se toma demasiado, el cuerpo tomará calcio de los huesos. Por tanto, evite comer demasiada carne roja y refrescos, los cuales contienen altos niveles de fósforo.

2. *Cloro.* Los estadounidenses rara vez tienen deficiencia de cloro debido a su alta ingesta de sal, que es cloruro de sodio.

3. *Sulfuro*: Ayuda a formar nuestros tejidos y activa las enzimas. También se usa para fabricar muchas proteínas, incluyendo las que forman cabello, piel y músculos. Es un componente de la insulina y es necesario para regular el azúcar en sangre.

4. *Silicona*: Es esencial para el crecimiento y desarrollo del esqueleto, y ocupa un papel para mantener el tejido conectivo.

5. *Hierro*: Forma la porción portadora de oxígeno del glóbulo rojo de la sangre. Sin el hierro adecuado, puede tener anemia y estar cansado. Los hombres y las mujeres en la post-menopausia, excepto quienes tienen anemia por deficiencia de hierro, no necesitan hierro extra. Además, el hierro puede ser una espada de doble filo, porque las cantidades excesivas pueden causar daño oxidativo a células y órganos.

6. *Zinc*, un mineral muy importante, es uno de los componentes de más de trescientas enzimas. El zinc es necesario para reparar heridas, para mejorar la inmunidad, para ayudar en la fertilidad, para

mantener la visión y para sintetizar proteínas. Una deficiencia de zinc se relaciona con problemas de piel, dermatitis y problemas para sanar.

7. *Cobre.* Una deficiencia de cobre se relaciona con una disminución de producción de energía y un declive en la función inmune y la concentración mental. Al igual que el hierro, el cobre necesita ser cuidadosamente controlado, porque demasiado cobre puede causar daño oxidativo a los tejidos.

8. *Manganeso.* Las deficiencias de manganeso se relacionan con debilidad, retardo en el crecimiento y malformaciones óseas.

9. *Cromo*: Ayuda a mantener niveles normales de azúcar en sangre, regula la insulina, y puede ayudar a controlar el azúcar en sangre en personas diabéticas y pacientes con hipoglucemia.

10. *Vanadio.* Tanto el cromo como el vanadio son importantes en el metabolismo de la glucosa y la insulina. Tienen un efecto positivo en la normalización del azúcar en sangre tanto para la hipoglucemia como para la diabetes.

11. *Selenio*: Sostiene el sistema inmunológico y previene la cardiomiopatía: una enfermedad que debilita el corazón.

12. *Molibdeno*: Ayuda al cuerpo a utilizar el hierro, promueve el crecimiento y desarrollo normal, y puede prevenir la anemia, la caries y la impotencia.

13. *Boro*: Es esencial para el metabolismo normal del calcio y los huesos.

14. *Cobalto.* Tendrá usted mucho cobalto en su sistema mientras tome una multivitamina con B_{12}, que es cobalamina.

Las siguientes tablas de la National Academy of Sciences proporcionan las ingestas dietéticas de referencia (DRI) para vitaminas y minerales.[1]

Grupo de etapa de vida	Vit A (µg/d)	Vit C (mg/d)	Vit D (µg/d)	Vit E (mg/d)	Vit K (µg/d)	Tiamina (Vit B₁) (mg/d)	Riboflavina (Vit B₂) (mg/d)	Niacina (Vit B₃) (mg/d)	Vit B₆ (mg/d)	Folate (µg/d)	Vit B₁₂ (µg/d)	Ácido Pantoténico (mg/d)	Biotina (µg/d)
Niños													
0–6 mes	400*	40*	5*	4*	2.0*	0.2*	0.3*	2*	0.1*	65*	0.4*	1.7*	5*
7–12 mes	500*	50*	5*	5*	2.5*	0.3*	0.4*	4*	0.3*	80*	0.5*	1.8*	6*
Niños													
1–3 años	**300**	**15**	5*	**6**	30*	**0.5**	**0.5**	**6**	**0.5**	**150**	0.9	2*	8*
4–8 años	**400**	**25**	5*	**7**	55*	**0.6**	**0.6**	**8**	**0.6**	**200**	1.2	3*	12*
Hombres													
9–13 años	**600**	**45**	5*	**11**	60*	**0.9**	**0.9**	**12**	**1.0**	**300**	1.8	4*	20*
14–18 año	**900**	**75**	5*	**15**	75*	**1.2**	**1.3**	**16**	**1.3**	**400**	2.4	5*	25*
19–30 año	**900**	**90**	5*	**15**	120*	**1.2**	**1.3**	**16**	**1.3**	**400**	2.4	5*	30*
31–50 año	**900**	**90**	5*	**15**	120*	**1.2**	**1.3**	**16**	**1.3**	**400**	2.4	5*	30*
51–70 año	**900**	**90**	10*	**15**	120*	**1.2**	**1.3**	**16**	**1.7**	**400**	2.4	5*	30*
> 70 año	**900**	**90**	15*	**15**	120*	**1.2**	**1.3**	**16**	**1.7**	**400**	2.4	5*	30*
Mujeres													
9–13 años	**600**	**45**	5*	**11**	60*	**0.9**	**0.9**	**12**	**1.0**	**300**	1.8	4*	20*
14–18 año	**700**	**65**	5*	**15**	75*	**1.0**	**1.0**	**14**	**1.2**	**400**	2.4	5*	25*

Ingestas alimenticias de referencia (DRIs): Ingestas recomendadas para individuos: vitaminas, junta de alimentos y nutrición, *Institute of Medicine, National Academies*

NOTA: Esta tabla (tomada de informes de DRI, ver www.nap.edu) presenta Cantidades alimenticias recomendadas (RDAs) en **negrita** e Ingestas adecuadas (Als) en fuente normal seguida de asterisco (*). RDAs y Als pueden usarse ambas como metas para ingesta individual. Las RDA se establecen para satisfacer las necesidades de casi todos los individuos en un grupo (97–98 por ciento). Para niños lactantes sanos, la Al es la principal ingesta. La Al para otras etapas de la vida y grupos por género se cree que cubre las necesidades de todos los individuos en el grupo, pero la falta de datos o la falta de seguridad en los datos evitan ser capaces de concretar con confianza el porcentaje de individuos que cubre esta ingesta.

Ingestas alimenticias de referencia (DRIs): Ingestas recomendadas para individuos: vitaminas, junta de alimentos y nutrición, *Institute of Medicine, National Academies*

Grupo de etapa de vida	Calcio (mg/d)	Cromo (ìg/d)	Cobre (ìg/d)	Yodo (ìg/d)	Hierro (mg/d)	Magnesio (mg/d)	Manganeso (mg/d)	Molibdeno (ìg/d)	Fósforo (mg/d)	Selenio (ìg/d)	Zinc (mg/d)	Potasio (g/d)	Sodio (g/d)
Niños													
0–6 mes	210*	0.2*	200*	110*	0.27*	30*	0.003*	2*	100*	15*	2*	0.4*	0.12*
7–12 mes	270*	5.5*	220*	130*	**11**	75*	0.6*	3*	275*	20*	**3**	0.7*	0.37*
Niños													
1–3 años	500*	11*	**340**	**90**	**7**	**80**	1.2*	**17**	**460**	**20**	**3**	3.0*	1.0*
4–8 años	800*	15*	**440**	**90**	**10**	**130**	1.5*	**22**	**500**	**30**	**5**	3.8*	1.2*
Hombres													
9–13 años	1,300*	25*	**700**	**120**	**8**	**240**	1.9*	**34**	**1,250**	**40**	**8**	4.5*	1.5*
14–18 año	1,300*	35*	**890**	**150**	**11**	**410**	2.2*	**43**	**1,250**	**55**	**11**	4.7*	1.5*
19–30 año	1,000*	35*	**900**	**150**	**8**	**400**	2.3*	**45**	**700**	**55**	**11**	4.7*	1.5*
31–50 año	1,000*	35*	**900**	**150**	**8**	**420**	2.3*	**45**	**700**	**55**	**11**	4.7*	1.5*
51–70 año	1,200*	30*	**900**	**150**	**8**	**420**	2.3*	**45**	**700**	**55**	**11**	4.7*	1.3*
› 70 año	1,200*	30*	**900**	**150**	**8**	**420**	2.3*	**45**	**700**	**55**	**11**	4.7*	1.2*
Mujeres													
9–13 años	1,300*	21*	**700**	**120**	**8**	**240**	1.6*	**34**	**1,250**	**40**	**8**	4.5*	1.5*
14–18 año	1,300*	24*	**890**	**150**	**15**	**360**	1.6*	**43**	**1,250**	**55**	**9**	4.7*	1.5*

NOTA: Esta tabla (tomada de informes de DRI, ver www.nap.edu) presenta Cantidades alimenticias recomendadas (RDAs) en **negrita** e Ingestas adecuadas (AIs) en fuente normal seguida de asterisco (*). RDAs y AIs pueden usarse ambas como metas para ingesta individual. Las RDA se establecen para satisfacer las necesidades de casi todos los individuos en un grupo (97–98 por ciento). Para niños lactantes sanos, la AI es la principal ingesta. La AI para otras etapas de la vida y grupos por género se cree que cubre las necesidades de todos los individuos en el grupo, pero la falta de datos o la falta de seguridad en los datos evitan ser capaces de concretar con confianza el porcentaje de individuos que cubre esta ingesta.

APÉNDICE C: Comparaciones de pH de agua envasada

El primer pilar —y el más fundamental— para una buena salud es el agua. Nada puede sobrevivir sin agua. Siempre que sea posible, beba agua natural envasada en lugar de beber agua del grifo. A continuación he compilado una lista de las mejores marcas de agua envasada. Las he clasificado según la alcalinidad y el envase (cristal o plástico).[1] No es de ninguna manera una lista exhaustiva, pero al menos le proporcionará un punto de comienzo para elegir la mejor agua para usted.

Muy alcalina 9+		
Evamor water	9.0	Plástico
Trinity Springs Geothermal	9.0	Plástico
Comentario: Busque la versión envasada geotermal (etiqueta azul). La marca de suplemento mineral (etiqueta amarilla) tiene un alto contenido en fluoruro. Una botella de un litro contiene unos 3.6 mg de fluoruro.		
Alcalina 8.5–9		
Abita Springs	8.2	Plástico
8–8.5		
Noah*	8.4	Cristal
hiOsilver*	8.4	Cristal
BlueStar Sparkling*	8.4	Cristal
Deer Park	8.05	Plástico
Arrowhead	7.8	Plástico
* También muy alta en magnesio, todas de Adobe Springs		
7.5–8		
Highland Spring	7.8	Cristal
Ducale	7.8	Cristal
Calistoga	7.64	Cristal
Mountain Valley Spring Water	7.62	Cristal
San Pellegrino	7.7	Cristal
Speyside Glenlivet	7.7	Cristal
Tipperary	7.7	Cristal
San Benedetto	7.6	Cristal
Cristaline	7.6	Cristal
Zephyrhills	7.7	Plástico

Neutral 7–7.5		
Vittel	7.5	Cristal
Acqua Oligiminerale Lynx	7.5	Cristal
Hildon	7.4	Cristal
Daggio	7.4	Cristal
Panna	7.3	Cristal
TAU	7.2	Cristal
SOLE	7.2	Cristal
Evian	7.2	Cristal
Fiji	7.5	Plástico
Biiota	7.3	Plástico
Mt. Olympus	7.3	Plástico
Contrex	7.3	Plástico
Glaceau Smart water	7.0	Plástico
Penta	7.0	Plástico
Volvic	7.0	Plástico
6.5–7		
Saratoga	6.98	Cristal
TyNant	6.8	Cristal
Fiuggi	6.8	Cristal
Voss	6.5	Cristal
Ice Mountain	6.98	Plástico
Ozarka	6.6	Plástico
Great Bear	6.57	Plástico
Poland Springs	6.5	Plástico
Borsec	6.5	Plástico
6–6.5		
Badoit	6.0	Cristal
Harghita	6.2	Plástico
Ácida 5.5–6		
Gerolsteiner	5.9	Cristal
Apollinaris	5.8	Cristal
Remlosa	5.6	Cristal
Perrier	5.5	Cristal

292

NOTAS

Estadísticas de la contraportada

Marjorie L. McCullough, RD, ScD, Frank M. Sacks, MD, and Eric B. Rimm, ScD, "Five Combined Health Habits Equal Lower Heart Disease Risk," *Circulation: Journal of the American Heart Association* (4 de julio, 2006): http://www.americanheart.org/presenter.jhtml ?identifier=3040595 (tomado 2 de agosto, 2006); "News in Science: Lifestyle Can Almost Eliminate Heart Disease," Noviembre 9, 1999, accesado via Pandora, Australia's Web archive, http://pandora.nla.gov.au/pan/23316/20030723/ www.abc.net.au/science/news/stories/s65068.htm (tomado 21 de agosto, 2006); y "Cancer Prevention by Nutritional Intervention," *Board Examination Review and Study Guide*, 2002 E1 ed.

Introducción

1. McCullough, Sacks, y Rimm, "Five Combined Health Habits Equal Lower Heart Disease Risk"; "News in Science: Lifestyle Can Almost Eliminate Heart Disease"; y "Cancer Prevention by Nutritional Intervention."

Pilar 1: Agua

Día 1: El agua y usted
1. Don Colbert, MD, *The Bible Cure for Headaches* (Lake Mary, FL: Siloam, 2000), p. 40.
2. Tammy Darling, "Water Works," *Vibrant Life*, enero 2001, http://www.findarticles.com/p/articles/mi_m0826/is_1_17/ai_69371786 (tomado 3 de febrero, 2006).
3. Environmental Protection Agency, "Where Does My Drinking Water Come From?" Drinking Water, http://www.epa.gov/region7/kids/drnk_b.htm (tomado 3 de febrero, 2006).
4. Barbara Levine, RD, PhD, "Hydration 101: The Case for Drinking Enough Water," Health and Nutrition News, http://www.myhealthpointe.com/ health_Nutrition_news/index.cfm?Health=10 (tomado 3 de febrero, 2006).
5. Wellness Filter, "The Forgotten Secret of Health: Are You Missing the Most Important Ingredient for Optimum Health?" http://www.wellnessfilter.com/about/ TheForgottenSecretofHealth.pdf (tomado 3 de febrero, 2006).
6. D. A. Mansfield, "What Percentage of the Human Body Is Water, and How Is This Determined?" *Boston Globe*, http://www.boston.com/globe/search/stories/health/how_and_why/011298.htm (tomado 30 de enero, 2006).

Día 2: Lo que sucede cuando no se bebe agua
1. Levine, "Hydration 101: The Case for Drinking Enough Water."
2. F. Batmanghelidj, MD, *Water for Health, for Healing, for Life* (New York: Time Warner Group, 2003), 32–35.
3. F. Batmanghelidj, MD, "Medical Report: A New Medical Discovery," Shirley's Wellness Café, http://www.shirleys-wellness-cafe.com/water.htm (tomado 3 de febrero, 2006).
4. Lori Ferme, "Water, Water Everywhere: How Much Should You Drink?" American Dietetic Association, http://www.eatright.org/cps/rde/xchg/ada/ hs.xsl/media_3173_ENU_HTML.htm (tomado 30 de enero, 2006).
5. Peyman Vaziri, Karen Dang, y G. Harvey Anderson, "Evidence for Histamine Involvement in the Effect of Histidine Loads on Food and Water Intake in Rats," *Journal of Nutrition* 127, no. 8 (8 de agosto, 1997): 1519–1526. Also, F. Batmanghelidj, MD, *Your Body's Many Cries for Water* (Falls Church, VA: Global Health Solutions, Inc., 1997).
6. Batmanghelidj, *Your Body's Many Cries for Water*, 120.

Día 3: La fuente de la juventud
1. Mary Shomon, "Do You Need to Increase Your Metabolism?" About: Thyroid Disease, http://thyroid.about.com/od/loseweightsuccessfully/a/metabolism.htm (tomado 2 de febrero, 2006).
2. Dr. Mu Shik Jhon, *The Water Puzzle and the Hexagonal Key* (n.p.: Uplifting Press, 2004), 73.
3. W. D. Heiss et al., "Activation of PET as an Instrument to Determine Therapeutic

Efficacy in Alzheimer's Disease," *Annals of the New York Academy of Sciences* 695: 327–331.

4. Batmanghelidj, *Your Body's Many Cries for Water,* 100.

5. AskDrSears.com, "All About Water: Why Your Body Needs Water," http://www.askdrsears.com/html/4/T045600.asp (tomado 3 de febrero 3, 2006).

Día 4: La crítica sobre el agua del grifo

1. "Hidden Dangers in Water," Shirley's Wellness Café, http://www.shirleys-wellness-cafe.com/water.htm (tomado 3 de febrero 3, 2006).

2. CAS Statistical Summary, 1907–2004, página 7, "Growth of the CAS Chemical Registry System," Chemical Abstracts Service, a division of the American Chemical Society.

3. Duff Conacher and Associates, *Troubled Waters on Tap: Organic Chemicals in Public Drinking Water Systems and the Failure of Regulation* (Washington, D.C.: Center for Study of Responsive Law, 1988), 114.

4. Respuesta por Mike Adams en NewsTarget.com, "Natural Cellular Defense and Zeolite —Is It the Next Big Thing in Nutritional Therapies for Cancer and Chronic Disease?" 1 de diciembre, 2005, http://www.newstarget.com/015232.html (tomado 3 de febrero, 2006).

5. Bobsilverstein.com, "Water = Life's Basic Building Block," Water Pollution, http://www.bobsilverstein.com/SaveHawaii-WaterPollution.htm (tomado 3 de febrero, 2006; página que ahora no continúa).

6. Ibíd.

7. Environmental Working Group, "Into the Mouths of Babes: Bottle-Fed Infants at Risk from Atrazine in Tap Water" (Washington, D.C.: Environmental Working Group, 1999), 3. Accesado en http://www.ewg.org/issues_content/risk_assessment/20030303 / pdf/IntoMouthsofBabes.pdf on 3 de octubre, 2006.

8. U.S. Geological Survey, "Insecticides in Streams Were Highest in Urban Areas," *The Quality of Our Nation's Waters: Nutrients and Pesticides,* Circular 1225, http://pubs.usgs.gov/circ/circ1225/html/insecticides.html (tomado 1 de febrero, 2006).

9. Larry F. Land et al., "Summary of Major Issues and Findings in the Trinity River Basin," *Water Quality in the Trinity River Basin, Texas, 1992–95,* U.S. Geological Survey Circular 1171, http://pubs.usgs.gov/circ/circ1171/html/issfnd.htm (tomado 1 de febrero, 2006).

10. *Arizona Water Resource,* "Pharmaceuticals in Our Water Supplies," julio–agosto 2000, http://ag.arizona.edu/AZWATER/awr/Julio00/feature1.htm (tomado 3 de febrero, 2006).

11. Rachel's Environment and Health News, "Drugs in the Water," Environmental Research Association, 2 de septiembre, 1998, no. 614, http://www.rachel.org/bulletin/index.cfm?St=2 (tomado 3 de octubre, 2006). Proporcionado por: Environmental Research Association, PO Box 5036, Annapolis, MD 21403; erf@rachel.org or info@rachel.org.

12. Betsy Mason, "River Fish Accumulate Human Drugs," Nature Science Update, 5 de noviembre, 2003, Geological Society of America Meeting, Seattle, noviembre 2003, http://www.mindfully.org/Water/2003/River-Fish-Human-Drugs5nov03.htm (tomado 3 de febrero, 2006).

13. Skin Deep, "Ingredient Report: Toluene," News About the Safety of Popular Health and Beauty Brands, un proyecto Environmental Working Group, http://ewg.org/reports/skindeep2/report.php?type=INGREDIENT&id=4293 (tomado 20 de febrero, 2006).

14. *Arizona Water Resource,* "Pharmaceuticals in Our Water Supplies."

15. Phaedra S. Corso et al., "Cost of Illness in the 1993 Waterborne *Cryptosporidium* Outbreak, Milwaukee, Wisconsin," *Emerging Infectious Diseases* 9, no. 4 (abril 2003): 426–431.

16. W. D. King y L. D. Marrett, "Case-Control Study of Bladder Cancer and Chlorination By-Products in Treated Water (Ontario, Canada)," *Cancer Causes and Control* 7. no. 6 (noviembre 1996): 596–604. Abstract accesado en https://www.meb.uni-bonn.de/cgi-bin/mycite?ExtRef=MEDL/97086891 (tomado 1 de febrero, 2006).

17. Rachel's Environment and Health News, "Dangers of Chlorinated Water," Environmental Research Association, 21 de mayo, 1998, no. 599.

18. Wellness Filter, "The Forgotten Secret of Health: Are You Missing the Most Important Ingredient for Optimum Health?"

19. Environmental Working Group, "Environmental Groups Petition EPA to Retract Fluoride Pesticide Tolerances on Food," nota de prensa, 21 de septiembre, 2005, http://

ewg.org/issues/fluoride/20050921/index.php (tomado 3 de febrero, 2006).

20. Callum Coats, *Living Energies* (Bath, UK: Gateway Books, 1996), 194, citado por Dan Stewart y Denise Routledge, "Water: Essential for Existence," *Explore*, vol. 8, no. 5, 1998, http://www.explorepub.com/articles/water.html (tomado 3 de febrero, 2006).

21. George Glasser, "Water: A Toxic Dump?" reimpreso con permiso de Sarasota ECO Report, vol. 4., no. 12, diciembre 1994, from *Health Freedom News*, julio 1995, http://www.fluoridedebate.com/question32.html (tomado 3 de octubre, 2006).

22. New York State Coalition Opposed to Fluoridation, "Fluoride Linked to Dental Cavities," 15 febrero, 2006, http://www.foodconsumer.org/777/8/Fluoride_linked_to _dental_cavities.shtml (tomado 19 febrero, 2006). Según un informe de U.S. Centers for Disease Control, el fluoruro llega hasta dos tercios de los estadounidenses vía reservas de agua pública, y virtualmente al 100 por ciento por los alimentos; sin embargo, el 50 por ciento de los niños de seis a ocho años de edad, en todo el país, tienen caries.

23. Dan R. Rasmussen, "Professor's Research Reignites Fluoride-Cancer Correlation Debate With New Research," *The Harvard Crimson Online Edition*, 28 septiembre, 2005, http://www.thecrimson.com/printerfriendly.aspx?ref=50860 (tomado 25 de enero, 2006).

24. Citizens for Safe Drinking Water, "Notable Quotes From Research Scientists and Medical Organizations," http://www.nofluoride.com/quotes.htm (tomado 1 de febrero, 2006).

25. John McDougall, MD, "Alzheimer's Disease: Dietary and Lifestyle Implications," McDougall Wellness Center, http://www.drmcdougall.com/science/alzheimers.html (accesado Febrero 1, 2006).

26. United States Environmental Protection Agency, "Water on Tap: What You Need to Know," Octubre 2003, http://www.epa.gov/safewater/wot/index.html (accesado Febrero 17, 2006).

Día 5: ¿Es mejor el agua envasada?

1. Beverage Marketing Corporation, "Bottled Water Continues As Number 2 in 2004," International Bottled Water Association, http://www.bottledwater.org/ public/ Stats_2004.doc (accesado Febrero 3, 2006).

2. Ibíd.

3. NSF International, "The Facts About Bottled Water," NSF Water Safety Kit, http://www.nsf.org/consumer/newsroom/pdf/fact_water_bottledwater.pdf (accesado Febrero 3, 2006).

4. Natural Resources Defense Council, "Bottled Water: Pure Drink or Pure Hype?" http://www.nrdc.org/water/drinking/bw/exesum.asp (accesado Febrero 3, 2006).

5. Ibíd.

6. Ibíd.

7. NSF International, "The Facts About Bottled Water."

8. John Stossel, "Is Bottled Water Better Than Tap? Americans Are Spending Billions on a Drink That's Virtually Free," *ABC News: 20/20*, Mayo 6, 2005, http://abcnews.go.com/ 2020/Health/story?id=728070&page=1 (accesado Febrero 15, 2006).

9. Natural Resources Defense Council, "Bottled Water: Pure Drink or Pure Hype?"

10. Liza Gross, "The Hidden Life of Bottled Water," *Sierra Magazine*, Mayoo/Junio 1999, http://www.sierraclub.org/sierra/199905/water.asp (accesado Febrero 15, 2006).

11. Michael Mascha, "Most Americans Unaware of the Many Choices in Bottled Waters," Fine Waters newsletter, Julio 2005, http://www.finewaters.com/Newsletter/Julio_2005/ Most_Americans_Unaware_of_the_Many_Choices_in_Bottled_Waters.asp (accesado Febrero 2, 2006).

12. *Now Online Edition*, "Plastic Problems," Julio 29, 2004, http://www.nowtoronto.com/ issues/2004-07-29/goods_ecoholic.php (accesado Octubre 3, 2006).

13. Elizabeth Weise, "Are Our Products Our Enemy?" *USA ToDía*, Agosto 2, 2005, http://www.usatoDía.com/news/health/2005-08-02-chemicals-hormones-cover_x.htm (accesado Febrero 15, 2006).

14. Brenna Doheny, "Nalgene Plastic Mayo Be Harmful: Studies Show That the Popular Water Bottle Mayo Pose Serious Risks," *The Daily Barometer*, Febrero 17, 2004, http://barometer.orst.edu/vnews/display.v/ART/2004/02/17/40324e5d40a14?in_

archive=1 (accesado Febrero 15, 2006).
15. Gross, "The Hidden Life of Bottled Water."
16. *Canadian Press,* "People Who Frequently Reuse Water Bottles Mayo Be Risking Their Health," Enero 26, 2003, http://www.ghchealth.com/people-who-frequently-reuse-their-water-bottles-Mayo-be-risking-their-health.html (accesado Febrero 15, 2006).
17. Weise, "Are Our Products Our Enemy?"
18. Lauren M. Posnick, ScD, y Henry Kim, PhD, "Bottled Water Regulation and the FDA," *Food Safety Magazine,* Agosto/Septiembre 2002, reimpreso por the U.S. Food and Drug Administration, Center for Food Safety and Applied Nutrition, http://www.cfsan.fda.gov/~dms/botwatr.html (accesado Enero 25, 2006).
19. Thaddeus Herrick, "Microsoft Is Curbing Use of PVC, a Popular Plastic," *Wall Street Journal,* Diciembre 7, 2005, D7.
20. Allison Sloan, "Mothers and Others Magazine," International Plastics Task Force, http://www.ecologycenter.org/iptf/toxicity/mothersandothers.html (accesado Octubre 3, 2006).
21. *Canadian Press,* "People Who Frequently Reuse Water Bottles Mayo Be Risking Their Health."

Día 6: El agua filtrada

1. Bill McTighe, "Water Filtration: Simple Carbon Filters Go a Long Way," Home Environmental, http://www.homeenv.com/art_wtr_filt.htm; Ion Life, Inc., "Apples with Apples: How to Choose a Water Filter System," Ion Life, http://www.ionizers.org/water-filters.html; and Denise Moffat, MD, "The Basics of Water," Health Basics, http://www.naturalhealthtechniques.com/ Basics%20of%20Health/water_basics1.htm (accesados todos en Febrero 3, 2006).
2. Moffat, "The Basics of Water."
3. Ion Life, Inc., "Apples with Apples: How to Choose a Water Filter System" and Moffat, "The Basics of Water."
4. Advanced Water Systems, "Frequently Asked Questions about Reverse Osmosis (RO) Systems," http://advancedh2o.com/products/brochures_html/domestic/ faqs_ro.html (accesado Febrero 3, 2006).
5. Ion Life, Inc., "Apples with Apples: How to Choose a Water Filter System."
6. Tools for Transformation, "Balancing Acid/Alkaline Foods," http://www.trans-4mind.com/nutrition/pH.html (accesado Febrero 3, 2006).
7. Jhon, *The Water Puzzle and the Hexagonal Key,* 106–107.
8. Ibíd., 104.

Día 7: Cuánto y cuándo beber

1. Mark Jeantheau, "Styrofoam Cups—Clouds in Your Coffee?" Grinning Planet, Noviembre 1, 2005, http://www.grinningplanet.com/2005/11-01/styrofoam-cups-article.htm (accesado Agosto 10, 2006).
2. L. Maia and A. deMendonca, "Does Caffeine Intake Protect From Alzheimer's Disease?" *European Journal of Neurology* 9, no. 4 (Julio 2002): 377–382.
3. Eduardo Salazar-Martinez, MD, et al., "Coffee Consumption and Risk for Type 2 Diabetes Mellitus," *Annals of Internal Medicine* 140 (Enero 6, 2004), 1–8.
4. Susan Yara, "Coffee Perks," *Forbes Online,* Octubre 11, 2005, http://www.forbes.com/health/2005/10/11/coffee-health-benefits-cx_sy_1012feat_ls.html (accesado Febrero 3, 2006).
5. Victoria Gilman, "Coffee Buzz: Drink Is Top Antioxidant Source in U.S.," *National Geographic,* Agosto 31, 2005, http://news.nationalgeographic.com/news/2005/08/0831_050831_coffee.html (accesado Febrero 15, 2006). Also, *General Science,* "Coffee Is Number One Source of Antioxidants," Agosto 29, 2005, http://www.physorg.com/news6067.html (accesado Febrero 3, 2006).
6. Marc Leduc, "Is Coffee Good or Bad for Your Health?" Healing Daily Web site, http://www.healingdaily.com/detoxification-diet/coffee.htm (accesado Febrero 3, 2006).
7. General Conference Nutrition Council, "A Position Statement on the Use of Caffeine," http://www.nadadventist.org/hm/gcnc/caffeine/caffeine.htm (accesado Febrero 3, 2006).

8. J. Hintikka et. al., "Daily Tea Drinking Is Associated With a Low Level of Depressive Symptoms in the Finnish General Population," *European Journal of Epidemiology* 20, no. 4 (2005): 359–363.

9. Ion Health, "How Much Water Should You Drink?" http://www.ionhealth.ca/ id70.html (accesado Febrero 3, 2006). Also, Health4youonline.com, "Dehydration—the Benefits of Drinking Water," http://www.health4youonline.com/ article_dehydration.htm (accesado Febrero 3, 2006).

Pilar 2: Sueño y descanso

Día 8: Reparar su cuerpo con sueño

1. National Sleep Foundation, "Sleep and Sports: Get the Winning Edge," Teens and Sleep, http://www.sleepfoundation.org/hottopics/index.php?secid=18&id=272 (accesado Febrero 3, 2006).

2. Committee on Sleep Medicine and Research, *Sleep Disorders and Sleep Deprivation: An Unmet Public Health Problem*, The Institute of Medicine, Abril 4, 2006, nota de prensa, http://www.iom.edu/CMS/3740/23160/33668.aspx (accesado Julio 14, 2006).

3. Stephanie Saul, "Record Sales of Sleeping Pills Are Causing Worries," *New York Times*, Febrero 7, 2006, http://www.nytimes.com/2006/02/07/business/07 sleep.html?ex= 1156305600&en=b3db11459ac65eff&ei=5070 (accesado Julio 14, 2006).

4. National Sleep Foundation, "2000 Omnibus Sleep in America Poll,"1522 K Street NW, Suite 500, Washington, D.C., 20005.

5. Recomendación de seguridad de James L. Kolstad, Presidente de la Junta National Transportation Safety Board, to L. G. Rawl, Presidente de la Junta, Exxon Corporation, Septiembre 18, 1990, http://www.ntsb.gov/recs/letters/1990/M90_26_31.pdf (accesado Julio 25, 2006).

6. National Transportation Safety Board, *Korean Air Flight 801,* informe sobre accidente aéreo, Agosto 6, 1997, http://www.ntsb.gov/publictn/2000/AAR0001.pdf (accesado Julio 25, 2006).

7. Maria Thomas et al., "Neural Basis of Alertness and Cognitive Performance Impairments During Sleepiness: I. Effects of 24 h of Sleep Deprivation on Waking Human Regional Brain Activity," *Journal of Sleep Research* 9, no. 4 (Diciembre 2000): 335–352.

8. Resumen de descubrimientos, National Sleep Foundation 2005 Sleep in America Poll, http://www.sleepfoundation.org/_content/hottopics/ 2005_summary_of_findings. pdf (accesado Febrero 3, 2006).

9. K. Spiegle, R. Leproult, y E. Van Cauter, "Impact of Sleep Debt on Metabolic and Endocrine Function," *Lancet* 354 (Octubre 23, 1999): 1435–1439, se hace referencia en "Backgrounder: Why Sleep Matters," http://www.sleepfoundation.org /NSAW/pk_background.cfm (accesado Febrero 10, 2005).

10. A. A. Kuo, "Does Sleep Deprivation Impair Cognitive and Motor Performance as Much as Alcohol Intoxication?" *Western Journal of Medicine* 3, no. 174 (Marzo 1, 2001): 180, se hace referencia en "Backgrounder: Why Sleep Matters," http://www.sleepfoundation.org/NSAW/pk_background.cfm (accesado Febrero 10, 2005).

11. Stephenie Overman, "Rise and Sigh—Sleep Deprivation," *HR Magazine*, Mayo 1999, http://www.findarticles.com/p/articles/mi_m3495/is_5_44/ai_54711192 (accesado Febrero 16, 2006).

12. Resumen de descubrimientos, National Sleep Foundation 2005 Sleep in America Poll.

13. *APA Online*, "Why Sleep Is Important and What Happens When You Don't Get Enough," http://www.apa.org/pubinfo/sleep.html#consequences (accesado Febrero 2, 2006).

14. Shawn M. Talbott, PhD, *The Cortisol Connection* (Alameda, CA: Hunter House 2002), 52–54.

15. National Sleep Foundation, "Tools and Quizzes," www.sleepfoundation.org/quiz/ quiz.php?id=6&qnum=2 (accesado Octubre 3, 2006).

16. Don Colbert, MD, "7 Pilars of Health" PowerPoint presentation; also, Resumen de descubrimientos, National Sleep Foundation 2005 Sleep in America Poll.

17. Circadian Technologies, Inc., "Extended Hours Workers More Prone to Major

Health Problems and Divorce," 2003 Health Study Release, http://www.circadian.com/media/2003_press_health.htm (accesado Febrero 3, 2006).

Día 9: Causas del insomnio
1. Resumen de descubrimientos, National Sleep Foundation 2005 Sleep in America Poll.
2. Center for Science in the Public Interest, "Caffeine Content of Food and Drugs," http://www.cspinet.org/new/cafchart.htm (accesado Febrero 10, 2005); también, Center for Science in the Public Interest, "The Caffeine Corner: Products Ranked by Amount," Nutrition Action Health Letter, http://www.cspinet.org /nah/caffeine/caffeine_corner.htm (accesado Febrero 10, 2005).
3. Resumen de descubrimientos, National Sleep Foundation 2005 Sleep in America Poll.

Día 10: Qué cantidad de sueño realmente necesita
1. CNN.com, "Lack of Sleep America's Top Health Problem, Doctors Say," Health Story Page, Marzo 17, 1997, http://www.cnn.com/HEALTH/9703/17/nfm/ sleep.deprivation/ (accesado Febrero 3, 2006).
2. CNN.com Transcripts, "Clinton Pardons: House Government Reform Committee Questions Former Clinton Aides," evento especial emitido Marzo 1, 2001, http://transcripts.cnn.com/TRANSCRIPTS/0103/01/se.16.html (accesado Febrero 3, 2006).
3. Kelly Myers, notas para Psyc 2000 001, Louisiana State University, Agosto 30, 2001, http://chancely29.tripod.com/lsunotes/id2.html (accesado Febrero 24, 2006).
4. National Sleep Foundation, http://www.sleepfoundation.org (accesado Febrero 6, 2006).
5. National Sleep Foundation, "Sleep and Aging: How Sleep Changes," http://www.sleepfoundation.org/hottopics/index.php?secid=12&id=183 (accesado Febrero 6, 2006). También, James Tighe, "Sleep Deprivation," BBC Online, publicado por primera vez en Junio 2000, revisado Septiembre 2006, http://www.bbc.co.uk/health/conditions/ mental_health/coping_sleep.shtml (accesado Febrero 6, 2006).
6. University of Chicago Hospitals, "Lack of Sleep Alters Hormones, Metabolism, Simulates Effects of Aging," nota de prensa, Octubre 21, 1999, http://www.uchospitals.edu/news/1999/19991021-sleepdebt.html (accesado Julio 14, 2006).
7. "Sleep and Aging: How Sleep Changes"; also, Tighe, "Sleep Deprivation."
8. "Sleep and Aging: How Sleep Changes."

Día 11: Cómo planear su noche perfecta de sueño
1. Jennifer Harper, "Portuguese Pull Most Late Nights, Sleep Poll Finds," Washington Times, Marzo 10, 2005, http://www.washingtontimes.com/ national/20050309-112252-5103r.htm (accesado Febrero 6, 2006).
2. Don Colbert, MD, "7 Pillars of Health."

Día 12: Su dormitorio: ¿unidad de almacenaje o refugio para dormir?
1. Sheila Wray Gregoire, "When Sleeping Together Drives You Apart: Solutions to Marital Sleep Problems," Marriage Partnership, vol. 19, no. 2, verano 2002, 32.
2. The Sleep Well, "Radio Frequency (RF) Procedure or Somnoplasty," Sleep Apnea Information and Resources, http://www.stanford.edu/~dement/apnea.html (accesado Febrero 2, 2006).

Día 13: Ayudas para dormir
1. Frost & Sullivan Research Services, "U.S. Insomnia Therapies Market," Abril 16, 2004, http://www.frost.com/prod/servlet/report-brochure.pag?id=A747-01-00-00-00 (accesado Febrero 6, 2006).
2. H. Dressing et al., "Insomnia: Are Valerian/Balm Combinations of Equal Value to Benzodiazepine [traducido del alemán]?" Therapiewoche 42 (1992): 726–736.
3. G. Balderer and A. A. Borbely, "Effect of Valerian on Human Sleep," Psycho-Parmacol 87 (1985): 406–409.
4. U.S. Food and Drug Administration, "Milestones in U.S. Food and Drug Law History," FDA Backgrounder, Mayo 3, 1999, actualizado Agosto 2005, http://www.fda.gov/opacom/backgrounders/miles.html (accesado Febrero 15, 2006).

5. Eliza-Jasmine Baotran Tran, "Drugs, Sex, and Politics," term paper manuscript, University of California—Berkeley, Mayo 5, 1999, http://sulcus.berkeley.edu/mcb/165_001/papers/manuscripts/_180.html (accesado Febrero 15, 2006).

6. Phyllis A. Balch, CNC, *Prescription for Nutritional Healing*, edición revisada y extendida (New York: Avery Books, 2000), 473–474.

7. Joseph E. Pizzorno Jr. and Michael T. Murray, eds., *Textbook of Natural Medicine* (New York: Churchill Livingston, 1999), 920–923.

8. Holisticonline.com, "Alternative and Integral Therapies for Insomnia," www.holistic-online.com/remedies/Sleep/sleep_ins_nutrition.htm (accesado Febrero 6, 2006).

9. L. R. Junioja et al., "L-theanine—a Unique Amino Acid of Green Tea and Its Relaxation Effect in Humans," *Trends in Food Science and Technology* 10 (1999): 199–204.

10. Ibíd.

11. Julie Thibeau, "Suntheanine," NutriScience Innovation, http://www.nutriscienceusa.com/productinfo_123.htm (accesado Febrero 16, 2006).

12. Balch, *Prescription for Nutritional Healing*, 75, 474.

Día 14: Aprenda a descansar

1. Resumen de descubrimientos, National Sleep Foundation 2005 Sleep in America Poll.

2. Tighe, "Sleep Deprivation."

3. National Sleep Foundation, "The Short Story on Napping," http://www.sleep-foundation.org/hottopics/index.php?secid=18&id=278 (accesado Febrero 6, 2006).

4. Ibíd.

5. Don Colbert, MD, *The Bible Cure for Sleep Disorders* (Lake Mary, FL: Siloam, 2001).

Pilar 3: Alimentos vivos

Día 15: Alimentos vivos y alimentos muertos

1. *Rural Migration News*, "How We Eat," vol. 3, no. 4, Octubre 1996, http://migration.ucdavis.edu/rmn/more.php?id=158_0_5_0 (accesado Febrero 21, 2006).

2. *California Healthline*, "Life Expectancy Increases to 77.6 Years in U.S., Study Finds," Diciembre 9, 2005. *California Healthline* se publica para la Fundación California HealthCare Foundation por the Advisory Board Company.

Día 16: Su cuerpo es un templo

1. C. C. Cowie et al., "Prevalence of Diabetes and Impaired Fasting Glucose in Adults in the U.S. Population: National Health and Nutrition Examination Survey (NHANES) 1999–2000," *Diabetes Care* 29, no. 6 (Junio 2006): 1263–1268.

2. Roy Walford, *Beyond the 120 Year Diet* (New York: Four Walls Eight Windows, 2000), 45–49, se hace referencia en K. C. Craichy, *Super Health* (Minneapolis, MN: Bronze Bow Publishing, 2005), 57.

3. Kenneth F. Ferraro, "Firm Believers? Religion, Body Weight, and Well-Being," *Review of Religious Research* 39, no. 3 (Marzo 1998): 224ff, se hace referencia en Beth Forbes, "Firm Believers More Likely to Be Flabby, Purdue Study Finds," *Purdue News*, Marzo 1998, http://news.uns.purdue.edu/html14ever/9803.Ferraro.fat.html (accesado Febrero 21, 2006).

4. Adaptado de la tabla de indices de masa corporal del Instituto National Heart, Lung, and Blood Institute en *Clinical Guidelines on the Identification, Evaluation, and Treatment of Overweight and Obesity in Adults*. Usado con permiso.

Día 17: Lo que la Biblia dice sobre los alimentos

1. Jeanie Lerche Davis, "America's Food Trends: People Eating Healthy, Eating at Home," WebMD Medical News, http://www.webmd.com/content/article/72/81891.htm (accesado Febrero 21, 2006).

2. T. J. Key et al., "Mortality in Vegetarians and Non-Vegetarians: A Collaborative Analysis of 8300 deaths Among 76,000 Men and Women in Five Prospective Studies," *Public Health Nutrition* 1, no. 1 (Marzo 1998): 33–41.

3. G. E. Fraser and D. J. Shavlik, "Ten Years of Life: Is It a Matter of Choice?"

Archives of Internal Medicine 161, no. 13 (2001): 1645–1652.

Día 18: Qué evitar: el lado oscuro del mundo de los alimentos
1. TruthinLabeling.org, "Collected Reports of Endocrine Disorders, Retinal Degeneration, and Adverse Reactions Caused by MSG," http://www.truthinlabeling.org/ adversereactions.html (accesado Mayo 8, 2006).
2. MedlinePlus Encyclopedia, s.v. "Chinese Restaurant Syndrome," http://www.nlm.nih.gov/medlineplus/ency/article/001126.htm (accesado Agosto 2, 2006).
3. Becky Hand, "The Hunt for Hidden Sugar: How Much of the Sweet Stuff Is Hiding Your Foods?" BabyFit.com, http://www.babyfit.com/articles.asp?id=685 (accesado Agosto 14, 2006).
4. S. J. Schoenthaler and I. D. Bier, "The Effect of Vitamin-Mineral Supplementation on Juvenile Delinquency Among American Schoolchildren: A Randomized, Double-blind Placebo-controlled Trial," *The Journal of Alternative and Complementary Medicine* 6, no. 1 (Febrero 2000): 7–17.
5. Don Colbert, MD, *The Bible Cure for Candida and Yeast Infections* (Lake Mary, FL: Siloam, 2001).
6. Educate-Yourself.org, "Sugar," Nutrition, the Key to Energy, http://educate-yourself.org/nutrition/#sugar (accesado Febrero 21, 2006).
7. NewsTarget.com, "The Politics of Sugar: Why Your Government Lies to You About This Disease-Promoting Ingredient," Julio 21, 2005, www.newstarget.com/z009797.html (accesado Enero 28, 2006).
8. Russell Blaylock, *Excitotoxins: The Taste That Kills* (Santa Fe, NM: Health Press, 1997), 180.
9. Daniel DeNoon, "Drink More Diet Soda, Gain More Weight?" WebMD Medical News, Junio 13, 2005, http://www.webmd.com/content/Article/ 107/108476.htm?printing=true (accesado Septiembre 28, 2006).
10. Stephen Fox, "New Mexico Senate Bill to Ban Artificial Sweetener Aspartame as Neurotoxic Carcinogen," *NewswireToDía - /newswire/ -* Santa Fe, New Mexico, Enero 17, 2006.
11. Joseph Mercola, MD, "The Potential Dangers of Sucralose: Reader Testimonials," http://www.mercola.com (accesado Julio 25, 2006).
12. Food and Diet, "Splenda," http://www.foodanddiet.com/NewFiles/ splenda.html (accesado Enero 29, 2006).
13. Federal Register of the U.S. Food and Drug Administration, Center for Food Safety and Applied Nutrition, "Food Additives Permitted for Direct Addition to Food for Human Consumption; Sucralose," vol. 63, no. 64, Abril 3, 1998, pages 16417–16433, http://www.cfsan.fda.gov/%7Elrd/fr980403.html (accesado Febrero 27, 2006).
Se realizó un estudio clínico de seis meses (E157) para investigar los efectos de la sucralosa (667 mg/d mediante administración oral) en la homeostasis de glucosa en pacientes con NIDDM (diabetes tipo 2). El estudio se dividió en una fase de exploración, una fase de pruebas y una fase de seguimiento. Cuarenta y un pacientes participaron en la fase de pruebas del estudio. Los cuarenta y un pacientes fueron divididos en dos grupos: veinte pacientes cuya diabetes fue manejada con insulina, y veintiún pacientes manejados con agentes hipoglicémicos (OHAs). Cada uno de esos grupos fue subdividido en un grupo con sucralosa y un grupo con placebo. El porcentaje de concentración de hemoglobina glicosilada (HbA1c) fue la principal medida del control glicérico a largo plazo en este estudio. Además, se midieron los siguientes parámetros de homeostasis de glucosa: (1) Niveles de glucosa plasma, serum C-peptide y serum insulina; y (2) medidas de glucosa plasma, serum C-peptide y serum insulina después de comer. Estos parámetros se midieron tras cero, uno, tres y seis meses de tratamiento o con sucralosa o con un placebo (celulosa). Los resultados de este estudio mostraron un pequeño pero estadísticamente significativo aumento en la glicosilación de hemoglobina (HbA1c) desde niveles de punto de referencia en el grupo tratado con sucralosa, comparado con el que se vio en el grupo con placebo (conjunto de datos 1: promedio de diferencia de 0.007 por ciento, p =0.005; conjunto de datos 2: promedio de diferencia de 0.006 por ciento, p = 0.012) (Ref.42). Este efecto

HbA1c se observó en el grupo tratado con sucralosa a 1 mes de tratamiento y no aumentó significativamente a niveles más altos a lo largo del resto del estudio (rango de promedio de diferencia de 0.006 a 0.008 por ciento, p<ls-thn-eq> 0.0043). En general, durante la fase de pruebas del estudio, no se observaron cambios estadísticamente significativos en los niveles de punto de referencia en ningunas de las medidas secundarias de homeostasis de glucosa (ie.: glucosa en plasma y serum C-peptide y concentraciones de insulina). Debido al pequeño tamaño de los grupos en este estudio, la importancia clínica final del efecto HbA1c observado no pudo determinarse (Ref. 42). *Sin embargo, hablando en general, los aumentos en glicosilación en hemoglobina suponen una reducción de control de la diabetes.*

14. Ibíd.

15. Eric Schlosser, *Fast Food Nation* (New York: Houghton Mifflin, 2001).

16. McDonalds USA, "McDonald's USA Nutrition Facts for Popular Menu Items / French Fries," http://www.mcdonalds.com/app_controller.nutrition.index1.html#1 (accesado Febrero 11, 2006).

17. Paul Appleby, "Do Vegetarians Live Longer?" notas para una charla dada a alumnos de the Oxford Green Party, Friends Meeting House, Oxford, UK, Marzo 1, 2002, http://www.ivu.org/oxveg/Talks/veglongevity.html (accesado Febrero 8, 2006); also, T. J. Key, G. K. Davey, and P. N. Abbleby, "Health Benefits of a Vegetarian Diet," *The Proceedings of the Nutrition Society* 58, no. 2 (Mayo 1999): 271–275.

18. Cancer Prevention Coalition, "Hot Dogs and Nitrites," http://www.preventcancer.com/consumers/food/hotdogs.htm (accesado Agosto 3, 2006).

19. Kristen Philipkoski, "Meat Stripper Gets Third Degree," *Wired Magazine*, Enero 19, 2004, as reported at OrganicConsumers.org, http://www.organicconsumers.org/madcow/stripper11904.cfm (accesado Mayo 7, 2006).

20. "Nutritional Information from Bob Evans Menu," proporcionado por la página web de la empresa: http://www.bobevans.com, accesado Febrero 16, 2006. La información proporcionada fue actualizada por última vez: Febrero 16, 2006.

21. Ban Trans Fats, "New Labeling," http://www.bantransfats.com/ newlabeling.html (accesado Febrero 21, 2006).

22. Stephanie Lingafelter, "Supersized Fat in America," Mother Earth Living, http://www.motherearthliving.com/issues/motherearthliving/whole_foods/Trans-Fat-Risks_227-1.html (accesado Septiembre 28, 2006).

23. Prostate Cancer Foundation, "Dietary Fats and Red Meat: Rethinking the American Way," http://www.prostatecancerfoundation.org/site/c.itIWK2OSG/b.788359/k.6989/Dietary_Fats_and_Red_Meat.htm (accesado Agosto 2, 2006).

24. CalorieKing by Allan Borushek, "Calories and Carbs in Fats: Animal Fats or Lards, Meat drippings," http://www.calorieking.com/foods/food/carbs-calories-in-fats-animal-fats-or-lards-meat-drippings_Y2lkPTMzNDIxJmJpZD0xJmZp ZD02ODA1N-SZlaWQ9Mzc1MDIyNTQmcG9zPTgmcGFyPSrZXk9YmFjb24.html (accesado Marzo 2, 2006).

25. American Heart Association, "Limiting Fats and Cholesterol," http://www.americanheart.org/presenter.jhtml?identifier=323 (accesado Agosto 23, 2006).

Día 19: Qué comer: lista de alimentos vivos

1. American Chemical Society, "Research at Great Lakes Meeting Shows More Vitamin C in Organic Oranges Than Conventional Oranges," nota de prensa, Junio 2, 2002, http://www.sciencedaily.com/releases/2002/06/020603071017.htm (accesado Febrero 21, 2006).

2. U.S. Department of Health and Human Services and the U.S. Department of Agriculture, "Dietary Guidelines for Americans 2005," http://healthierus.gov/ dietaryguidelines (accesado Marzo 22, 2006).

3. Harvard School of Public Health, "Fruits and Vegetables," http://www.hsph.harvard.edu/nutritionsource/fruits.html (accesado Febrero 21, 2006).

4. E. Giovannucci et al., "A Prospective Study of Tomato Products, Lycopene, and Prostate Cancer Risk," *Journal of the National Cancer Institute* 94, no. 5 (Marzo 6, 2002): 391–398.

5. Health 101 Institute, "Enzymes' Role in Health," tomado de the Life Extension Foundation, accesado via Health101.org, http://www.health101.org/art_enzymes.htm

(accesado Febrero 21, 2006).

6. Don Colbert, MD, *Toxic Relief* (Lake Mary, FL: Siloam, 2003).

7. Better Health Channel, "Food Processing and Nutrition Fact Sheet," http://www.betterhealth.vic.gov.au/bhcv2/bhcarticles.nsf/pages/Food_processing_and_nutrition?OpenDocument (accesado Febrero 22, 2006).

8. Educate-Yourself.org, "Fiber," Nutrition, the Key to Energy, http://www.educate-yourself.org/nutrition/#fiber (accesado Febrero 22, 2006).

9. U.S. Department of Health and Human Services and the U.S. Department of Agriculture, "Dietary Guidelines for Americans 2005."

10. Best Diet Tips, "Glycemic Index List of Foods," http://www.bestdiettips.com/html/glycemic_index.html (accesado Febrero 22, 2006).

11. T. A. Mori and L. J. Beilin, "Omega-3 Fatty Acids and Inflammation," *Current Atherosclerosis Reports* 6, no. 6 (Noviembre 2004): 461–467; W. Elaine Hardman, "(n-3) Fatty Acids and Cancer Therapy," *The Journal of Nutrition* 134, suppl. 12 (Diciembre 2004): 3427S–3430S; A. A. Berbert et al., "Supplementation of Fish Oil and Olive Oil in Patients With Rheumatoid Arthritis," *Nutrition* 21, no. 2 (Febrero 2005): 131–136; P. Guesnet et al., "Analysis of the 2nd Symposium: Anomalies of Fatty Acids, Ageing and Degenerating Pathologies," *Reproduction Nutrition Development* 44, no. 3 (Mayo–Junio 2004): 263–271; J. A. Conquer et al., "Fatty Acid Analysis of Blood Plasma of Patients With Alzheimer's D, Other Types of Dementia, and Cognitive Impairment," *Lipids* 35, no. 12 (Diciembre 2000): 1305–1312; L. A. Horrocks and Y. K. Yeo, "Health Benefits of Docosahexaenoic Acid (DHA)," *Pharmacological Research* 40, no. 3 (Septiembre 1999): 211–225; E. M. Hjerkinn et al., "Influence of Long-Term Intervention With Dietary Counseling, Long-Chain n-3 Fatty Acid Supplements, or Both on Circulating Markers of Endothelial Activation in Men With Long-Standing Hyperlipidemia," *Alternative Medicine Review* 81, no. 3 (Marzo 2005): 583–589; and Joyce A. Nettleton and Robert Katz, "n-3 Long-Chain Polyunsaturated Fatty Acids in Type 2 Diabetes: A Review," *Journal of the American Dietetic Association* 105, no. 3 (Marzo 2005): 428–440.

12. Prostate Cancer Foundation, "Dietary Fats and Red Meat: Rethinking the American Way."

13. M. G. Enig, *Trans Fatty Acids in the Food Supply: A Comprehensive Report Covering 60 Years of Research*, 2nd edition (Silver Spring, MD: Enig Associates, Inc., 1995).

14. Don Colbert, MD, *What Would Jesus Eat?* (Nashville, TN: Thomas Nelson, 2001).

Día 20: Qué comer con precaución: carne y productos lácteos

1. University Of Michigan Integrative Medicine, "Healthy Fats," http://www.med.umich.edu/umim/clinical/pyramid/fats.htm (accesado Febrero 22, 2006).

2. PublicCitizen.org, "Is Irradiated Food Safe?" http://www.citizen.org/print_article.cfm?ID=1423 (accesado Febrero 22, 2006).

3. J. D. Decuypere, MD, "Radiation, Irradiation and Our Food Supply," The Decuypere Report, http://www.healthalternatives2000.com/food_supply_report.html (accesado Febrero 22, 2006).

4. Ibíd.

5. PublicCitizen.org, "Is Irradiated Food Safe?"

6. Decuypere, "Radiation, Irradiation and Our Food Supply."

7. Joseph Mercola, "The Problems With Irradiated Food: What the Research Says," www.mercola.com/article/irradiated/irradiated_research.htm (accesado Febrero 22, 2006).

8. Mayo Clinic.com, "Irradiation: One Tool for Improving Food Safety," as printed by International Council on Food Radiation, "News & Views," Abril 20, 2004, http://www.icfi.org/newsandviews.php?PHPSESSID=20b0a84d64e2e532edadbd570aacc1b5. Also, PCC Natural Markets, "Irradiated Foods," http://www.pccnaturalmarkets.com /issues/irradiated.html (accesado Febrero 22, 2006).

9. "Irradiated Foods."

10. Ibíd.

11. "Irradiation: One Tool for Improving Food Safety."

12. C. A. Daley et al., "A Literature Review of the Value-Added Nutrients Found in

Grass-fed Beef Products," California State University—Chico, draft manuscript, Junio 2005, http://www.csuchico.edu/agr/grassfedbeef/health-benefits/index.html (accesado Septiembre 2, 2005).

13. Emily Oken, MD, et al., "Decline in Fish Consumption Among Pregnant Women After a National Mercury Advisory," *Obstetrics and Gynecology* 102 (2003): 346–351, http://www.greenjournal.org/cgi/content/full/102/2/346 (accesado Febrero 22, 2006).

14. Lynn R. Goldman, MD, MPH, et al., "American Academy of Pediatrics: Technical Report: Mercury in the Environment: Implications for Pediatricians," *Pediatrics* 108, no. 1 (Julio 2001): 197–205.

15. Educate-Yourself.org, "Dairy Products," Nutrition, the Key to Energy, http://www.educate-yourself.org/nutrition/#dairyproducts (accesado Febrero 22, 2006).

16. George Mateljan Foundation, "Pasteurization," http://www.whfoods.com /genpage.php?tname=george&dbid=149#answer (accesado Agosto 17, 2006).

17. I-Min Lee and Ralph S. Paffenbarger Jr., "Life Is Sweet: Candy Consumption and Longevity," *British Medical Journal* 317 (Diciembre 19, 1998): 1683–1684.

18. University of Alabama–Birmingham Health System, "Chocolate Works Against Hypertension," http://www.health.uab.edu/show.asp?durki=84606 (accesado Febrero 22, 2006).

19. PreventDisease.com, "Study Tracks Lead Level in Chocolate," Noviembre 1, 2005, http://preventdisease.com/news/articles/110105_lead_chocolate.shtml (accesado Febrero 22, 2006).

Día 21: "¡La cena está lista!": cómo preparar, almacenar y servir los alimentos

1. Janet Raloff, "Microwaves Bedevil a B Vitamin—Research Indicates Overcooking and Microwaving Meat and Dairy Foods Inactivate Vitamin B$_{12}$—Brief Article," *Science News,* Febrero 14, 1998, http://www.findarticles.com/p/ articles/mi_m1200/is_n7_v153/ai_20346932 (accesado Febrero 22, 2006).

2. Ralph W. Moss, PhD, "How Food Preparation Affects Nutrients," *Weekly Cancer Decisions* 114, Enero 2004, http://annieappleseedproject.org/ howfoodprepa.html (accesado Febrero 22, 2006).

3. Good Eats Fan Page, "Cooking Oil Smoke Points," http://www.goodeatsfanpage.com/CollectedInfo/OilSmokePoints.htm (accesado Marzo 2, 2006).

4. B. H. Blanc and H. U. Hertel, "Comparative Study of Food Prepared Conventionally and in the Microwave Oven," published by Raum & Zeit, 1992, in *Journal of the Science of Food and Agriculture* 3, no. 2 (2003): 43.

5. Malaria Foundation International, "FAQs: Is DDT Still Effective and Needed to Control Malaria?" http://www.malaria.org/DDTcosts.html (accesado Febrero 3, 2006).

6. University of Díaton Research Institute, "Olive Oil, Lower Temperatures Less Toxic in Frying," *UDRI News,* Septiembre 2003, http://www.udri.uDíaton.edu/News/news0903.htm (accesado Febrero 22, 2006).

7. Better Health Channel, "Food Processing and Nutrition Fact Sheet."

8. Environmental Protection Agency, "EPA Settles PFOA Case Against DuPont for Largest Environmental Administrative Penalty in Agency History," Diciembre 14, 2005, http://yosemite.epa.gov/opa/admpress.nsf/68b5f2d54f3eefd28525701500517fbf /fdcb2f665cac6 6bb852570d7005d6665!OpenDocument (accesado Enero 26, 2006).

9. Associated Press, "DuPont Settles EPA's Teflon Charges for $10M Fine," FOXNews.com, Diciembre 14, 2005, http://www.foxnews.com/ printer_friendly_story/0,3566,178756,00.html (accesado Enero 26, 2006).

10. National Center on Addiction and Substance Abuse at Columbia University, "Casa and TV Land/Nick at Nite Report Shows Frequent Family Dinners Cut Teens' Substance Abuse Risk in Half," nota de prensa, Septiembre 13, 2005, http://66.135.34.236/absolutenm / templates/PressReleases.aspx?articleid=405&zoneid=64 (accesado Agosto 17, 2006).

Pilar 4: EjercicioDía 22: Removamos las aguas

1. Colbert, *What Would Jesus Eat?* 168.
2. Ibíd., 168–169.

Día 23: Los beneficios del ejercicio, parte I
1. PreventDisease.com, "More Evidence that Exercise Prevents Cancer," Julio 2004 http://preventdisease.com/home/tips42.shtml (accesado Agosto 18, 2006).
2. International Agency for Research on Cancer, *IABC Handbooks of Cancer Prevention, Volume 6: Weight Control and Physical Activity* (Lyon. France: IABC Press, 2001).
3. National Cancer Institute, "Cancer Trends Progress Report—2005 Update," http://progressreport.cancer.gov (accesado Enero 29, 2006).
4. Anne McTiernan, MD, PhD, et al., "Recreational Physical Activity and the Risk of Breast Cancer in Postmenopausal Women," *Journal of the American Medical Association* 290, no. 10 (Septiembre 10, 2003): 1331–1336.
5. Brian McGovern, MD, "MADIT II Trial—Prophylactic Implantation of a Defibrillator in Patients With Myocardial Infarction and Reduced Ejection Fraction," American Heart Association, http://www.americanheart.org/presenter.jhtml? identifier=3007300 (accesado Febrero 16, 2006).
6. James A. Levine, N. L. Eberhardt, and M. D. Jensen, "Role of Nonexercise Activity Thermogenesis in Resistance to Fat Gain in Humans," *Science* 283 (Enero 8, 1999): 212–214.
7. Judy Ismach, "No Two Genders About It, a Heart Is Just a Heart," *Physician's Weekly*, vol. 14, no. 10, Febrero 10, 1997, http://www.physweekly.com/archive/97/02_10_97/itn1.html (accesado Febrero 16, 2006).
8. *Harvard University Gazette*, "It's Never Too Late: Joslin Study Shows Diabetes Sufferers See Major Benefits From Minor Exercise, Weight Loss," Diciembre 11, 2003, http://www.news.harvard.edu/gazette/2003/12.11/25-diabetes.html (accesado Febrero 8, 2006).
9. Christiaan Leeuwenburgh et al., "Oxidized Amino Acids in the Urine of Aging Rats: Potential Markers for Assessing Oxidative Stress in Vivo," *American Journal of Physiology: Regulatory, Integrative and Comparative Physiology* 276 (Enero 1999): R128–R135.

Día 24: Los beneficios del ejercicio, parte II
1. Levine, "Hydration 101: The Case for Drinking Enough Water."
2. Leeuwenburgh et al., "Oxidized Amino Acids in the Urine of Aging Rats: Potential Markers for Assessing Oxidative Stress in Vivo."
3. Tom Lloyd, PhD, estudio publicado en *The Journal of Pediatrics*, as se hace referencia en Jeanie Lerche Davis, "Got Exercise? Workouts Better for Bone Health," WebMD, Junio 11, 2004, http://www.webmd.com/content/Article/88/100005.htm (accesado Julio 21, 2006).
4. Aetna InteliHealth, "Exercise," Diseases and Conditions: Digestive, http://www.intelihealth.com/IH/ihtIH/WSIHW000/8270/8759/189154.html?d=dmtContent (accesado Febrero 8, 2006).
5. Robert Preidt, "Exercise Eases Digestion Problems in the Obese," HealthDía News, Octubre 4, 2005, http://www.medicinenet.com/script/main/ art.asp?articlekey=54770 (accesado Febrero 8, 2006).
6. S. S. Tworoger et al., "Effects of a Yearlong Moderate-Intensity Exercise and a Stretching Intervention on Sleep Quality in Postmenopausal Women," *Sleep* 26, no. 7 (Noviembre 2003): 830–836.
7. Ibíd.
8. Associated Press, "Working Out Mayo Help Prevent Colds, Flu: Moderate Exercise Can Boost Body's Defenses, but Too Much Can Be Harmful," MSNBC.com, Enero 17, 2006, http://www.msnbc.msn.com/id/10894093/ (accesado Julio 31, 2006).
9. James Blumenthal et al., "Effects of Exercise Training in Older Patients With Major Depression," *Archives of Internal Medicine* 159, no. 19 (1999): 2349–2356.
10. Christine Brownlee, "Buff and Brainy: Exercising the Body Can Benefit the Mind," *Science News Online*, vol. 169, no. 8, Febrero 25, 2006, http://www.sciencenews.org/articles/20060225/bob10.asp (accesado Julio 24, 2006).
11. Free Health Encyclopedia, "Physical Fitness—Benefits of Physical Activity and Exercise on the Body," http://www.faqs.org/health/Healthy-Living-V1/Physical-Fitness.html (accesado Octubre 3, 2006).

12. Mayoo Clinic Staff, "Chronic Pain: Exercise Can Bring Relief," MayooClinic.com, Agosto 31, 2005, http://www.Mayooclinic.com/health/chronic-pain/AR00017 (accesado Agosto 16, 2006).

13. Mayo Clinic Staff, "Aerobic Exercise: What 30 Minutes a Día Can Do for Your Body," Mayo Clinic.com, Marzo 4, 2005, http://www.Mayooclinic.com/health/ aerobic-exercise/EP00002 (accesado Agosto 29, 2006).

Día 25: Ejercicio aeróbico

1. Jackie Berning, PhD, RD, "Strategies for Weight Loss," University of Michigan Health System, http://www.med.umich.edu/1libr/sma /sma_weight_sma.htm (accesado Febrero 8, 2006).

2. Susan Steeves, "Don't Sweat It: Ten Minutes Several Times Mayo Get You in Shape," WebMD.com, Febrero 8, 2001, http://www.webmd.com/content/article /18/1676_52466.htm (accesado Febrero 17, 2006).

3. Ralph S. Paffenberger et. al., "The Association of Changes in Physical-Activity Level and Other Lifestyle Characteristics with Mortality Among Men," *The New England Journal of Medicine* 328, no. 8 (Febrero 1993): 538–545.

4. U.S. Department of Health and Human Services and the U.S. Department of Agriculture, "Dietary Guidelines for Americans 2005: Chapter 4, Physical Activity," http://www.health.gov/dietaryguidelines/dga2005/document/html/chapter4.htm (accesado Diciembre 4, 2005).

5. American College of Sports Medicine, "Calculate Your Exercise Heart Rate Range," http://www.acsm.org/pdf/Calculate.pdf (accesado Febrero 16, 2006).

6. Elizabeth Quinn, "Delayed Onset Muscle Soreness: Dealing With Muscle Pain After Exercise," About: Sports Medicine, http://sportsmedicine.about.com /cs/injuries/a/ aa010600.htm (accesado Febrero 17, 2006).

Día 26: Ejercicio anaeróbico

1. National Osteoporosis Foundation, "Fast Facts: Prevalence," http://www.nof.org/ osteoporosis/diseasefacts.htm (accesado Febrero 17, 2006).

2. Ibíd.

3. Wikipedia, s.v. "Weight Training," http://en.wikipedia.org/wiki/Weight_training (accesado Febrero 17, 2006).

4. También se puede contactar con ellos en: PO Box 412, Berea, KY 40403. Su número de teléfono es: (859) 986-2181; fax, (859) 986-7580.

Día 27: Ejercicios divertidos y alternativos

1. SahajaYoga.org, "Medical Research on Effects of Sahaja Yoga on Hypertension," Stress Management, http://www.sahajayoga.org.in/StressMgmt.asp (accesado Febrero 14, 2005).

2. Marian S. Garfinke et al., "Yoga-Based Intervention for Carpal Tunnel Syndrome," *Journal of the American Medical Association* 280 (Noviembre 11, 1998): 1601–1603.

3. Judith Horstman, "Tai Chi," *Arthritis ToDía*, http://www.arthritis.org/resources/ arthritistoDía/2000_archives/2000_07_08_taichi.asp (accesado Febrero 14, 2005). Jacqueline Stenson, "Tai Chi Improves Lung Function in Older People," Medical Tribune News Service (1995). Also, D. D. Brown et al., "Cardiovascular and Ventilatory Responses During Formalized Tai Chi Chuan Exercise," *Research Quarterly for Exercise and Sport* 60, vol. 3 (1989): 246–250.

4. P. Jin, "Changes in Heart Rate, Noradrenaline, Cortisol and Mood During Tai Chi," *Journal of Psychosomatic Research* 33, vol. 2 (1989): 197–206.

5. The Pilates Center, "A History of Joseph Hubertus Pilates," http://www.thepilates-center.com/jhpilates.htm (accesado Febrero 17, 2006).

6. Wikipedia, s.v. "Pilates," http://en.wikipedia.org/wiki/Pilates (accesado Febrero 7, 2006).

Día 28: ¡Ejercicio de por vida!

1. MU News Bureau, "Daily Dog Walks Work Off Weight for Owners, MU Researchers Find," University of Missouri—Columbia, Sinclair School of Nursing, Septiembre 28, 2005, http://www.missouri.edu/~nursing/pressroom/releases/ 092805.php (accesado

Febrero 8, 2006).

2. RX Refunds, "Calories Burned by Exercise," Exercise and Calories Chart, http://www.rxrefunds.com/health/calories-burned.htm (accesado Febrero 17, 2006).

3. CalorieKing by Allan Borushek, "Nutritional Information," http://www.calorieking.com/foods/ (accesado Marzo 2, 2006).

Pilar 5: Desintoxicación

Día 29: Aunque usted no lo crea, probablemente esté intoxicado

1. Dr. Paul Yanick, *Quantum Repatterning Technique—II*, copyright © 2006 by Quantafoods, LLC.

2. Environmental Working Group, "Body Burden—the Pollution in Newborns," Julio 14, 2005, www.ewg.org/reports/bodyburden2 (accesado Febrero 20, 2006).

3. Lynn Goldman, MD, "A Special Report on Toxic Chemicals and Children's Health in North America," Commission for Environmental Cooperation of North America, Marzo 2004.

4. Duff Conacher and Associates, "Troubled Waters on Tap: Organic Chemicals in Public Drinking Water Systems and the Failure of Regulation."

Día 30: De dónde provienen las toxinas

1. American Lung Association, "State of the Air 2005," http://lungaction.org/reports/stateoftheair2005.html (accesado Febrero 20, 2006).

2. Alicia DiRado, "Smog Mayo Speed Atherosclerosis," USC Public Relations Newsroom, Noviembre 12, 2004, www.usc.edu/uscnews/stories/10761.html (accesado Febrero 20, 2006).

3. G. T. Sterling et al., "Health Effects of Phenoxy Herbicides," *Scandinavian Journal of Work Environmental Health* 12 (1986): 161–173, se hace referencia en Don Colbert, MD, "Curbing the Toxic Onslaught," NutriNews, Agosto 2005, http://www.hmscrown.com/Health_Research/DetoxificationIII.pdf#search=%22nutrinews%20colbert%22 (accesado Octubre 4, 2006).

4. American Cancer Society, "Cigarette Smoking," revised Febrero 13, 2006, http://www.cancer.org/docroot/PED/content/PED_10_2X_Cigarette_Smoking.asp?sitearea=PED&viewmode=print& (accesado Agosto 4, 2006).

5. Harvard Reports on Cancer Prevention, "Volume I: Human Causes of Cancer," *Cancer Causes and Control* 7 (Supplement) (Noviembre 1996): http://www.hsph.harvard.edu/cancer/resources_materials/reports/HCCPreport_1fulltext.htm (accesado Agosto 1, 2006).

6. American Cancer Society, "The Facts About Secondhand Smoke" http://www.cancer.org/docroot/COM/content/div_TX/COM_11_2x_The_Facts_about_Secondhand_Smoke.asp?sitearea=COM (accesado Agosto 4, 2006).

7. Michael F. Roizen, *YOU: The Owner's Manual* (New York: HarperCollins, 2005), 172.

8. Associated Press, "Toxic Chemical Found in Cows' Milk," *USA ToDía*, Junio 22, 2004, www.usatoDía.com/news/nation/2004-06-22-milk_x.htm, se hace referencia en Colbert, "Curbing the Toxic Onslaught."

9. Associated Press, "Rocket Fuel Chemical Found in Organic Milk," *ABC News*, http://www.abcnews.go.com/Health/print?id=293356 (accesado Febrero 20, 2006), se hace referencia en Colbert, "Curbing the Toxic Onslaught."

10. Robert Preidt, "Pesticide Exposure Causes Damage to Nervous System, Brain" HealthDía News, Agosto 4, 2006, http://www.refluxissues.com/ms/news/534119/main.html (accesado Octubre 4, 2006).

11. Alberto Ascherio et al., "Pesticide Exposure and Risk of Parkinson's Disease," *Annals of Neurology* (Julio 2006): se hace referencia en "Pesticide Exposure Associated With Incidence of Parkinson's Disease," nota de prensa from EurekAlert.com, Junio 26, 2006, http://www.eurekalert.org/pub_releases/2006-06/jws-pea061906.php (accesado Agosto 19, 2006).

12. A. Blair et al., "Clues to Cancer Etiology From Studies of Farmers," *Scandinavian Journal of Work, Environment, and Health* 18, no. 4 (1992): 209–215, se hace referencia en National Cancer Institute, "Risk Factors," http://rex.nci.nih.gov/ NCI_Pub_Interface/

raterisk/risks99.html (accesado Agosto 20, 2006).

13. Gene Marine y Judith Van Allen, *Food Pollution—the Violation of Our Inner Ecology* (Canada: Holt, Rinehart, and Winston, 1972), se hace referencia en Judy Campbell, BSc, et al., "Nutritional Characteristics of Organic, Freshly Stone-ground, Sourdough and Conventional Breads," Ecological Agricultural Projects, http://www.eap.mcgill.ca/Publications/EAP35.htm (accesado Febrero 20, 2006), se hace referencia en Colbert, "Curbing the Toxic Onslaught."

14. *Idaho Observer*, "Bleaching Agent in Flour Linked to Diabetes," Julio 2005, http://proliberty.com/observer/20050718.htm (accesado Febrero 20, 2006), se hace referencia en Colbert, "Curbing the Toxic Onslaught."

15. Educate-Yourself.org, "Nutrition, the Key to Energy."

16. Mark Peplow, "US Rice Mayo Carry an Arsenic Burden," *News@nature.com*, Agosto 2, 2005, www.nature.com/news/2005/05081/pf/05081-5_pf.htm, se hace referencia en Colbert, "Curbing the Toxic Onslaught."

17. Pollution in People, "PCBs and DDT: Banned but Still with Us" Julio 2006, http://www.pollutioninpeople.org/toxics/pcbs_ddt (accesado Agosto 17, 2006).

18. Ibíd.

19. T. S. Johnson, "Diagnosis and Treatment of Five Parasites: Enterobus vermicularis, Giardia lamblia, Trichuris trichuira, Ascaris lumbricoides, Entamoeba histolytica," *Drug Intelligence and Clinical Pharmacy* 15, no. 2 (1981): 103–110.

20. Michael D. Gershon, MD, *The Second Brain* (New York: HarperPernnial, 1999), 152–153.

21. Michael Epitropoulos and Cal Streeter, "Detoxification in Relationship to Alkaline- and Acid-Forming Foods," *Dynamic Chiropractic*, Octubre 21, 2002.

Día 31: Fuentes inesperadas de toxinas

1. Informed Choice, "Vaccine Ingredients," http://www.informedchoice.info/cocktail.html (accesado Febrero 20, 2006), se hace referencia en Colbert, "Curbing the Toxic Onslaught."

2. U.S. Food and Drug Administration, Center for Biologics Evaluation and Research, "Thimerosal in Vaccines," http://www.fda.gov/cber/vaccine/thimerosal.htm (accesado Febrero 20, 2006), se hace referencia en Colbert, "Curbing the Toxic Onslaught."

3. Ibíd.

4. Don Colbert, MD, *What You Don't Know Mayo Be Killing You* (Lake Mary, FL: Siloam, 2004); also, Don Colbert, MD, *Get Healthy Through Detox and Fasting* (Lake Mary, FL: Siloam, 2006).

5. Greg Ciola, "Mercury: The Unsuspected Killer!" *Crusader Special Report*, Abril/Mayo 2004, 3, se hace referencia en Colbert, "Curbing the Toxic Onslaught."

6. Donald W. Miller Jr., MD, "Mercury on the Mind," LewRockwell.com, http://www.lewrockwell.com/miller/miller14.html (accesado Febrero 20, 2006), se hace referencia en Colbert, "Curbing the Toxic Onslaught."

7. Walter J. Crinnion, ND, "Environmental Medicine, Part Three: Long-Term Effects of Chronic Low-Dose Mercury Exposure," http://www.thorne.com/altmedrev /fulltext/enviro5-3.html (accesado Febrero 20, 2006).

8. Agency for Toxic Substances and Disease Registry, "A Toxicology Curriculum for Communities Trainer's Manual," lecture notes for module four, http://www.atsdr.cdc.gov/training/toxmanual/modules/4/lecturenotes.html (accesado Febrero 20, 2006).

9. Fact Sheet, "Safe Substitutes at Home: Non-toxic Household Products," http://es.epa.gov/techinfo/facts/safe-fs.html (accesado Febrero 20, 2006), excerpted from Gary A. Davis and Em Turner, "Safe Substitutes at Home: Non-toxic Household Products," working paper, University of Tennessee—Knoxville Waste Management Institute.

10. Ibíd.

11. Ibíd.

12 Environmental Working Group, "Ethyl Benzene," http://www.ewg.org/ bodyburden/cheminfo.php?chemid=90001 (accesado Mayo 20, 2006); Christian Nordqvist,

"High Benzene Levels Found in Some Soft Drinks," *Medical News ToDía,* Mayo 20, 2006, http://www.medicalnewstoDía.com/ healthnews.php?newsid=43763 (accesado Agosto 2, 2006).

13. Nordqvist, "High Benzene Levels Found in Some Soft Drinks."

14. Agency for Toxic Substances and Disease Registry (ATSDR), "ToxFAQs for Tetrachloroethylene (PERC)," Septiembre 1997, http://www.atsdr.cdc.gov/ tfacts18.html (accesado Agosto 7, 2006).

15. N. Hanioka et al., "Interaction of 2,4,4'-trichloro-2'-hydroxydiphenyl Ether With Microsomal Cytochrome P450-dependent Monooxygenases in Rat Liver," *Chemosphere* 33, no. 2 (Julio 1996): 265–276; H. N. Bhargava and P. A. Leonard, "Triclosan: Applications and Safety," *American Journal of Infection Control* 24, no. 3 (Junio 1996): 209–218.

16. Garth H. Rauscher, David Shore, and Dale P. Sandler, "Hair Dye Use and Risk of Adult Acute Leukemia," *American Journal of Epidemiology* 160, no. 1, (2004): 19–25.

Día 32: Lo que las toxinas le hacen al cuerpo

1. D. L. Davis et al., "Medical Hypothesis: Xenoestrogens as Preventable Causes of Breast Cancer," *Environmental Health Perspectives* 101, no. 5 (Octubre 1993): 372–377.

2. Fact Sheet, "Safe Substitutes at Home: Non-toxic Household Products."

3. Theo Colborn, *Our Stolen Future* (New York: Penguin Group, 1997), 150–152.

4. BreastCancer.org, "Ovarian and Breast Cancer," http://www.breastcancer.org/ prv_hist_risk_ovarian.html (accesado Marzo 8, 2006). Also, American Cancer Society, "Overview: Prostate Cancer: How Many Men Get Prostate Cancer?" http://www.cancer.org/docroot/CRI/content/CRI_2_2_1X_How_many_men_get_prostate_cancer_36.asp?sitearea (accesado Marzo 8, 2006).

5. Sterling et al., "Health Effects of Phenoxy Herbicides."

6. Don Colbert, MD, *Fasting Made Easy* (Lake Mary, FL: Siloam, 2004).

Día 33: Es momento de librarse de la basura tóxica

1. P. Angulo et al., "Independent Predictors of Liver Fibrosis in Patients With Nonalcoholic Steatohepatitis," *Hepatology* 30 (1999): 1356–1362.

2. ConsumerReports.org, "When Buying Organic Pays (and Doesn't)," Febrero 2006, http://www.consumerreports.org/cro/food/organic-products-206/when-buying-organic-pays-and-doesnt/index.htm (accesado Agosto 31, 2006).

3. HyScience.com, "Farmed Salmon Mayo Increase Cancer Risk," Diciembre 1, 2005, http://www.hyscience.com/archives/2005/12/farmed_salmon_m.php (accesado Marzo 4, 2006).

4. R. Hites et al., "Farm-Raised Salmon Contain More Toxins Than Wild Salmon," *Science*, Enero 9, 2004, http://www.breastcancer.org/ research_farm_raised_salmon.html (accesado Febrero 20, 2006).

5. Environmental Working Group, "Summary—PCBs in Farmed Salmon," http://www.ewg.org/reports/farmedPCBs/printversion.php (accesado Marzo 7, 2006).

6. Essence-of-Life.com, compiled from "Shifting Your pH Toward Alkaline" food chart, http://www.essense-of-life.com/info/foodchart.htm (accesado Marzo 4, 2006).

Día 34: Desintoxicación mediante la piel

1. Alison Cullen, "Save Your Skin," *Healthy Way Online,* www.healthywaymagazine.com / issue32/06_skin_conditions.html (accesado Febrero 20, 2006).

2. Department of Health and Human Services, Substance Abuse and Mental Health Services Administration Drug Testing Advisory Board, scientific meeting notes for "Drug Testing of Alternative Specimens and Technologies," http://www.health.org/workplace/dtabDía2.aspx (accesado Febrero 21, 2006).

3. JigsawHealth.com, "Sweat," http://www.jigsawhealth.com/sweat.aspx (accesado Febrero 21, 2006).

4. Craig C. Freudenrich, "How Sweat Works," HowStuffWorks.com, http://health.howstuffworks.com/sweat2.htm (accesado Febrero 21, 2006).

Día 35: Otros importantes desintoxicantes

1. Pacific Rim Vaccine Initiative, "Scouring the Air," http://www.ohsu.edu /prvi/

tour4.html (accesado Marzo 4, 2006).
2. *Consumer Reports*, "Ratings: Room Air Cleaners," Octubre 2005, http://www.
consumerreports.org/cro/appliances/air-cleaners-1005/ratings/ratings-room-models.htm
(accesado Marzo 4, 2006).
3. U.S. Environmental Protection Agency, National Academy of Science, "Indoor—
Asthma: Take the Asthma Quiz!," http://www.epa.gov/iaq/asthma/ quiz/q7.htm (accesado
Octubre 7, 2003).
4. Fact Sheet, "Safe Substitutes at Home: Non-toxic Household Products."

Pilar 6: Suplementos nutricionales

Día 36: Su déficit nutricional
1. Robert H. Fletcher, MD, MSc, and Kathleen M. Fairfield, MD, DrPH, "Vitamins
for Chronic Disease Prevention in Adults," *Journal of the American Medical Association* 287
(2002): 3127–3129.
2. Ibíd.
3. The Results Project, "Why You Can't Eat Well," http://www.resultsproject.net/
Why_you_cant_eat_well.html (accesado Febrero 1, 2006), se hace referencia en Colbert,
"Curbing the Toxic Onslaught."
4. The Silver Gecko Company, Ltd., "About Colloidal Minerals," http://www.silver-
gecko.com/extrainfo.asp?LinkNo=21 (accesado Febrero 1, 2006).
5. *Life Extension*, "Vegetables Without Vitamins," Cover Story, Marzo 2001, www.lef.
org/magazine/mag2001/mar2001_report_vegetables.html (accesado Febrero 22, 2006).
6. University of Maine News, "Acid Rain Study Confirms Soil Nutrient Depletion,"
Marzo 23, 2004, http://www.umaine.edu/News/Archives/2004/Abril04/041204/A cidRa-
in.htm (accesado Febrero 22, 2006).
7. The George Mateljan Foundation, "The World's Healthiest Foods List, A–Z,"
http://www.whfoods.org/foodstoc.php (accesado Octubre 4, 2006).
8. LifeExtension.org, "Digestive Disorders," actualizado Junio 5, 2003, http://www.
lef.org/protocols/prtcl-044.shtml (accesado Febrero 22, 2006).

Día 37: Las deficiencias de nutrientes más comunes
1. Alanna Moshfegh, Joseph Goodman, and Linda Cleveland, "What We Eat in
America, NHANES 2001–2002: Usual Nutrient Intakes From Food Compared to Dietary
Reference Intakes," U.S. Department of Agriculture, Agricultural Research Service, http://
www.ars.usda.gov/Services/docs.htm?docid=14018#2001-02 (accesado Octubre 4, 2006).
2. Ohio State University, "Extension Fact Sheet: Vitamin E," http://ohioline.osu.edu/
hyg-fact/5000/5554.html (accesado Octubre 4, 2006).
3. National Institutes of Health Office of Dietary Supplements, "Dietary Supplement
Fact Sheet: Vitamin E," NIH Clinical Center, http://ods.od.nih.gov/factsheets/vitamine.
asp (accesado Febrero 23, 2006).
4. Eva Lonn, MD, MSc, et al., "Effects of Long-Term Vitamin E Supplementation on
Cardiovascular Events and Cancer," *Journal of the American Medical Association* 293, no.
11 (Marzo 16, 2005): 1338–1347.
5. National Cancer Institute, "Alpha-Tocopherol, Beta-Carotene Cancer Prevention
(ATBC) Trial," nota de prensa, Julio 22, 2003, http://www.cancer.gov/ newscenter/pres-
sreleases/ATBCfollowup (accesado Febrero 23, 2006).
6. K. J. Helzlsouer et. al., "Association Between Alpha-Tocopherol, Gamma-Tocophe-
rol, Selenium, and Subsequent Prostate Cancer," *Journal of the National Cancer Institute*
92, no. 24 (Diciembre 2000): 1966–1967.
7. Moshfegh, Goodman, and Cleveland, "What We Eat in America, NHANES
2001–2002."
8. National Institutes of Health Office of Dietary Supplements, "Dietary Supplement
Fact Sheet: Magnesium," NIH Clinical Center, http://ods.od.nih.gov/factsheets/magne-
sium.asp (accesado Febrero 23, 2006).
9. National Institutes of Health Office of Dietary Supplements, "Dietary Supplement
Fact Sheet: Calcium," NIH Clinical Center, http://ods.od.nih.gov/ factsheets/calcium.asp

(accesado Febrero 23, 2006).

11. Ibíd.

12. CalciumInfo.com, "Important News on Osteoporosis and Bone Health," http:// www.calciuminfo.com/, referencing *Bone Health and Osteoporosis: A Report of the Surgeon General,* available at http://www.surgeongeneral.gov/topics/bonehealth/ (accesado Septiembre 1, 2006).

13. Moshfegh, Goodman, and Cleveland, "What We Eat in America, NHANES 2001–2002."

14. Balch, *Prescription for Nutritional Healing,* 14–15.

15. National Institutes of Health Office of Dietary Supplements, "Dietary Supplement Fact Sheet: Vitamin A and Carotenoids," NIH Clinical Center, http://ods.od.nih.gov/ factsheets/vitamina.asp (accesado Febrero 23, 2006).

16. Ibíd.

17. K. J. Rothman, L. L. Moore, and M. R. Singer, "Tertogenecity of High Vitamin A Intake," *New England Journal of Medicine* 333 (1995): 1369–1373.

18. Pizzorno and Murray, eds., *Textbook of Natural Medicine,* 1013.

19. From an e-mail from Cathy Leet, BSN, Director of Market Development, Integrative Therapeutics Inc., to author's office, TuesDía, Enero 31, 2006.

20. National Institutes of Health Office of Dietary Supplements, "Dietary Supplement Fact Sheet: Vitamin A and Carotenoids."

21. Pizzorno and Murray, eds., *Textbook of Natural Medicine,* 1007–1013.

22. Moshfegh, Goodman, and Cleveland, "What We Eat in America, NHANES 2001–2002."

23. Ohio State University, "Extension Fact Sheet: Vitamin C (Ascorbic Acid)," http:// ohioline.osu.edu/hyg-fact/5000/5552.html (accesado Octubre 4, 2006).

24. WrongDiagnosis.com, "Symptoms of Vitamin C deficiency," www.wrongdiagnosis. com/v/vitamin_c_deficiency/symptoms.htm (accesado Febrero 23, 2006).

25. Pizzorno and Murray, eds., *Textbook of Natural Medicine,* 549, 836, 915–916.

26. Moshfegh, Goodman, and Cleveland, "What We Eat in America, NHANES 2001–2002."

27. Balch, *Prescription for Nutritional Healing,* 22–23. Also, Linus Pauling Institute Micronutrient Information Center, "Vitamin K," Oregon State University, www.lpi.oregonstate.edu/infocenter/vitamins/vitaminK/index.html (accesado Febrero 23, 2006).

28. NorthwesterNutrition, "Nutrition Fact Sheet: Vitamin K," Northwestern University, http://www.feinberg.northwestern.edu/nutrition/factsheets/vitamin-k.html (accesado Febrero 23, 2006).

29. Ibíd.

30. Balch, *Prescription for Nutritional Healing,* 23.

31. Y. Seyama and H. Wachi, "Atherosclerosis and Matrix Dystrophy," *Journal of Artherosclerosis and Thrombosis* 11, no. 5 (2004): 236–245.

32. A. M. Stapleton and R. L. Rydall, "Crystal Matrix Protein—Getting Blood Out of a Stone," *Mineral and Electrolyte Metabolism* 20, no. 6 (1994): 399–409.

33. NorthwesterNutrition, "Nutrition Fact Sheet: Dietary Fiber," Northwestern University, http://www.feinberg.northwestern.edu/nutrition/factsheets/fiber.html (accesado Febrero 23, 2006).

34. Moshfegh, Goodman, and Cleveland, "What We Eat in America, NHANES 2001–2002."

35. NorthwesterNutrition, "Nutrition Fact Sheet: Dietary Fiber."

36. Ibíd.

37. Ibíd.

38. Moshfegh, Goodman, and Cleveland, "What We Eat in America, NHANES 2001–2002."

39. J. E. Leklem, "Vitamin B6," in M. E. Shils, et al., ed., *Modern Nutrition in Health and Disease,* 9th ed. (Baltimore: Williams and Wilkins, 1999), 413–421.

40. National Institutes of Health Office of Dietary Supplements, "Dietary Supplement

Fact Sheet: Vitamin B₆," NIH Clinical Center, http://ods.od.nih.gov/factsheets/vitaminb6
.asp (accesado Enero 24, 2006); and George Mateljan Foundation, "Vitamin B₆," World's
Healthiest Foods, A–Z, http://www.whfoods.com/genpage.php? tname=nutrient&dbid=1
08#foodsources (accesado Enero 24, 2006).

41. Ibíd.

42. Janet Raloff, "Understanding Vitamin D Deficiency," *Science News Online*, Abril 30,
2005, http://www.sciencenews.org/articles/20050430/food.asp (accesado Febrero 23, 2006).

43. Balch, *Prescription for Nutritional Healing*, 21.

44. National Institutes of Health Office of Dietary Supplements, "Dietary Supplement
Fact Sheet: Vitamin D," NIH Clinical Center, http://ods.od.nih.gov/factsheets/vitamind.
asp (accesado Febrero 23, 2006).

45. According to an analysis published in 2004 and based on the Third National
Health and Nutrition Examination Survey (NHANES III).

46. Raloff, "Understanding Vitamin D Deficiency."

47. National Institutes of Health Office of Dietary Supplements, "Dietary Supplement
Fact Sheet: Vitamin D."

48. Ibíd.

49. National Osteoporosis Foundation, "Prevention: Calcium and Vitamin D," http://
www.nof.org/prevention/calcium.htm (accesado Septiembre 29, 2006).

50. National Institutes of Health Office of Dietary Supplements, "Dietary Supplement
Fact Sheet: Vitamin D."

51. Moshfegh, Goodman, and Cleveland, "What We Eat in America, NHANES
2001–2002."

52. University of Maryland Medical Center, "Potassium," fact sheet, http://www.umm.edu/
altmed/ConsSupplements/Potassiumcs.html (accesado Febrero 23, 2006).

53. Hopkins Technology, LLC, "Food Sources of Potassium," http://www.hoptechno.
com/bookfoodsourceK.htm (accesado Febrero 23, 2006).

54. Joseph G. Hollowell et al., "Iodine Nutrition in the United States. Trends and
Public Health Implications: Iodine Excretion Data from National Health and Nutrition
Examination Surveys I and III (1971–1974 and 1988–1994)," *Journal of Clinical Endocrinology & Metabolism* 83, no. 10 (Octubre 1998): 3401–3408, http://jcem.endojournals.
org/cgi/content/full/83/10/3401 (accesado Septiembre 1, 2006).

55. New Hampshire Natural Health Clinic, "Iodine Insufficiency," http://www.nhna-
tural.com/Iodine.htm (accesado Septiembre 1, 2006).

Día 38: Su necesidad de antioxidantes

1. P. Mecocci et al., "Plasma Antioxidants and Longevity: a Study on Healthy Cente-
narians," *Free Radical Biology and Medicine* 28, no. 8 (Septiembre 2000): 1243–1248.

2. V. P. Chernyshov et al., "Effects of Rec. Comp. on Immune System on Chernobyl
Children with RRD," *International Journal of Immunorehabilitation* 5 (Mayo 1997): 72.

3. Sally K. Nelson et al., "The Induction of Human Superoxide Dismutase and
Catalase in Vivo: A Fundamentally New Approach to Antioxidant Therapy," *Free Radical
Biology and Medicine* 40 (2006): 341–347.

4. Lester Packer, PhD, *The Antioxidant Miracle* (New York: John Wiley and Sons,
Inc., 1999).

5. Linus Pauling Institute Micronutrient Information Center, "Alpha-Lipoic Acid,"
Oregon State University, http://lpi.oregonstate.edu/infocenter/othernuts /la/index.html
(accesado Febrero 23, 2006).

6. C. W. Shults et al., "Effects of Coenzyme Q₁₀ in Early Parkinson Disease," *Archives
of Neurology* 59 (2002): 1541–1550. The Huntington Study Group, "A Randomized,
Placebo-Controlled Trial of Coenzyme Q₁₀ and Remacemide in Huntington's Disease,"
Neurology 57 (2001): 397–404. P. Langsjoen et al., "The Aging Heart: Reversal of Diastolic
Dysfunction Through the Use of Oral CoQ₁₀ in the Elderly," in *Anti-Aging Medical
Therapeutics*, R. M. Klatz and R. Goldman, eds. (n.p.: Health Quest Publications, 1997),
113–120. C. W. Shults, "Absorption, Tolerability, and Effects on Mitochondrial Activity of
Oral Coenzyme Q₁₀ in Parkinsonian Patients," *Neurology* 50 (1998): 793–795. K. Folkers,

"Lovastatin Decreases Coenzyme Q Levels in Humans," *Proceedings of the National Academy of the Sciences of the United States of America* 87, no. 22 (1990): 8931–8934. C. W. Shults et al., "Pilot Trial of High Dosages of Coenzyme Q$_{10}$ in Patients With Parkinson's Disease," *Experimental Neurology* 188, no. 2 (Agosto 2004): 491–494.

Día 39: El poder de los fitonutrientes

1. George Mateljan Foundation, "What Is the Special Nutritional Power Found in Fruits and Vegetables?" http://www.whfoods.com/genpage.php? tname=faq&dbid=4 (accesado Agosto 20, 2006).

2. Balch, *Prescription for Nutritional Healing*, 9.

3. Greenpeace Aotearoa/New Zealand, "Threats and Solutions," www.greenpeace.net.nz / campaigns/forests/amazon_threats_solutions.asp (accesado Septiembre 5, 2006).

4. Department of Health and Human Services, Centers for Disease Control and Prevention, "5 A Día: Data and Statistics Display," http://apps.nccd.cdc.gov/ 5ADíaSur-veillance (accesado Agosto 17, 2006)

5. E. Giovannucci et al., "Intake of Carotenoids and Retinol in Relation to Risk of Prostate Cancer," *Journal of the National Cancer Institute* 87 (Diciembre 6, 1995): 1767–1776.

6. Tracy Shuman, MD, ed., "Prostate Cancer: Prostate Cancer Risk Factors," WebMD. com, http://www.webmd.com/content/article/45/1688_50826.htm (accesado Febrero 8, 2006).

7. Wikipedia, s.v "Tomato: Fruit or Vegetable?" http://en.wikipedia.org/wiki/ Tomato#Fruit_or_vegetable.3F (accesado Febrero 4, 2006).

8. Bolton Evening News, "Carrots Cut Cancer Risk," Febrero 9, 2005, abstract accesado at http://archive.thisislancashire.co.uk/2005/02/09/445271.html (accesado Febrero 23, 2006).

9. "The Effect of Vitamin E and Beta-Carotene on the Incidence of Lung Cancer and Other Cancers in Male Smokers," *New England Journal of Medicine* 330, no. 15 (Abril 14, 1994): 1029–1035.

10. J. Michael Gaziano, MD, et al., "A Prospective Study of Consumption of Caro-tenoids in Fruits and Vegetables and Decreased Cardiovascular Mortality in the Elderly," *Annals of Epidemiology* 5, no. 4 (Julio 1995): 255–260.

11. J. M. Seddon et al., "Dietary Carotenoids, Vitamins A, C, and E, and Advanced Age-Related Macular Degeneration," *Journal of the American Medical Association* 272 (1994): 1413–1420.

12. B. B. Aggarwal and H. Ichikawa, "Molecular Targets and Anticancer Potential of Indole-3-Carbinol and Its Derivatives," *Cell Cycle* 4, no. 9 (Septiembre 2004): 1201–1215.

13. H. Lucille, "Assessing the Underlying Cause," in *Creating and Maintaining Balan-ce: A Woman's Guide to Safe, Natural, Hormone Health* (Boulder CO: IMPAKT Health, 2004), 15–25.

14. Alzheimersupport.com, "Research: Can Curcumin Help Prevent Alzheimer's Disease," www.alzheimersupport.com/library/showarticle.cfm/id/2173 (accesado Febrero 23, 2006).

15. LifeExtension.org, "Cholesterol Reduction: Benefits of Curcumin," http://www. lef.org/protocols/prtcl-032b.htm (accesado Febrero 23, 2006).

16. American Cancer Society, "Soy's Effect Mayo Lower Breast Cancer Risk," ACS News Center, Marzo 29, 2002, http://www.cancer.org/docroot/NWS/ content/ NWS_1_1x_Soys_Effect_Mayo_Lower_Breast_Cancer_Risk.asp?sitearea=NWS&viewmo de=print& (accesado Febrero 23, 2006).

17 Judy McBride, "High-ORAC Foods Mayo Slow Aging," United States Department of Agriculture, Agricultural Research Service, Febrero 8, 1999, http://www.ars.usda.gov/ is/1999/990208.htm (accesado Agosto 28, 2006).

18. Ronald L. Prior et al., "Can Foods Forestall Aging?" *Agricultural Research Magazine*, Febrero 1999, http://www.ars.usda.gov/is/AR/archive/feb99/aging0299.htm?pf=1 (accesa-do Agosto 28, 2006).

19. X. Wu et al., "Lipophilic and Hydrophilic Antioxidant Capacities of Common Foods in the United States," Journal of Agricultural and Food Chemistry 52, no. 12 (Junio 9, 2004): 4026–4037.

20. Tiesha D. Johnson, BSN, RN, "All About Supplements: Blueberries," *Life*

Extension, Septiembre 2006, 88.
   21. Ibíd.

Día 40: La confusión sobre las vitaminas
   1. Daniel H. Chong, ND, "Real or Synthetic: The Truth Behind Whole-Food Supplements," http://www.mercola.com/2005/jan/19/whole_food_supplements.htm (accesado Febrero 23, 2006).
   2. American Stroke Association and American Heart Association, "Heart Disease and Stroke Statistics—2005 Update," http://www.americanheart.org/downloadable/ heart/110 5390918119HDSStats2005Update.pdf (accesado Febrero 23, 2006).
   3. American Cancer Society, *Cancer Facts & Figures 2005* (Atlanta: American Cancer Society, 2005), 3; http://www.cancer.org/downloads/STT/ CAFF2005f4PWSecured.pdf (accesado Febrero 3, 2006).
   4. Balch, *Prescription for Nutritional Healing,* 13.
   5. Dr. Ben Kim, "Synthetic vs. Natural Vitamins," Life Essentials Health Clinic, http://chetDía.com/naturalvitamin.htm (accesado Febrero 23, 2006).
   6. Dr. Ben Kim, "Hidden Hazards of Vitamin and Mineral Tablets," Life Essentials Health Clinic, http://chetDía.com/vitaminhazards.htm (accesado Febrero 23, 2006).
   7. Ibíd.
   8. Dominique Patton, "Oxidised Fish Oils on Market Mayo Harm Consumer, Warns Researcher," NutraIngredients.com/Europe, Octubre 20, 2005, http://www.nutraingredients.com/news/ng.asp?id=63341-fish-oil-antioxidant (accesado Febrero 23, 2006).
   9. Ibíd.
   10. Ibíd.

Día 41: Megadosis
   1. Kim, "Hidden Hazards of Vitamin and Mineral Tablets."
   2. WrongDiagnosis.com, "Symptoms of Pyridoxine Deficiency," www.wrongdiagnosis.com/ p/pyridoxine_deficiency/symptoms.htm (accesado Febrero 23, 2006).
   3. National Institutes of Health Office of Dietary Supplements, "Dietary Supplement Fact Sheet: Vitamin A and Carotenoids."
   4. Balch, *Prescription for Nutritional Healing,* 32.
   5. Lonn, MD, MSc, et al., "Effects of Long-Term Vitamin E Supplementation on Cardiovascular Events and Cancer."
   6. Shands Health Care, "Vitamin C," in the Illustrated Health Encyclopedia, http:// www.shands.org/health/information/article/002404.htm (accesado Febrero 23, 2006).
   7. National Institutes of Health Office of Dietary Supplements, "Dietary Supplement Fact Sheet: Vitamin D."
   8. Fletcher and Fairfield, "Vitamins for Chronic Disease Prevention in Adults."
   9. National Cancer Institute, "Alpha-Tocopherol, Beta-Carotene Cancer Prevention (ATBC) Trial."
   10. Ibíd.

Día 42: Cómo elegir los suplementos correctos
   1. Paavo Airola, MD, PhD, *How to Get Well* (Scottsdale, AZ: Health Plus Publishers, 1974), in Jane Sheppard, "The Baffling World of Nutritional Supplements," Healthy Child Online, http://www.healthychild.com//database/ the_baffling_world_of_nutritional_supplements.htm (accesado Febrero 23, 2006).
   2. Mayo Clinic.com, "Vitamin B12," http://www.Mayooclinic.com/print/vitamin -B12/Ns_patient-vitaminb12/METHOD=print (accesado Febrero 8, 2006).

Pilar 7: Cómo manejar el estrés

Día 43: El estrés y su salud
   1. Tara Parker-Pope, "Health Journal: Secrets of Successful Aging," *Wall Street Journal,* Junio 20, 2005, R3.
   2. D. A. Snowdon et al., "Linguistic Ability in Early Life and Cognitive Function and

Alzheimer's Disease in Late Life. Findings From the Nun Study," *Journal of the American Medical Association* 275 (Febrero 21, 1996): 528–532.

3. S. Kennedy, J. K. Kiecolt-Glaser, and R. Glaser, "Immunological Consequences of Acute and Chronic Stressors: Mediating Role of Interpersonal Stressors," *British Journal of Medical Psychology* 61 (1988): 77–85.

4. H. J. Eysenck et al., "Personality Type, Smoking Habit, and Their Interaction as Predictors of Cancer and Coronary Disease," *Personality and Individual Difference* 9, no.2 (1988): 479–495.

5. Ibíd.

6. Ibíd.

7. P. M. Plotsky, et al., "PsychoNeural Endocrinology of Depression: Hypothalamic-Pituitary-Adrenal Axis," *Psychoneurology* 21, no. 2 (1998): 293–306.

8. D. Wayne, "Reactions to Stress," Identifying Stress, Health-Net & Stress Management, Febrero 1998, in Vincent M. Newfield, "Defeating Deadly Emotions," Enjoying Everyday Life, Abril 2004, http://www.thehealingdoctor.com/articles.htm (accesado Marzo 22, 2005).

9. Don Colbert, MD, *Stress Less* (Lake Mary, FL: Siloam, 2005).

Día 44: Practicar el ser consciente

1. Mind/Body Medical Institute, "Mindfulness," http://www.mbmi.org/ pages/ wi_ms1aa.asp (accesado Abril 13, 2005).

2. University of Maryland Medical Center, "Who Is at Risk for Chronic Stress or Stress-Related Diseases and How Can the Risks Be Reduced: General Factors That Increase Susceptibility," http://www.umm.edu/patiented/articles/who_at_risk_chronic _stress_ or_stress-related_diseases_000031_6.htm (accesado Febrero 19, 2006).

Día 45: Remodelación

1. Albert Ellis, *A New Guide to Rational Living* (New York: Institute for Rational-Emotive Therapy, 1975).

2. Viktor E. Frankl, *Man's Search for Meaning* (New York: Touchstone, 1984).

3. Doc Childre and Deborah Rozman, PhD, *Transforming Anxiety: the HeartMath Solution for Overcoming Fear and Worry and Creating Serenity* (Oakland, CA: New Harbinger Publicatons, Inc., 2006), 45.

Día 46: El poder de la risa y el gozo

1. Rich Bayer, PhD, "Benefits of Happiness," Upper Bay Counseling and Support Services, Inc., http://www.upperbay.org/benefits_of_happiness.htm (accesado Abril 11, 2005).

2. Ibíd.

3. Ibíd.

4. Ibíd.

5. Ibíd.

6. Norman Cousins, *Head First: The Biology of Hope and the Healing Power of the Human Spirit* (New York: Penguin, 1990), reference in P. Wooten, "An Antidote for Stress," *Holistic Nursing Practice* 10, no. 2 (1996): 49–56.

7. Helpguide.com, "Humor and Laughter: Health Benefits and Online Sources," http://www.helpguide.org/aging/humor/humor_laughter_health.htm (accesado Abril 11, 2005).

8. Ibíd.

9. "En el mundo tendréis aflicción; pero confiad, yo he vencido al mundo" (Juan 16:33).

10. W. F. Fry et al., *Make 'Em Laugh* (Palo Alto, CA; Science and Behavior Books, 1972).

11. HolisticOnline.com, "Therapeutic Benefits of Laughter," http://www.holistic-online.com/Humor_Therapy/humor_therapy_benefits.htm (accesado Febrero 19, 2006).

12. Don Colbert, MD, *Deadly Emotions* (Nashville: Thomas Nelson, 2003).

Día 48: Margen

1. Richard A. Swenson, *The Overload Syndrome* (Colorado Springs, CO: NavPress, 1998).

2. *Medical News Today*, "Money Is Number One Cause of Stress Say Americans,"

Abril 1, 2004, http://www.medicalnewstoDía.com/medicalnews.php?newsid=6934 (accesado Febrero 19, 2006).

Día 49: Practique hábitos que reducen el estrés
1. Parker-Pope, "Health Journal: Secrets of Successful Aging."
2. "Haced todo sin murmuraciones y contiendas" (Filipenses 2:14).
3. "Panal de miel son los dichos suaves; suavidad al alma y medicina para los huesos" (Proverbios 16:24).

Día 50: Su día de Jubileo: la principal piedra del ángulo
1. "Y la paz de Dios, que sobrepasa todo entendimiento, guardará vuestros corazones y vuestros pensamientos en Cristo Jesús" (Filipenses 4:7).
2. "Echando toda vuestra ansiedad sobre él, porque él tiene cuidado de vosotros" (1 Pedro 5:7).

Apéndice B: Vitaminas, minerales y su ingesta recomendada
1. Reimpreso con permiso de *Dietary Reference Intakes for Vitamin A, Vitamin K, Arsenic, Boron, Chromium, Copper, Iodine, Manganese, Molybdenum, Nickel, Silicon, Vanadium, and Zinc*, copyright © 2000 by the National Academy of Sciences, cortesía de National Academies Press, Washington DC.

Apéndice C: Comparaciones de pH de agua envasada
1. Esta tabla está compilada de varias páginas web que dan información sobre marcas de agua, incluyendo las páginas enumeradas en el texto www.finewaters.com